Wild/Seidl

Die Liebe der Blüten zu den Kinderseelen

W0234283

Wild/Seidl

Die Liebe der Blüten zu den Kinderseelen

Kinderheilkunde mit Bach-Blüten

Amarell Verlag

1994
©Amarell Verlag
Lupinenweg 18, D-91058 Erlangen
Alle Rechte vorbehalten

Umschlagbild: Johann Kreuzer
Satz: Typo Tausend
Druck: Druckerei Ulrich
ISBN 3-929962-01-2

Inhalt

Inhalt

VORWORT

»Die Liebe der Blüten zu den Kinderseelen« möchte den Eltern eine Hilfe in die Hand geben, damit sie bei den Kindern Krankheiten, oder besser gesagt, negative Gemütssymptome, wirksam behandeln können. Des weiteren hilft dieses Buch Charakterschwächen sowohl bei den Erwachsenen als auch bei den Kindern bereits im Vorfeld zu behandeln, damit sich ein Kind unter optimalen Bedingungen entwickeln kann.

Vielmals glaubt man mit den sog. Untugenden, die ein Kind an den Tag legt, leben zu müssen. Doch dieses Buch möchte Ihnen vermitteln, daß die Blütentherapie nach Dr. Bach eine wirksame Unterstützung darstellt, damit die Kinder ihr Seelenpotential positiv entwickeln können.

Die Bach-Blüten sind nicht, wie der Name zu sagen scheint, Blüten die am Bach wachsen, was aus Unkenntnis zuerst angenommen wird. Vielmehr handelt es sich um Blütenessenzen, die von dem englischen Arzt Dr. Edward Bach gefunden wurden, der negative Gemütssymptome als Ursache von Krankheiten ansah. Ebenfalls stellte er fest, daß sich der Mensch in einem von 38 verschiedenen negativen Seelenzuständen befinden kann und fand ebenfalls 38 verschiedene Blüten, die diese harmonisieren.

Bach - Blüten sind ein Geschenk der Natur an den Menschen und sollen ihm helfen seine Schwächen zu überwinden und seine Fehler zu tilgen. Sie sind nicht gedacht Menschen nach eigenen Gedanken zu formen.

Niemals sollte man glauben, daß die Blüten dazu da sind ein Kind zu manipulieren; oder nach persönlichen Wünschen und Vorstellungen zu formen, was sowieso nicht mit den Blüten zu erreichen ist, denn das hieße die Macht des Schöpfers an sich zu reißen.

Aus dieser Vorstellung heraus können sich Probleme ergeben, die weder beabsichtigt noch nötig sind. Jeder Mensch hat von Gott den freien Willen bekommen, und wir sollten ihn bei jedem Mernschen respektieren, auch bei den Kindern, und nicht untergraben. Es steht somit keinem Menschen an, anderen zu seinem "besten" etwas zu geben, was ihm in seinem freien Willen widerstrebt, und doch versuchen wir Menschen immer wieder andere zu beeinflussen.

In seinen Buch „Befreie Dich selbst" schrieb Edward Bach in Kapitel II: „Krankheit ist also ein Resultat von Einmischung. Einmischung in das Leben eines anderen oder Zulassung, daß andere uns selbst stören."[1]

Reden Sie also mit Ihrem Kind über die Bach-Blüten, die es bekommt, sagen Sie dem Kind, daß Sie Bach-Blüten dem Badewasser zugesetzt haben.

Jedes Kind, ja jeder Mensch, hat ein Recht darauf die Blüten zu verweigern.

Uns Eltern steht es nur zu, unseren Kindern alle Hilfe angedeihen zu lassen, damit sie, in völliger Freiheit, sich voll zu dem entfalten können, was sie sind; nämlich zu einzigartigen Geschöpfen dieses Universums.

In seinem Buch »Heile Dich selbst« sieht Edward Bach die Rolle der Eltern wie folgt:

"Die Elternschaft ist eine heilige Pflicht, die ihrem Wesen nach an die nächste Generation weitergegeben wird. Eltern sollten sich besonders vor dem Verlangen hüten, die junge Persönlichkeit nach ihren eigenen Vorstellungen oder Wünschen zu formen, und sich jeder unangebrachten Bevormundung oder Forderung von Gefälligkeit als Gegenleistung für ihre natürliche Pflicht und ihr göttliches Vorrecht enthalten. Jedes Machtstreben, jeder Versuch, das junge Leben aus eigenen Motiven heraus zu formen, ist eine schreckliche Art der Habgier, der nie stattgegeben werden darf."....[2]

Wenn Sie glauben ihr Kind benötige eine bestimmte Bach - Blüte, dann helfen Sie ihrem Kind am besten, wenn Sie ebenfalls diese Blütenessenz einnehmen. Denn oft spiegeln sich die eigenen Probleme in unseren Kindern wieder.

Alle Gedanken sind Energien. Die Gedanken, die an unsere Kinder gerichtet sind, enthalten für gewöhnlich sogar eine Menge an Information die ein Kind in Form von Gedanken aufnimmt. Damit geben Sie Ihrem Kind eine Prägung, die vielmals nicht beabsichtigt ist. Oftmals werden die Kinder nur schwer fertig mit diesen Gedankenmustern, die zum großen Teil von den Eltern kommen.

Diese elterlichen Prägungen und zwiespältigen Gefühle können oft mit den Bach - Blüten - Energien transformiert werden.

Da die 38 Bach-Blütenessenzen alle archetypischen Gemütszustände des Menschen enthalten, wird die richtige Blütenessenz oder Kombination von Essenzen die negative Information überfluten und Platz schaffen für die neue harmonisierende Information, welche die Blütenessenzen uns geben. Dies geschieht ganz still und unscheinbar.

Beachten Sie, daß Kinder häufig Ihre momentanen und auch Ihre latenten Stimmungen übernehmen und diese wie durch ein Megaphon verstärkt zeigen. Ist Ihre Wut z.b. durch positives Denken überdeckt, so nimmt Ihr Kind Ihr wahres Gefühl - die Wut - auf und reagiert plötzlich wütend.

Stellen sie also bei Ihrem Kind einen negativen Gemütszustand fest, so fragen Sie sich: "Bin ich auch in dieser Stimmung?". Gleichen Sie diesen Zustand dann sowohl bei sich selbst als auch bei Ihrem Kind aus.

Es wäre falsch Schuldgefühle wegen früherer Versäumnisse zu haben. Es ist mutig eigene Fehler zu erkennen und es ist ein großer Verdienst diese Fehler anzunehmen, um sie zu tilgen. Es ist gut Fehler einzugestehen, aber es ist mutig, sie auch zu bearbeiten.

So hoffen wir, daß Sie, liebe Leserin und lieber Leser, voller Zuversicht in „die Liebe der Blüten" eintauchen und mutig, ganz still, ihre negativen Seelenzustände bei sich selbst und bei den Kindern überwinden.

Einleitung

Die Geschichte Edward Bachs:

Edward Bach hatte als Kind bereits die Vision von einer einfachen Möglichkeit Krankheiten zu heilen. Als Kind hing er oft diesem Traum nach. Er sah sich auch, wie heilende Funken aus seinen Händen strömten. In den Aufzeichnungen über ihn finden sich viele Beispiele seiner heilenden Hände.

Einem Förster mit Zungenkrebs legte er die Hand auf die Schulter und dieser war sofort geheilt.

Er nahm ein kleines Mädchen mit einer sehr schmerzhaften Warze auf den Schoß, wenige Minuten später war die Warze verschwunden.[3]

Anscheinend war Edward Bach eine sehr weit entwickelte Seele, die es sich zur Aufgabe gemacht hatte, eine einfache Heilmethode, die auf Planzenenergien basiert, zu schaffen. In seinen Büchern weist er immer wieder auf eine große Bruderschaft hin, die zur allgemeinen Schlußfolgerung kommen läßt, daß er zu dieser "großen weißen Bruderschaft" gehörte. Dieser Bruderschaft kann man nicht beitreten wie einem Club, sondern man wird von der geistigen Seite berufen, wenn man sich die nötigen geistigen Verdienste erworben hat.

Schon in seinen jungen Jahren war es Bachs großer Wunsch, ein Heiler zu werden. Da es im 20. Jahrhundert nur Ärzten gestattet ist an kranken Menschen zu arbeiten, entschloß er sich Arzt zu werden. Ein Hindernis gab es noch und das war das Geld, das er dazu brauchte. Er wollte seinem Vater damit nicht auf der Tasche liegen. So arbeitete er zuerst einmal im väterlichen Betrieb, wo er das Wesen der Krankheit studieren konnte. Er erkannte, daß die Arbeiter mehr Angst vor dem Kranksein hatten als vor der Krankheit.

Auch bemerkte er, daß viele Arbeiter nicht gesund wurden, trotz Behandlung durch den Arzt. Als sich herausstellte, daß er nicht zu einem tüchtigen Geschäftsmann taugte, - man bedenke nur wie er später seine Hefte und Essenzen, sowie seine Dienstleistungen nicht richtig zu Geld zu machen verstand und immer am Rande des finanziellen Ruins lebte - sorgte sich sein Vater darum, daß er Medizin studieren konnte.

Er begann nun den Menschen genauestens zu untersuchen und arbeitete als Pathologe und Bakteriologe. Wegen eines Milztumors und der damit verbundenen Operation gaben ihm die Ärzte nur noch drei Monate zu leben. Vom Krankenbett erhob er sich und ging vollkommen in seiner Suche nach "dem" Heilmittel auf. Der Chirurg, der ihn operierte, traf Bach nach einem halben Jahr. Er dachte, er sehe ein Gespenst, denn er rechnete mit dem sicheren Tod Bachs.

Edward Bach vertiefte seine Studien auf die Mikrobiologie, zur damaligen Zeit eine noch sehr junge medizinische Disziplin. Dabei stellte er fest, daß im Stuhl chronisch erkrankter Patienten krankheitserzeugende Bakterien in erhöhter Zahl vorzufinden waren. Daraus schloß er, daß diese Bakterien die Ursache für die Krankheiten sind.

Aus dieser Erkenntnis isolierte er die gefundenen Bakterienstämme, stellte eine Autovakzine[4] her und spritzte sie den Patienten. Die Erfolge, die er dadurch erreichte, selbst bei unheilbaren Krankheiten, machten ihn in der ganzen Fachwelt berühmt.

Er konnte insgesamt sieben Bakterienstämme isolieren, heute ist man jedoch in der Lage zwölf Stämme zu isolieren. Bach hatte mit den Autovakzinen seinen größten Erfolg, als er während des 1. Weltkrieges in einem Lazarett die verwundeten Soldaten mit den Autovakzinen über die große Grippeepidemie von 1918 brachte.

Wegen eines gesundheitlichen Zusammenbruchs verließ er das Krankenhaus und eröffnete eine eigene Praxis in der Harley Street in London, wo er sich ganz intensiv den Darmbakterien und den chronischen Krankheiten widmete.

Später jedoch nahm er eine Stelle am Homöopathischen Krankenhaus in London an. Dies war für ihn eine Hilfe, denn er kam nun mit der Homöopathie in Berührung. In einer einzigen Nacht las er das Organon, das Buch in dem Samuel Hahnemann, der Begründer der Homöopathie, die Kunst der homöopathischen Behandlung in Paragraphen niederschrieb. Zuerst war Bach sehr skeptisch als er das Organon las, doch mit zunehmender Dauer faszinierte es ihm.

Durch das Gedankengut der Homöopathie stellte Bach nun die Autovakzinen homöopathisch her. Der Erfolg war ihm gewiß, denn nun wirkten sie noch effektiver. Das Mittel mußte nicht mehr injiziert werden, sondern konnte oral[5] verabreicht werden.

Mit Hilfe von Stuhluntersuchungen konnte er nun feststellen, daß bestimmte Patienten die den selben Bakterienstamm in sich hatten, zwar unterschiedliche Krankheiten hatten, aber alle ein gemeinsames negatives Gemütssymptom zeigten.

Er sammelte nun von mehr als hundert Menschen Bakterien eines bestimmten Stamms und vermischte sie. Damit hatte er Heilmittel, die er ohne Stuhlproben verabreichen konnte.

Alles schien erreicht, da er mit seinen Nosoden, wie die Heilmittel aus körpereigenen Stoffen heißen, selbst chronische Erkrankungen, die damals als unheilbar angesehen wurden, heilen konnte. Nur er selbst war noch nicht zufrieden. Er wußte, daß er das, was er suchte, noch immer nicht gefunden hatte. Er war bestrebt andere Heilmittel zu finden, da die Nosoden zu stark mit der eigentlichen Krankheit zu tun hatten und aus unreinen Produkten entstanden. Auch war er sehr unzufrieden, weil die Stoffe, die den Menschen Heilung gaben, nicht aus der Natur kamen. Er sagte: „Ich wünschte ich könnte ihnen statt den sieben Darmnosoden sieben Heilpflanzen vorstellen."

In endlosen Gesprächen studierte er die Kranken und konnte so eine Einteilung der erkrankten Menschen treffen. Da gab es welche die Angst hatten, andere machten sich ernsthafte Sorgen um andere und wieder andere zeigten sich sehr verunsichert. Doch auch hier blieb er seinen Grundsätzen treu: „Behandle den Menschen und nicht die Krankheit.

In einem Vortrag sprach er 1928 bereits davon diese reinen Energien in der Pflanzenwelt zu suchen.

Und so geschah es auch. In einer Zeit von sechs Jahren suchte und fand er 37 heilkräftige Blütenessenzen und eine Essenz, die aus reinem Quellwasser und der Energie der Sonne bestand. Mit diesen Essenzen konnte er die Nosoden völlig ersetzen.

Edward Bach lebte von 1886 bis 1936. Er verstarb friedlich, an Herzversagen, im November 1936. Seine Arbeit auf unserer Erde war getan. Kurz vor seinem Tod schrieb er einem Freund, daß nun die Zeit gekommen ist, da er diesen Körper verlassen darf, in dem er sich nie richtig wohl gefühlt hatte. Weiter schrieb er, daß er in einer anderen Welt andere Aufgaben zu vollbringen habe.[6]

Es ist in der Naturheilkunde eine erwiesene Tatsache, daß nur unser Körper selbst in der Lage ist sich zu heilen. Jegliche Arznei ist immer nur eine Hilfe, die dem geschwächten Organismus unter die Arme greift. Es sind immer wieder die Selbstheilungskräfte, die dem Körper helfen sich zu heilen.

In der Bach-Blütentherapie geht man davon aus, daß dem Menschen etwas fehlt und zwar ein bestimmtes Gefühl. Er kann z.b. seine Liebe nicht zeigen oder äußern, diese Eigenschaft ist ihm abhanden gekommen. Durch die Blüte Holly wird ihm diese fehlende Schwingung gegeben. Wirkt sie lange genug auf den betreffenden Menschen ein, so wird er von dieser Schwingung der Blüte so überflutet, daß er in der Lage ist, diese Schwingung selbst zu produzieren, d.h. er kann in dieser Schwingung leben und diese zum Ausdruck bringen.

Die Bach-Blütentherapie ist somit eine Substitutionstherapie, bei der Fehlendes zugegeben wird, ähnlich wie bei einem Vitaminmangel, wo das fehlende Vitamin eingenommen wird.

Die Stellung der Bach-Blüten früher und heute:

Edward Bach behandelte mit seinen Essenzen direkt die Erkrankung. Er verwandte keine anderen Mittel mehr.

Ein Beispiel: Ein Mann kam eines Tages gegen 20.00 Uhr zu ihm, da dieser sich seinen Knöchel verstaucht hatte. Da er eine starke Ungeduld in sich trug, welche wohl auch zu dem Unfall geführt hatte, gab ihm Edward Bach die Blütenessenz Impatiens. Er konnte auch noch feststellen, daß dieser Mann voller Begeisterung und Tatendrang war, so fügte er Impatiens noch die Essenz der Blüte Vervain hinzu und lies ihm einen Wickel mit diesen beiden Essenzen machen. Noch am selben Abend konnte er auftreten und am nächsten Tag ging er bereits wieder seinen Verpflichtungen nach.[7]

Heute würde man mit allen möglichen Salben evtl. auch mit homöopathischen Mitteln den Fuß behandeln und ihm dann erst die Bach-Blüten geben, damit er sich in seiner Begeisterung und Ungeduld nicht wieder den Knöchel verstaucht.

Sehen Sie in welche Ecke die Bach-Blüten heute gerutscht sind? Das entspricht nicht mehr dem, was sich Edward Bach darunter vorstellte.

Mit den Bach-Blüten lassen sich auch heute die verschiedensten Krankheiten kurieren, jedoch nur wenn man sich den Menschen betrachtet und nicht die Krankheit, denn die Krankheit kann nur von dem Betroffenen selbst geheilt werden. Wir und damit meine ich jeden, der sich mit den Bach-Blüten beschäftigt, können unseren Mitmenschen helfen, damit diese sich selbst helfen können. Und dazu sind wir als Menschen verpflichtet. Denn vor Gott zählt nur die Tat allein und das was wir aus unserem Wissen machen.

Edward Bach forderte uns, die sich mit der Blütentherapie auseinandersetzen, auf, den jüngeren Mitbrüdern und Schwestern beizustehen. Wie ein Sonnenstrahl, der alles erwärmt und erhellt, sollen wir uns bewegen, immer für sie da sein. Uns aber nicht aufdrängen. Mit einem Lächeln helfen oder mal kräftig zupacken. Uns ihre Sorgen und Probleme anhören, sie aber nie belehren. Ein aufmerksamer Zuhörer wird immer wieder auf das eingehen, was ihm erzählt wird und sich selbst im Gespräch zurücknehmen. Durch diese Hilfe wird auch uns geholfen, denn wie Jesus sagte: "Das Geringste, das ihr einem anderen angetan habt, habt ihr mir angetan." Wenn wir Gutes verbreiten, so wird dieses Gute wiederum tausendfach zu uns zurückkehren.

Bachs Theorie von Krankheit

In seinem Buch »Heile dich selbst« schreibt er in Kapitel I: "Denken wir daran: Krankheit, auch wenn sie grausam erscheint, ist im Grunde wohltätig und zu unserem Besten; und wenn wir sie recht verstehen, kann sie uns zu unseren wesentlichen Fehlern führen. Richtig behandelt, wird sie der Anlaß zur Beseitigung jener Fehler und hilft uns, besser zu werden und zu wachsen.

Leiden ist ein Korrektiv, es weist uns auf eine Lektion hin, die wir auf unserem Wege nicht begriffen haben, und es kann deshalb nie zum Verschwinden gebracht werden, solange die Lektion noch nicht gelernt ist."[8]

Was sollen nun diese Worte konkret ausdrücken? Edward Bach hat sie in einer Ansprache in Southport mit dem Titel »Ihr leidet an euch selbst« im Februar 1931 konkretisiert:

. . . "Wenn Sie unter der Steifheit eines Gelenkes oder Gliedes leiden, dann können Sie gewiß sein, daß auch in Ihrem Denken Starrheit besteht.

Sie halten an irgend einer Idee, einem Grundsatz fest, welche Sie nicht unterstützen sollten."

Und weiter schreibt er: "Falls Sie an Asthma oder Atemschwierigkeiten leiden, dann ersticken Sie selbst auf irgend eine Weise eine andere Persönlichkeit oder, mangels Mut das Richtige zu tun, nehmen sie sich selbst die Luft weg."

Doch nicht nur die Symptome einer Krankheit weisen uns auf unsere Fehler hin, es sind auch die befallenen Organe, die uns klare Hinweise geben, wo wir tatsächlich erkrankt sind.

„Selbst der Teil des Körpers, der betroffen ist, gibt uns einen Hinweis auf das Wesen des Fehlers.- Die Hand weist auf ein Versagen oder einen Fehler im Tun hin; der Fuß auf das Versagen, anderen beizustehen; das Gehirn auf mangelnde Kontrolle; das Herz auf Mangel oder Übertreibung oder falsches Tun im Zusammenhang mit dem Liebe-Aspekt."

Genauso kann also die Ursache und das Wesen der Krankheit festgestellt werden, die für den Betreffenden eine notwendige Lektion im Leben darstellt. Edward Bach gibt uns und dem zukünftigen Arzt Hinweise, wie er arbeiten sollte.

...""Der Arzt wird kein Interesse an Pathologie und pathologischer Anatomie haben, denn sein Studium gilt der Gesundheit. So wird es für ihn nicht von Belang sein, ob beispielsweise eine Kurzatmigkeit durch Tuberkelbazillen, Streptokokken oder irgendwelche anderen Erreger verursacht ist; statt dessen wird er sich bemühen, Kenntnis darüber zu erlangen, warum der Patient Atembeschwerden haben sollte. Es wird ohne Bedeutung sein zu wissen, welche der Herzklappen beschädigt oder fehlerhaft ist, aber um so wichtiger ist es zu erkennen, in welcher Hinsicht der Patient den Liebe-Aspekt seines Wesens falsch entfaltet."[9]

Wir meinen dies sind gewaltige Worte eines Mannes in den 30er Jahren; und was hat sich davon bis heute in die Wirklichkeit umgesetzt? Nichts, die Wissenschaft ist noch mehr hinter den Bakterien und Viren her. Längst sind die Worte von Pasteur vergessen: "Das Bakterium ist nichts, der Nährboden, der sie wachsen läßt, ist alles." Die Entstehung von Krankheiten auf der körperlichen Ebene bereitet den Ärzten mehr Kopfzerbrechen denn je. Immer weniger Krankheiten können geheilt werden.

Doch durch das gestiegene Bewußtsein in der Welt wenden sich nicht nur viele Patienten von der Schulmedizin ab, sondern auch immer mehr Ärzte beginnen nach den seelischen und geistigen Ursachen von Erkrankungen zu forschen. Wir möchten hier Rüdiger Dahlke erwähnen, der mit seinem Buch "Krankheit als Sprache der Seele" einer breiten Öffentlichkeit die wahren Hintergründe von vielen Krankheiten aufzeigte.

Wir spielen hier auf der Erde eine Rolle, welche wir im geistigen Reich gelernt haben; die Erde, als Planet, ist die Schaubühne auf der sich alles abspielt. Je besser wir die Rolle, d.h. unsere Aufgabe im Leben, erkennen, desto schneller kommen wir voran.

Krankheit, ein Konflikt zwischen Persönlichkeit und Höherem Selbst

Das Höhere Selbst, ist die geistige Instanz in uns, welche die Rolle, die wir spielen sollen, kennt und sozusagen als Regisseur fungiert. Allein der freie Wille kann dieses Höhere Selbst beschatten und es so nicht zum Zuge kommen lassen. Das Höhere Selbst ist in den verschiedenen Religionen bekannt. In der westlichen Religion wird es auch göttliches Bewußtsein genannt.

Befinden sich die Persönlichkeit und das Höhere Selbst in Kontakt, so verläuft unser Leben "nach Plan", wir leben in völliger Gesundheit. Es gibt natürlich nicht nur eine Kontaktstelle, sondern es gibt, wie Bach herausgefunden hat, 38 Verbindungen zwischen den beiden. Er nannte seine gefundenen Blüten »Pflanzen höherer Ordnung.«

Ist nun eine dieser Verbindungen gestört oder gar unterbrochen, so kommt es zu Symptomen. Treten in einem bestimmten Zusammenhang entsprechende Symptome auf, so spricht die Schulmedizin von einer Krankheit. Ziel einer Behandlung sollte es nun sein, die Kontaktstelle zum Höheren Selbst wieder durchgängig und frei zu machen, damit die Lektion gelernt werden kann, also der Regisseur wieder leitend eingreifen kann.

Bach erkannte, daß körperliche Leiden ihre Ursachen im seelischen Bereich haben. Entwickelt ein Mensch seine Fähigkeit und sein Potential zur Tapferkeit nicht, so entstehen in bestimmten Lebenssituationen plötzlich Ängste. Weitere Entsprechungen:

positiv	negativ
aus Tapferkeit u. Vertrauen werden	- Ängste
aus Selbstvertrauen werden	- Minderwertigkeitsgefühle
aus Heiterkeit wird	- Melancholie
aus Demut wird	- Stolz
aus Verzeihen werden	- Schuldgefühle
aus Hoffnung wird	- Hoffnungslosigkeit u. Verzweiflung
aus Glauben wird	- Skepsis und Pessimismus

Mit den Bach-Blüten wird nicht etwas gegen die Ängstlichkeit getan, sondern der Mut und die Tapferkeit werden gestärkt. Die harmonischen Schwingungen der Blütenessenzen lassen die Ängstlichkeit dahinschmelzen wie Schnee in der Sonne.

Wir dürfen nie gegen etwas sein, sondern wir müssen uns immer für etwas einsetzten. D.h. wir sollen nicht gegen den Krieg sein, sondern für den Frieden. Wir sollen nicht gegen den Haß sein, sondern für die Liebe. Dies eben Beschriebene ist ein geistiges Gesetz und wir sollen, ja wir müssen, diese Gesetze kennen und befolgen, denn nur so kann es für uns eine Weiterentwicklung ohne Krankheit geben.

Laßt uns für alles Wahre, Schöne und Gute sein! Laßt uns auch das akzeptieren und so sein wie es ist, was uns momentan nicht gefällt! Der eine oder andere wird sich sagen: "Ich will nicht dick sein." und wundert sich, daß er trotz Fastens nicht abnimmt. Ja, er hat übersehen, daß das Wort „nicht", eben NICHT verstanden wird. Im Unterbewußtsein kommt nur "ICH WILL DICK SEIN!" an und wird eben so verarbeitet.

Auch die Schulmedizin arbeitet mit anderen Mitteln. Wenn sie aber erkannt hätte, daß Körper, Seele und Geist nicht voneinander zu trennen sind und körperliche Krankheiten häufig seelischen Ursprungs sind, so würde sie nicht Medikamente geben, die gegen etwas gerichtet sind. Die schädigenden Nebenwirkungen **müssen** in Kauf genommen werden. Ja oftmals wird behauptet, daß ein Medikament nur wirkt, wenn es Nebenwirkungen hat.

Warum entstehen aber Krankheiten und Blockaden? Nun, wir brauchen oftmals leidvolle Erfahrung um zu lernen. Vielmals versucht uns die Krankheit auch zu zeigen, daß wir etwas ändern müssen. Das kann sowohl in unserem Denken sein, als auch eine Änderung im beruflichen oder privaten Bereich.

Dazu aber wieder ein "handfestes" Beispiel:
Ein schüchterner Junge möchte ein Mädchen ansprechen, das ihm gefällt. Er ist in diesen Dingen nicht geübt und stellt sich sehr tolpatschig an. Er kommt gleich zum Kern der Sache. Prompt bekommt er eine Absage. Daraus lernt er, daß er etwas falsch gemacht hat. Nun kommt es darauf an, ob er einen weiteren Versuch startet, oder ob er sich zurückzieht. Falls er letzteres tut, kann der Vorfall zu einer seelischen Blockade führen, die sich als Mangel an Beharrlichkeit und Ausdauer zeigt.

Oftmals fragen sich Menschen, warum sich ihre Ideen nicht verwirklichen lassen. Im gleichen Atemzug kann man sich fragen, ob es überhaupt etwas bringt, wenn sich meine Idee verwirklicht. Es ist im Leben sehr wichtig zu erkennen, daß alles was mit etwas Beharrlichkeit, Mut und Ausdauer erreicht wurde, weitaus größere Erfolge sind, als kurzfristige und schnelle Erfolge. Alle schnellen Erfolge verleiten unser „Ego" wieder größer zu werden, als die Masse von Menschen und macht den Menschen sehr unsympathisch. Wir sollten uns fragen, warum wir überhaupt auf dieser Erde leben. Welche Aufgaben hat der Mensch auf dieser Erde? Menschsein ist kein Zustand, sondern eine Aufgabe, die darin besteht unser Bewußtsein reifen und wachsen zu lassen. Das geht nicht immer so, wie man es sich vorstellt. Doch mit etwas Beharrlichkeit, Mut und Ausdauer ist es sehr wohl in einem gesunden Maße zu erreichen.

Wenn ein Mensch nicht bereit ist für eine Sache zu kämpfen, so ist er noch nicht bereit diese Sache zu besitzen.

Auch das Beispiel des Jungen, der von einem Mädchen eine Absage erhalten hatte, soll diese Beharrlichkeit demonstrieren.

Nur die Tat zählt in unserem Leben. Nur durch die Tat kommen wir Schritt für Schritt in unserem Leben weiter und erreichen etwas, denn "Stillstand ist bereits Rückschritt".

Alles was wir in unserem Leben gedacht, gesprochen und getan haben, wird in unserem Bewußtsein wie ein Computerprogramm aufgezeichnet. Alles hinterläßt seine Spuren in uns. Die Schwangerschaft, die Geburt, Erziehungsfehler, etc. Alles wird registriert und von uns in irgendeiner Weise beantwortet. Häufig kommt es dadurch zu Energieblockaden. Dazu einige Beispiele:

Während der Schwangerschaft kommt es zu einer Situation, drohender Abort, schwerer Unfall, Bombenangriff, Vergewaltigung uam. Dadurch prägt sich in dem werdenden Kind ein Panikzustand aus, wie ihn ebenfalls die Mutter erlebt. Die Folge ist häufig eine schwere Geburt oder Komplikationen bei der Geburt. Nehmen wir z.b. an, das Kind bleibe im Geburtskanal stecken; daraus kann sich dann eine Klaustrophobie[10] entwickeln.

Durch strenge Erziehung kommt es häufig dazu, daß die Kinder den Willen ihrer Eltern annehmen und nicht das tun was sie eigentlich tun wollen, sondern sich sehr stark nach dem richten, was man sagt oder was man erwartet. Diese Kinder setzen sich dann selbst stark unter Druck und leiden darunter. Sie verzehren sich förmlich für ihre Eltern, in Form von Nägelkauen. Sie haben zwar gute bis sehr gute Noten in der Schule, aber sie mögen sich selbst nicht (Crab Apple). Sie sind auch des öfteren innerlich hin und her gerissen (Scleranthus).

Wird das Kind nach der Geburt im Krankenhaus isoliert, so entstehen im Kind Ängste; das Vertrauen zur Mutter, die es alleine gelassen hat, ist gestört. Die Folge kann sein, daß sich das Kind später stark an die Mutter anklammert und kaum mit Liebe satt zu bekommen ist. Hilfe finden wir hier in den Blüten Mimulus und Heather.

Wird ein Kind sehr elitär erzogen, so fühlt sich dieses Kind anderen überlegen. Jedoch wird dieses Kind dann auch sehr einsam sein. Hier hilft uns die Essenz der Blüten der Sumpfwasserfeder (Water Violet).

Ist der Vater ein Trinker und schlägt Frau und Kinder, so kann dies zur Folge haben, daß das Kind sich eine schöne und heile Welt erträumt. Wir benutzen hier die Blüte Clematis um den blockierten Energien wieder freien Lauf zu verschaffen.

Alles wird aufgezeichnet, alles wartet auf die Erlösung, die nur wir selbst wieder durchführen können. Dadurch, daß wir nichts tun, blockieren wir uns, engen uns ein und werden krank. Situationen die wir nicht erledigt haben, stellen sich uns im Leben immer wieder, damit wir sie zu Auflösung bringen können. Dies geschieht solange, bis wir sie angenommen und transformiert haben. Hilfen geben uns dabei die Bach-Blüten.

Grundlagen der Bach-Blüten-Therapie

Wir sollen WISSEN, daß Krankheit die Folge von Disharmonie zwischen unserer Persönlichkeit und unserer Seele ist. NICHT die Bakterien, Viren oder andere Einflüsse tragen die Schuld an unserer Erkrankung, sondern unsere eigenen inneren Konflikte.

Wir sollen ERKENNEN, daß wir selbst die Fähigkeit besitzen, die uns in die Lage versetzt, den Schaden, die Symptome also, zu beseitigen. NICHT der Arzt oder Therapeut tut es, sondern unsere eigenen Selbstheilungskräfte. Sehr wohl können wir die Hilfe eines Therapeuten benutzen, jedoch ist er immer nur der Katalysator, der unsere eigenen inneren Heilungskräfte aktiviert.

Wir sollten das VERLANGEN haben, den Fehler in uns zu suchen, der den Konflikt verursacht hat. Dazu bedarf es der EHRLICHKEIT gegen uns selbst. Dies ist die wichtigste Voraussetzung für einen Therapieerfolg mit den Bach-Blüten.

Man kann sogar sagen, daß es der wichtigste Schritt ist, um jemals eine Heilung erfahren zu können, nicht nur für die Bach-Blütentherapie, sondern auch für jegliche andere Therapie. Denn in der Ehrlichkeit liegt unser Schicksal und unsere Heilung. Wie oft machen sich die Menschen selbst etwas vor und schaffen damit eine noch größere Disharmonie zwischen Seele und Körper.

Jeder braucht einen Menschen, der ihm liebevoll sagt, wo er gerade steht, damit er selbst zu der Erkenntnis gelangt, was in ihm nicht in Ordnung ist. Eine Psychotherapie, vor dem Spiegel sitzend, ist nicht möglich. Wie oft klagen wir andere Menschen an, die uns Leid zugefügt haben? Wie oft klagen wir die Umwelteinflüsse an, die eine Krankheit hervorgerufen haben? Es ist ein Jammer, wie weit sich der Mensch von seiner Mitte entfernt hat, so daß er überhaupt nicht mehr in der Lage ist, sein eigenes Fehlverhalten zu registrieren. Die EHRLICHKEIT zu sich selbst wäre der erste Schritt in eine gute Zukunft, in der es keine unheilbaren Krankheiten gäbe. Denn der Schrei der Seele ist die Krankheit. Mit Edward Bachs Worten ausgedrückt: "Krankheit ist ein Korrektiv unserer Seele."

Der nächste Schritt ist die BESEITIGUNG der "Fehler" durch die Einnahme der Bach-Blüten. Dadurch findet eine Harmonisierung zwischen Seele und Persönlichkeit statt. Die liebevollen Schwingungen der Bach-

Blüten machen es möglich, daß dieser Ausgleich stattfinden kann. Dadurch sind unsere Krankheitssymptome nicht mehr notwendig und verschwinden.

Hahnemann - der Begründer der Homöopathie - hat in seiner Heilmethode der Homöopathie den Satz geprägt: "Ähnliches kann nur mit Ähnlichem geheilt werden." Was meinte er damit?

Wenn ein gesunder Mensch z.b. eine homöopathisch zubereitete Tollkirche (Belladonna) zu sich nimmt, entwickelt er bestimmte Krankheitssymptome. Dies nennt man Arzneimittelprüfung. Wenn dann ein Patient mit eben diesen Symptomen erscheint, so wird ihm die Verabreichung des homöopathischen Mittels Heilung bringen. Dies war der Ausspruch von Hahnemann „Ähnliches kann nur mit Ähnlichem geheilt werden."

Sehr wohl hat er bestimmt das Richtige gemeint, doch sollte man sich Gedanken darüber machen, ob dieser Satz noch stimmt. Denn Haß kann nur mit Liebe besiegt werden und nur Licht kann die Dunkelheit vertreiben. Es muß mit höheren Schwingungen oder Informationen gearbeitet werden, damit das Niedere (Krankheit) besiegt werden kann. So wird in der Bach-Blütentherapie mit Schwingungen gearbeitet, die höher liegen als die Krankheit selbst. Edward Bach sagte über seine gefundenen Blüten: "Diese Blüten stammen von Pflanzen höherer Ordnung und jede von ihnen verkörpert ein bestimmtes Seelenpotential".

Neue Einteilung der Blüten

Edward Bach hatte es mit relativ einfachen Menschen zu tun, wenn man sich einen Vergleich mit den heutigen Menschen erlauben darf. Die Struktur der Gesellschaft ist in den letzten 60 Jahren erheblich komplizierter geworden. Alleine schon die Vermehrung der ständig auf uns einwirkenden Reize bedingt ein viel differenzierteres Diagnoseverfahren beim Auffinden der passenden Blüten.

Edward Bach sagte: "Ich habe andere Patienten als Hahnemann sie hatte." Heute sind die Patienten eben auch wieder anders als damals. Ja heute muß man sogar die Arzneimittelprüfungen der Homöopathie neu durchführen, da sich durch die veränderte Umwelt auch die Auswirkungen der Mittel verändert haben. Auch werden heute mehr homöopathische Mittel benutzt als zur Zeit Hahnemanns.

Edward Bach behandelte nur akute Fälle. Heute wird mit den Bach-Blüten überwiegend an chronischen Geschehen gearbeitet. Ebenso ist es das Bestreben der Bach-Blütentherapeuten, auftretende Probleme für immer zu beseitigen. Nimmt man eine Bach-Blütenmischung über einen Zeitraum von mehr als drei Wochen ein, so kann man eine psychische Veränderung feststellen. Voraussetzung ist jedoch, daß die Blütenmischung paßt.

Leider haben sich die Menschen allzuoft mit ihren seelischen Problemen und Blockaden abgefunden, nehmen ihr Leiden sogar als normal hin und sind oft nicht mehr zu bewegen sich helfen zu lassen.

Dieses erste Kapitel möchten wir mit den Worten Edward Bachs schließen, der zu seiner Blütentherapie sagte: "Die Heilungen die damit erreicht wurden sind so wunderbar, daß sie alle Erwartungen selbst derer übertrafen, die die Methode anwenden und auch die der Patienten, die dadurch geheilt wurden."[11]

Werden und Vergehen eines Menschen

Wenn wir uns mit dem Werden eines Menschen beschäftigen, so kommen wir zwangsläufig in die alte Mythologie hinein und können dort in der Schöpfungsgeschichte lesen:

„Der Mensch wurde von Gott erschaffen und existiert seitdem. Gott erschuf ihn für die Ewigkeit, aus Geist. Doch durch den freien Willen, den der Mensch von Gott erhielt, wandte er sich ab vom göttlichen Gesetz der Liebe und konnte so nicht mehr als Geist bestehen. Damit der Mensch, der Geist, nicht verloren ging, gab ihm Gott einen Seelenmantel. Jedoch fiel er noch tiefer in die Materie. Und so erschuf Gott für den Menschen das sichtbare Universum."

Da es Gottes Plan ist, den Menschen wieder in die Gotteswelt zu führen, wird, hat Gott einen Rück- und Heimführungsplan erarbeitet, durch welchen jeder Mensch wieder zu ihm zurückgelangen kann.

Durch unzählige Leben hindurch haben wir die Möglichkeit an uns zu arbeiten, damit wir die göttlichen Tugenden durch unser Denken und Fühlen wieder entwickeln. Edward Bach schrieb:

"Daß wir auf die Welt gekommen sind, ist ein notwendiger Teil unserer Entwicklung und dient dem Zweck, die negativen Eigenschaften unserer Natur zu überwinden, so daß wir dem Erlangen der Liebe, die die Vollendung von allem ist, einen Schritt näher kommen."

An anderer Stelle steht: "Wir müssen erkennen, daß unsere Zeit auf dieser Welt, die wir das Leben nennen, nur einen kurzen Augenblick in unserer Entwicklungsgeschichte darstellt, so wie ein Schultag im Verhältnis zum ganzen Leben steht. Obgleich wir zur Zeit nur diesen einen Tag überblicken können, sagt uns doch unsere Intuition, daß unser eigentlicher Beginn unendlich weit vor unserer Geburt liegt und der Abschluß unserer Entwicklung unendlich weit entfernt ist von unserem Tod."[12]

Daß wir Menschen immer wieder geboren werden, finden wir in allen großen Religionen. Auch im christlichen Glauben war die Wiedergeburt bis 512 n. Chr. ein wichtiger Bestandteil. Jedoch wurde sie gestrichen als weltliche Kaiser Macht auf die kirchlichen Fürsten ausübten.

Dazu Bach: „Der eigentliche Grund der Existenz des Menschen wurde verdeckt durch das Verlangen aus seiner Inkarnation nichts als weltlichen Gewinn herauszuholen." [13]

Es paßte ebenso wenig in das Denken dieser Menschen wie eine gesunde Ernährung.

Bach zur Ernährung: "Innere Reinlichkeit hängt von der Ernährung ab, und wir sollten all das auswählen, was sauber und naturbelassen ist und so frisch wie möglich, vor allem Obst, Gemüse und Nüsse. Tierisches Fleisch sollte man auf jeden Fall meiden, weil es viele Stoffwechselgifte im Leib entstehen läßt, zweitens, weil es einen unnormalen und übermäßigen Appetit anregt, und drittens weil es Grausamkeit gegen das Tierreich verlangt." [14]

Beginnen wir also unsere Ernährung auf die vegetarische Rohkost umzustellen, damit unsere Kinder zu spirituellen Menschen heranwachsen können.

Wie wird nun ein Mensch geboren?

Nun wir wissen ja alle, daß durch die Vereinigung von Mann (Sperma) und Frau (Ei) ein lebendiges Wesen gezeugt wird, welches in der Frau innerhalb von neun Monaten zu einem kleinen Menschen heranwächst und durch die Geburt von der Mutter physisch abgenabelt wird. Ist das aber alles Zufall? Warum bekommen manche Menschen keine Kinder? Wer gibt dem Ei das Leben? Ist es der Same, oder ist es Gott?

Viele Fragen tun sich uns da auf. Die Medizin kann sie uns nicht beantworten. Selbst zu ihren abscheulichen Versuchen mit menschlichen Embryonen sind sie auf "menschlich produzierte" Spermien und Ovarien angewiesen. Die Mediziner können kein Leben zeugen, denn nur aus Lebendigem kann Lebendiges geschaffen werden.

Um diesen Fragen aber doch nachzugehen, müssen wir uns in den Bereich der esoterischen Philosophie begeben. Nach diesen Lehren ist der Mensch aus verschiedenen Körpern, entsprechend den verschiedenen Ebenen, aufgebaut. Nach dem sichtbaren physischen Körper folgen die feinstofflichen Körper, der Ätherkörper, der Astralkörper, der Mentalkörper und der Kausalkörper uam.

Nach dem physischen Tod des Menschen löst sich sein physischer Leib auf, er verwest. Alle Informationen, die ein Mensch auf seinem Erdendasein gesammelt hat, bleiben in den feinstofflichen Körpern bestehen, sie gehen nicht verloren. Alles was jemand auf dieser Welt erlebt hat, bleibt im Kausalkörper haften. Alles man was man an Gedanken, Worten, Emotionen und Taten vollbracht hat, bleibt im Mentalkörper bestehen.

Die Astralebene, sie ist die nächste Stufe nach unserer physischen Welt, gliedert sich in sieben Schichten, durch die wir geläutert werden. D.h. nach unserem Tod werden wir weiter existieren, bzw. wir haben die Möglichkeit, in den einzelnen Stufen, weiter an uns zu arbeiten.

Hier wird alles "Ungute, was wir auf Erden gedacht, gesagt und getan haben" aufgearbeitet. Die Zeit, die wir in jeder Schicht verbringen, richtet sich nach unserem Bewußtsein. Nach der siebten Stufe der Astralwelt, wird der Astralkörper abgeworfen. Dieser löst sich dann auf, so wie es der physische Körper tut, jedoch auf seiner Ebene. In unserem Sprachgebrauch würden wir Fegefeuer dazu sagen.

Die Seele (mit dem Mentalkörper) ist nun bereit in höhere Dimensionen einzutreten. Dort erwacht sie umgeben von den herrlichsten Klängen und Farben. Ein unbeschreibliches Gefühl von Freude und Glückseligkeit hüllt sie ein. Auch in der nächsten Ebene, d.h. der Mentalwelt, gibt es wieder sieben Regionen. Diese können durchschritten werden, sofern wir bereit sind an unserem Wesen zu arbeiten, um es weiter zu verfeinern.

Nach der 4. Region in der Mentalwelt werfen wir unseren Mentalkörper ab und sind nur noch Lichtkörper. Alles "Gute", was im letzten Leben aufgespeichert wurde, wird in der himmlischen Formenwelt ausgereift und bis in die tiefsten Einzelheiten verarbeitet. Die Dauer des Aufenthalts dort richtet sich nach der Menge der "guten" Taten oder unserem Wunsch, den Menschen auf der Erde zu helfen sich weiter zu entwickeln.

In der jenseitigen Welt, wie auch in dieser, befinden wir uns in einem Schwingungszustand und so treffen wir, auf Grund des Gesetzes der Anziehung von Gleichem, nur wiederum die zu der unserer Schwingung passenden Wesenheiten. Je feiner unsere Schwingungen sind, desto feiner ist unsere Umgebung, die wir bewußt wahrnehmen können.

Sind wir dann in der jenseitigen Welt geläutert, beginnt die Vorbereitung für die nächste Reinkarnation. Laßt uns wieder die Worte Bachs dazu lesen:

"Es kommt nicht darauf an, an welchen Platz im Leben unsere Göttlichkeit uns gestellt hat. Ob wir Händler oder Handwerker sind, reich oder arm, König oder Bettler; allen ist es möglich, die Aufgabe ihrer jeweiligen Berufung auszuführen und dabei ein Segen zu sein für die Menschen ihrer Umgebung, denen sie die göttliche, geschwisterliche Hilfe mitteilen." [15]

Was kann unsere Aufgaben auf dieser Erde sein?

Ganz einfach gesagt können es Aufgaben sein, die uns zum göttlichen Du führen, so wie Bach es im vorherigen Zitat ausführte. Es kann aber auch so sein, daß wir in diese Erde treten um unseren Geistgeschwistern aus der gleichen Urfamilie zu helfen. So kann man immer wieder feststellen, vor allem auf Seminaren, daß viele Mütter durch ihre an Neurodermitis erkrankten Kinder dazu kommen sich mit alternativen Heilweisen auseinanderzusetzen und der toten Arznei der Pharmaindustrie den Rükken kehren. Diese Mütter, die durch die Liebe zu ihren Kindern begannen den spirituellen Weg zu gehen, helfen wiederum anderen Müttern und ihren Kindern. Dabei denken sie nicht an Gewinn, sondern nur an das Helfen und Lindern von Leiden. Sie entwickeln so ganz natürlich die Nächstenliebe, die sie in ihrem Sein erhöht und näher zum Ziel führt.

Manchmal, wenn ein Kind mit einer Behinderung oder einer Krankheit geboren wird, so ist es für das Kind aber auch für die betreffenden Menschen eine besondere Lernaufgabe, die sie gemeinsam zu meistern haben.

Wenn man an den Contergan-Fall denkt, so nehmen wir an, daß diese Kinder sich bereit erklärten, dem Irrsinn, den die Pharmaindustrie immer wieder mit den Menschen betreibt einen Riegel vorzuschieben bzw. auf Mißstände aufmerksam zu machen.

Normalerweise werden wir mehrere Jahre für unsere Aufgabe vorbereitet. Bevor jedoch jemand auf dieser Erde inkarniert, suchen die eigens dafür erschaffenen "Missionsengel" 4-7 Eltern aus. Es liegt dann an der zu inkarnierenden Seele das Paar herauszusuchen mit dem sie leben möchte, bzw. bei dem sie am meisten lernen kann.

Aber auch das Paar auf der Erde zeugt nicht einfach wahllos ein Kind, auch hier gilt das Gesetz "Gleiches zu Gleichem." Wir suchen uns bewußt den Partner, die Partnerin, aus mit dem wir ein Kind zeugen. Ist der Zeitpunkt einer Reinkarnation gereift, so schickt der Kausalkörper einen

Kraftstrahl in die Mentalwelt, dort bildet sich dann aus den mentalen Keimen der Mentalkörper. Die vielschichtigen Körper des Menschen werden wieder vollkommen neu gebildet. Die Ereignisse der früheren Leben erscheinen in diesem neuen Körper nicht als mentale Bilder, da sie als solche aufhörten zu bestehen, als sich der alte Mentalkörper auflöste. Nur ihr Wesen, ihre Wirkungen sind noch im Mentalkörper gespeichert und können nur dort wiedergegeben werden. So wird verständlich, daß wir uns mit unserem Tagesbewußtsein nicht direkt an das erinnern können, was ehemals war.

Wir müssen auf unser "Selbst" in uns hören und ihm folgen, denn es allein weiß den Weg, den wir zu gehen haben. Bach sagt dazu:
"Es ist uns nicht gestattet, die Größe unserer eigenen Göttlichkeit zu sehen oder die Großartigkeit unserer Bestimmung und herrlichen Zukunft zu schauen, die vor uns liegt. Wenn wir das könnten, wäre das ganze Leben keine Prüfung mehr, würde keine Anstrengung mehr verlangen und uns nicht mehr fordern. Unsere Tugend liegt darin, daß wir dem größten Teil jener gewaltigen Dinge gegenüber blind sind und doch das Vertrauen, den Glauben und den Mut haben, ein gutes Leben und die Schwierigkeiten dieser Erde zu meistern. Durch die Kommunikation mit unserem höheren Selbst können wir jedoch jene Harmonie aufrecht erhalten, durch die wir alle weltlichen Widerstände überwinden, unsere Reise auf geradem Wege fortsetzen und unser Schicksal erfüllen, ohne uns von den Einflüssen erschrecken zu lassen, die uns in die Irre leiten wollen."[16]

Ist dann der Ätherköper der betreffenden Seele vollständig hergestellt, so hält sich dieser dann bereits im Aurafeld des Paares auf. Nach der Befruchtung wird der Körper fragmentweise beseelt. Erst mit dem ersten Atemzug des Babys bezieht die Seele in ihrem ganzen Gehalt den physischen Körper und kann sich nur durch den Tod wieder lösen. Doch steht es keinem Menschen zu, willentlich dieses reifende Körperchen zu zerstören, denn das Kind lebt vom Blute der Mutter und in ihm liegt auch ein Teil ihrer Seele. Eine starke Inkarnation tritt häufig bereits im siebenten Monat der Schwangerschaft ein. Sie kann unter Umständen so heftig sein, daß das Kind dann schon den Mutterleib verläßt.

Durch die Ausbildung des Herzens wird der Gottesfunke, der sich als Herzschlag zeigt, in das Herz gelegt. Dieser liegt im rechten Vorhof, dort, wo sich der Sinusknoten befindet. Der Gottesfunke (Puls) ist das höchste

Gut, das wir von Gott erhalten haben; es ist seine Gegenwart in uns und allem. Daher ist es auch erklärbar, woher unser Herzimpuls kommt.

Hierzu einige Erläuterungen:
- das Herz kann als einziges Organ autonom arbeiten
- das Herz kann als einziges Organ nicht an Krebs erkranken
- das Herz besitzt eine eigens geschaffene Muskulatur, die "selbständig" ohne Impuls vom Gehirn arbeitet. Durch elektrische Erregung vom Gehirn aus, sowie durch Hormone (z.B. Adrenalin) kann es bei Bedarf schneller schlagen, kehrt aber immer wieder zu seinem Rhythmus zurück.

Der Sinusknoten gibt die Impulse für den Herzschlag. Die Mediziner vermuten, daß durch das ankommende Blut der Reiz ausgelöst wird. Warum leiden dann aber so viele Menschen an einem verlangsamten oder erhöhten Pulsschlag? Was veranlaßt das Herz langsamer oder schneller zu schlagen? Daß das Herz nur schlägt, solange es mit Blut in Berührung kommt ist richtig und wird auch klar, wenn man die Tatsache nimmt, daß im Blut die Seele liegt.

Der Mantel des Geistes ist die Seele und diese ist an unser Blut gebunden. Je mehr wir uns mit Giften (Nikotin, Koffein, Alkohol etc.) belasten, desto mehr hat die Seele das Bedürfnis sich vom Körper zurückzuziehen. So werden die Impulse weniger, da der Kontakt zwischen der Seele und dem Gottesfunken (Herzschlag) immer geringer wird. Der Tod ist die Trennung der beiden.

Durch die permanente Einwirkung des Mentalkörpers bilden sich im Embryo und Fötus die Nerven und das Gehirn aus. Ist das Gehirn in seiner endgültigen Form ausgeprägt, so setzt Gott seinen Geistfunken in die Hypophyse. Dieser Aufbau von Nerven und Gehirn bildet sich bis zum siebenten Lebensjahr fort; dann ist die Verbindung des Menschen mit seinen physischen Entsprechungen vollkommen hergestellt. Bis zu einem Alter von sieben Jahren befindet sich das Bewußtsein des Kindes mehr auf der astralen Ebene (d.h. auf einer feinstofflicheren Ebene) als auf der physischen; ein Beweis dafür sind die Berichte vieler Eltern, daß ihre Kinder etwas sehen was gar nicht vorhanden ist.

Sie sehen unsichtbare Spielgefährten und Märchenlandschaften, Elfen und Feen, hören Stimmen, die für die Erwachsenen unerfaßbar sind und haschen nach reizenden, zarten Phantasiegebilden aus der Astralwelt.

Diese Erscheinungen verschwinden gewöhnlich, sobald der Verstand oder der Verstand der Eltern mit Erfolg durch den physischen Körper zu wirken beginnt; das verträumte Kind wird nun zu einem "gewöhnlichen" Jungen oder Mädchen.

Diese Tatsache läßt den Schluß zu, daß es für ein Kind nicht gut ist, wenn es vor vollendetem siebenten Lebensjahr eingeschult wird. Häufig, viel zu häufig, werden Kinder mit den Anforderungen an ihren Verstand, der noch nicht voll entwickelt ist, überfordert, da sie noch viel zu stark von anderen Dingen, die verstandesgemäß nicht erfaßt werden können, abgelenkt sind.

Gerade in diesen ersten sieben Lebensjahren klagen Kinder häufig über Ohrenschmerzen oder haben sogar eine Mittelohrentzündung. Es sind dies Hilfsmittel, die dem Kind bewußt machen sollen, daß sie einen physischen Körper haben. Um bei den Kindern den Inkarnationsprozeß günstig zu beeinflussen, und ihnen einen besseren Bezug zur Realität zu ermöglichen, benutzen wir die Bach-Blüten.

Worin liegt das Ziel unseres Erdendaseins?

Das große Ziel ist es wieder in unsere Urheimat, die einzig wahre, zu unserem Schöpfer zurückzukehren. Doch vorher müssen wir in unserem Wesen so verfeinert werden, daß wir auch in himmlischen Gefilden leben können. Dazu dient auch die Erde als Läuterungsplanet. Diese Erde und auch die "feste" sog. materielle Welt ist nur eine Illusion. Alle Wahrheiten, die wir hier erarbeiten, sind nur Illusionen. Sobald einige Zeit vergangen ist, haben wir uns schon wieder eine andere Wahrheit zurechtgelegt, die dann für uns gültig ist.

Nie dürfen wir stehen bleiben, denn Stagnation ist schon Rückschritt in unserer Entwicklung. Alles im Kosmos ist in Bewegung, alles ist im Fließen. Hermes von Trismegistos stellte vor mehr als 4000 Jahren in seinen Gesetzen fest:

"Alles befindet sich in Schwingung. Alles bewegt sich. Nichts bleibt stehen." Im 5. Gesetz heißt es dann: "Alles fließt hinein und wieder heraus. Alles besitzt seine Gezeiten. Alles steigt und fällt. Das Ausmaß des Schwunges nach rechts entspricht dem Ausmaß des Schwunges nach links. Rhythmus wirkt ausgleichend."[17]

Da unsere Eigenliebe in der heutigen Welt sehr groß ist, kann uns nur die Nächstenliebe eine Stufe höher bringen. Dazu lauschen wir wieder Bach:

"Wir sprachen von dem einen grundsätzlichen Fehler, den der Mensch machen kann und der darin besteht, gegen die Einheit zu handeln; dies geschieht durch die Eigenliebe." Weiter heißt es: "Wenn wir in uns genügend Liebe zu allen Wesen und Dingen besitzen, dann können wir keinem Leid zufügen, denn diese Liebe würde uns von jeder solchen Handlung und unser Denken von jedem Gedanken abhalten, der einen anderen verletzen könnte. Diesen Zustand der Vollkommenheit haben wir noch nicht erreicht; hätten wir es, dann bräuchten wir diese Existenz auf Erden nicht mehr."[18]

Hier geht Edward Bach bereits darauf ein, wann das Rad der Wiedergeburt für uns zu Ende ist. Wir müssen also in unserem Sein so rein, lieb, edel, lauter, fein, vornehm und gut werden, daß wir in himmlischen Schwingungen leben können. Fassen wir zusammen:

1. Wir, als reiner Geist, sind unsterblich und unzerstörbar.
2. Wir tragen in uns alle Informationen seit unserer spirituellen Geburt.
3. Wir sind für alles was wir tun vollkommen selbst verantwortlich.
4. Wir sind an das Rad der Wiedergeburt gebunden, bis wir so rein und edel sind, daß wir für immer in der himmlischen Welt leben können.
5. Wir suchen uns, entsprechend unserer Schwingung und unserer Aufgabe, ganz bewußt unsere Eltern aus.
6. Unser Ziel ist es wieder in die geistige Welt zurückzukehren.

Die Bach-Blüten stellen eine große Hilfe dar unsere Entwicklung zu beschleunigen und uns auf unsere Aufgaben in diesem Leben hinzuführen. Für die Eltern heißt es eine große Verantwortung zu übernehmen, wenn wir mit Bach-Blüten an unseren Kindern arbeiten. Jede Manipulation am Kind, die aus Eigennutz heraus erfolgt, lädt schweres Karma auf uns, welches auf Erlösung wartet und uns in unserer Entwicklung hemmt.

Einfach ausgedrückt ist Karma, - das Gesetz von Ursache und Wirkung - das im Leben, was wir lieber nicht hätten tun, denken oder sagen sollen, da es uns hinterher leid tut. Oder anders ausgedrückt, das Gesetz von Ursache und Wirkung ist jenes, daß wir alles was wir gesät haben, ernten müssen.

Unsere Gedanken

Tagtäglich durchziehen etwa 50.000 Gedanken unseren Kopf. Wir denken ohne Unterlaß, kommen nicht zur Stille. Häufig sind wir mit unseren Gedanken nicht dort, wo sich unser Körper befindet. Denken ist zu 80 % Vergangenheitsdenken. So leben wir oft mit eingebildeten Problemen und Sorgen, in Erinnerungen an die Vergangenheit oder in Wünschen und Spekulationen über die Zukunft. Dies ist der Grund warum so viele Menschen keine Freude an ihrem Tun im Hier und Jetzt haben.

Kaum jemand von uns ist sich bewußt, daß unsere Gedanken eine Kraft darstellen und doch setzen oder besser schwingen sich Gedanken im Raum fort, treffen auf ähnliche oder gleiche Gedanken und vermehren sich so und bekommen damit auch immer mehr Kraft.

"Alles lebt. Nichts geht verloren." So kehren ausgesandte Gedanken wieder zu uns zurück, hundert-, ja tausendfach verstärkt; sie wollen durch uns wieder erlöst werden. Aus diesem Grund heraus wird es klar, warum wir immer nur fröhliche, aufbauende und freundliche Gedanken haben sollen. Der Mensch ist das was er ißt, denkt und tut.

Damit wir also zu fröhlichen und erfolgreichen Menschen werden, müssen wir beginnen unsere Gedanken zu kontrollieren und uns nicht von den Gedanken kontrollieren lassen. Dazu ist es auch notwendig, daß wir uns auf unsere Intuition verlassen. Hinderlich auf diesem Weg sind die Massenmedien mit ihren ständig suggestiven Einflüssen auf uns. Lasse den Fernseher so oft es geht aus. Höre nur Musik, die dir gefällt und lasse den Radio aus. Lasse es bleiben, dich durch Nachrichten aus Zeitungen zu verunsichern. Halte dich an die Empfehlung die uns Edward Bach gab:

"Wir müssen beständig Frieden üben und uns vorstellen, daß unser Denken einem See gleicht, dessen Oberfläche immer still und unbewegt ist und ungestört bleibt. Allmählich entwickeln wir diesen Zustand des Friedens, bis kein Ereignis im Leben, kein Umstand, keine andere Persönlichkeit unter irgendeiner Bedingung mehr in der Lage ist, die Oberfläche des Sees zu bewegen oder Gefühle wie Gereiztheit, Niedergeschlagenheit oder Zweifel in uns aufsteigen lassen. Es wird uns wesentlich helfen, wenn wir jeden Tag eine kurze Zeit reservieren, in der wir über die Schönheit des Friedens und die Vorzüge der Ruhe nachdenken und erkennen, daß wir weder durch Sorgen noch durch Hetzen etwas erreichen, sondern durch ruhiges, stilles Denken und Handeln mit allem Beginnen mehr Erfolg haben."[19]

Gerade in dieser Ruhe dringt dann die feine kleine Stimme der Seele in unser Bewußtsein. Fragen, die wir in diesem Zustand stellen, werden augenblicklich beantwortet. Wer schon einmal in einer Meditation in so einen Zustand versetzt wurde, weiß wie blitzschnell die Antworten auf Fragen kommen. Sie sind einfach da, im Kopf. Meistens rührt sich aber unsere innere Stimme zu Zeiten wo wir am wenigsten damit rechnen, deshalb sollten wir unser inneres Ohr immer für uns offenhalten und nie schweren und müden Gedanken nachhängen.

Entstehung eines Kindes

In diesem Kapitel möchten wir den Lesern das tiefe Geschehen des Werdens eines Kindes im Mutterleib verständlich machen. Denn die Geburt eines Kindes sollte nicht als selbstverständliches angesehen werden. Im Werdeprozeß eines Menschenkindes liegt etwas Großartiges, zugleich aber auch etwas Geheimnisvolles. Die Entstehung eines Kindes im Mutterleib läßt sich als ein Wunderwerk der Natur bezeichnen.

So manche fragen sich, wie aus einem Ei und einer Samenzelle sich ein so wundervoller Körper, wie der eines Menschen bilden kann? Auch bleibt die Frage noch offen, wie es sich ergibt, daß die Kinder alle anders aussehen. Sogar bei Zwillingen gibt es Unterschiede. Zum Schluß fragt man sich auch noch, warum denn die Kinder einer Familie alle einen so verschiedenen Charakter haben, wo sie doch alle gleiche Eltern haben? So manche Eltern fragen sich dann noch, woher hat denn unser Kind diesen Charakterzug? Niemand sonst hat diese Eigenschaften in unserer Familie. Wo hat es das bloß her?

Ebenso ist es sehr interessant festzustellen, daß Eltern, die ein behindertes Kind haben, sich viel mehr Gedanken machen, warum dies alles so geschehen ist, da die anderen Kinder sich alle bester Gesundheit erfreuen und ohne irgendwelche Gebrechen sind.

Auf all die Fragen gibt es scheinbar keine vernünftigen Antworten, die jeder nachvollziehen kann. Vielleicht ist dies der Grund, warum sich viele Leute mit den Wundern im Außen, wie z.B. den Pyramiden befassen und das eigentliche Wunder des Lebens, die Entstehung eines Kindes gar nicht richtig registrieren wollen.

Befaßt sich jemand näher mit der Entwicklung des Lebens, so wird er unweigerlich feststellen können, daß es auf dieser Erde kaum ein anderes vergleichbares Wunderwerk gibt. In unserer nach Informationen hungernden Welt jagt man nach Speichermedien, die auf immer kleinerem Raum mehr Bits und Bytes unterbringen. Dabei übersieht man, daß gerade bei einem heranwachsenden Embryo und später Fötus, ein Gebilde entsteht, das weitaus mehr Informationen in sich trägt als je etwas anderes fassen kann.

Die Schulmedizin versucht immer weiter in das Geheimnis eines werdenden Kindes hineinzuschauen. Doch stagnieren sie im Moment mit ihren Forschungen. Man versucht und probiert mit der Genforschung einen weiteren Schritt voranzukommen. So versucht und probiert man Schöpfer zu spielen, oder besser gesagt, man will in die Naturgesetze eingreifen. Die Konsequenzen, die sich daraus ergeben, sind im Moment nicht vorherzusehen.

In diesem Kapitel möchten wir mit einfachen Worten versuchen, Ihnen die Entstehung und Geburt eines Kindern näher zu schildern. Setzt man den Beginn eines Kindes ab seiner Zeugung als werdendes Leben fest, so ist das nicht ganz richtig. Denn bevor sich ein Wesen auf unserer Erde inkarnieren läßt, hält es sich im Umfeld, in der Aura, eines Paares auf.

Man muß hier schon den Glauben an die Reinkarnation d.h. Wiedergeburt, haben, um diesen Gedankengang nachvollziehen zu können.

Den Glauben an ein Leben nach dem Tod, überlassen wir jedem selbst, doch ist es für uns eine erwiesene Tatsache. Deshalb werden wir aus dieser Tatsache und Erfahrung heraus schreiben. Wie gesagt, begibt sich ein Geistwesen zuerst in die Aura des Paares hinein, um bei diesem den Wunsch zu hegen, ein Kind zu zeugen.

Selbstverständlich wird auch die Liebe der beiden werdenden Eltern zueinander eine wichtige Rolle dabei spielen. Nachdem man alle Vorbereitungen getroffen hat und sich ein werdendes Kind in der Mutter eingenistet hat, kann der betreffende Arzt zuerst an den vorhandenen Herztönen im Mutterleib ein neues Leben feststellen. Hier stellt sich zunächst die Frage: "Warum kann man denn zuerst die Herztöne eines Kindes feststellen, aber noch keinen ausgebildeten Körper?" Jedes Leben kann ohne den Erlöserfunken, der sich in jedem Herzschlag verkörpert, nicht existieren. Dies ist bei jedem Lebewesen der Fall. Zuerst muß das Herz, von dem alle richtungweisenden Impulse ausgehen, vorhanden sein. Auch die Lehre der Akupunktur erklärt, daß das Herz als einziges Organ in seinem geistigen Aspekt schon fertig ist, wenn gleich alle anderen Organe sich in ihren Funktionen in Wandlungsphasen befinden. Dies gilt aber nur für den geistigen Aspekt, nicht in den körperlichen Entwicklungsphasen. Denn auch das Herz kann in seinen körperlichen Aspekten geschädigt werden.

Es ist schon sehr sonderbar, daß alle Organe mit Krebs befallen werden können, nur das Herz nicht. Wie beschrieben, steht das Herz an erster Stelle, an der sich werdendes Leben feststellen läßt. Dies ist etwa ab dem 22. Schwangerschaftstag der Fall, wo der Embryo etwa 3 mm groß ist. Doch wenn man die medizinischen Bilder betrachtet, die die ganze Schwangerschaft dokumentieren, so läßt sich folgendes erkennen:

Zuerst befindet sich ein Kind in der Phase des Mineralreichs. Dies zeigt sich daran, daß das werdende Kind die Form eines Steines hat. Die Anthroposophen betrachten diesen Zyklus als endodermalen Zyklus. Rudolf Steiner, der Begründer der Anthroposophie, war der Meinung, daß der werdende Mensch drei Phasen seiner Entwicklung durchlebt, bevor er sich in seiner Gestalt als Kind zeigt.

Die erste Phase seiner Entwicklung erlebte er als Mineral, d.h. daß jeder Mensch mit seinem Bewußtsein in ein Mineral inkorporiert war. Genauso waren wir mit unserem Bewußtsein an eine Pflanzenform gebunden. Die nächste Inkarnation erlebten wir als Tier und in der letzten Phase wurden wir mit einem menschlichen Körper ausgestattet. Wie gesagt, das Bewußtsein bleibt immer gleich, nur die Form kann sich ändern.

Jeder Mensch war einmal mit seinem Bewußtsein an diese Formen von Leben gebunden, sei es als Mineral, Pflanze oder Tier. Wie könnten denn die Edelsteine mit ihren Kräften heilen, wenn sie nicht beseelt wären? Ebenso verhält es sich mit Heilmitteln die aus dem Pflanzen- und dem Tierreich kommen. Wie könnten denn die homöopathischen Mittel wirken, die alle aus dem Mineral-, Pflanzen- oder Tierreich kommen, wenn sie nicht alle beseelt wären? Alles braucht seine Resonanz und um diese Resonanz in uns zu haben, müssen wir diese drei verschiedenen Reiche durchlebt haben. Dies ist das Geheimnis der Wirkungen der Homöopathie.

Diese drei Zyklen des Mineral-, Pflanzen- und Tierreichs durchlebt nun das heranwachsende Kind noch einmal, nur in abgekürzter Form und Zeit. Auch die Elemente Erde, Wasser, Feuer und Luft liegen in uns.

Der Arzt Paracelsus gab an, daß jeder Arzt zugleich Astrologe sein sollte, damit er die Kräfte der Elemente erkennt, die in einem Menschen hineinfliessen und beeinflussen.

Nun möchten wir ihnen die Lehre der drei Zyklen, der drei Keimblätter das sind, Endo-, Meso- und Ektoderm, etwas näher bringen. Diese drei

Keimblätter sind Gestaltkräfte, die mithelfen bei der Entstehung eines Kindes.

Bevor sich der erste Zyklus in Form eines Steines bei einem Kind zeigt, geschieht etwas recht Interessantes. Unmittelbar nach der Zellteilung zeigt die befruchtete Eizelle die Form eines Kreuzes. Danach beginnt der Zyklus des Mineralreichs, der ca. 5 - 7 Tage dauert. Dies ist die Phase des endodermalen Zyklus.

Nun beginnt am Ende der dritten Schwangerschaftswoche die mesodermale Phase. Dieser Zyklus ist geprägt als Pflanzenform. Aus dem Stein wird nun eine wunderschöne Pflanze. Bei jedem Einzelnen zeigen sich sehr unterschiedliche Formen von Pflanzen. Diese Vielfalt von Formen finden wir dann später in den Fingerabdrücken und Gesichtszügen. Jedes werdende Kind ist also bereits zu dieser Zeit so verschieden, so einzigartig und so reichhaltig, daß es nie zwei gleiche Charaktere geben kann. Auch wenn sich viele sehr ähneln, so sind sie doch nie gleich.

Im nachfolgenden Zeitabschnitt befindet es sich im dritten Zyklus, der ektodermalen Phase. Dies wird dokumentiert, indem sich ein Embryo in der Form eines Tieres befindet. So zeigt sich z.B. das werdende Kind am 30. Tag mit Kiemenbögen.

Diese drei Entwicklungsphasen laufen bei jedem Kind analog im Mutterleib ab. Jegliche Information, die bei der Zeugung in das Kind gelegt wurde, ist verschieden. Alles läuft automatisch ab, selbst auf das Geschlecht können wir mit unserem Bewußtsein keinen Einfluß nehmen.

Zu Beginn des dritten Schwangerschaftsmonats wird die ungestüme Entwicklung der äußeren Gestalt langsamer. Der Fötus nimmt immer mehr die menschliche Form an. Das Gesicht ist nun eindeutig zu erkennen, Arme und Beine sind vollständig entwickelt. Die Zehen können schon bewegt werden und am Ende des dritten Entwicklungsmonats sind alle Organe voll ausgebildet. Der Embryo wird nun Fötus genannt und ist etwa 6 cm lang.

Ebenfalls haben alle Einwirkungen der verschiedenen Elemente, d.h. Erde, Wasser, Feuer und Luft, sowohl außerhalb als auch innerhalb unseres Körpers eine große Bedeutung für die Entwicklung und den geordneten Verlauf einer Schwangerschaft. Da die Ausprägung der Elemente von großer Wichtigkeit für das Kind ist, werden wir im einzelnen kurz darauf eingehen.

Das Erdelement kommt dann zur Auswirkung, wenn es zu einer Befruchtung des Eies der Frau gekommen ist und es zu einer Einnistung des werdenden Kindes kommt. Hier ist nicht nur die Information der Mutter notwendig, die sich dann bei dem Kind später zeigt, sondern auch die Kräfte des Mannes. Denn nur ein Freier, gleich Sperma, unter Millionen von anderen Freiern, sucht sich die Eizelle aus. Diese Verschmelzung und Befruchtung würde nie erfolgen, wenn nicht das Erdelement seine Kräfte dazu geben würde.

Nach dem Erdelement, das die Entstehungsphase eines Kindes darstellt, entwickelt sich das Wasserelement, auf das wir besonders zu sprechen kommen, weil es für die Bildung des Fruchtwassers zuständig ist.

Das Fruchtwasser schützt und behütet das Kind nicht nur vor Schlägen und Stößen, es gewährt ihm auch Bewegungs- und Wachstumsfreiraum und wärmt. Doch darüber hinaus gibt es ebenso wie das Blut geistige Informationen an das Kind weiter. Das Fruchtwasser ist Transport- und Austauschmedium.[20] Denn Wasser ist immer als geistiger Informationsträger zu sehen.

Durch die Untersuchung des Fruchtwassers können die Reife und der Gesundheitszustand des Feten festgestellt werden. Oft schon konnte durch diese Untersuchung ein geistiger Schaden festgestellt werden und doch machen sich die meisten Mütter über den geistigen Bereich des Fruchtwassers keine Gedanken. In den Kapiteln »Schwangerschaft und Geburt,« werden wir die Unsitte der Ärzte beschreiben, die zur Einleitung der Geburt die Fruchtblase platzen lassen. Auch auf die Auswirkungen werden wir dort kommen.

Nach dem Erd- und Wasserelement schließt sich nahtlos das Feuerelement an. Es ist das Stadium in dem das Blut im Kind zu zirkulieren beginnt. Feuer bedeutet immer Leben, im körperlichen wie auch im geistigen Sinne. So bildet sich mit dem Feuerelement auch der Geist aus, denn ohne Geist könnte der Mensch weder einen klaren Gedanken fassen, noch eine Handlung ausführen. Alle geistige Entwicklung steht und fällt mit dem Feuerelement.

Als letztes Element haben wir die Luft. Sie tritt besonders in Erscheinung, wenn das Kind den ersten Atemzug macht. Doch kommt dieses Element auch laufend über die Nabelschnur der Mutter zur Auswirkung .

Diese vier Elemente finden wir im Universum, auf der Erde, in der Mutter und nicht zuletzt im Kind selbst. Alle Elemente tragen dazu bei, daß überhaupt Leben entstehen kann. Die Ausprägungen der verschiedenen Elemente schlagen sich dann auch im Charakter und im Temperament des Kindes nieder. Sie werden wie folgt bezeichnet:

Das Erdelement prägt das phlegmatische Temperament (langsam, zäh). Das Wasserelement bildet das melancholische Temperament (trübsinnige Gemütsverfassung, Grübelneigung, Verstimmung, Gehemmtheit) aus. Das Feuerelement entwickelt das cholerische Temperament (heftig, leicht aufbrausend, jähzornig). Das Luftelement schließlich läßt das sanguinischen Temperament (gesteigerte Erregbarkeit, Heiterkeit, Gereiztheit, Reaktionsschnelligkeit) reifen. Je nach der ausgewogenen Entwicklung wird es sich für das Kind positiv oder negativ zeigen. Sichtbar werden diese Temperamente an der Kinnpartie.

Bereits frühzeitig sollten deshalb die Eltern auf die entsprechenden Symptome ihres Kindes achten, damit sie möglichst frühzeitig auf die Gesundheit unterstützend einwirken können. So sollte man sie beobachten, wie sie sich im Umgang mit Freunden und anderen verhalten. So läßt sich erkennen welches Element positiv oder negativ auf das Kind einwirkt.

Die Entstehung eines Kindes im Mutterleib ist, wie wir gelesen haben, ein gewaltiger Prozeß, indem die verschiedenen Elemente und die verschiedenen Zyklen ineinander greifen und sich gegenseitig beeinflussen. Doch während der Phasen der Reifung ist das Kind nicht nur den Naturelementen, die für den Aufbau und die Entwicklung des Körpers zuständig sind, ausgeliefert, es ist auch vom Verhalten seiner Eltern in der Zeit des Werdens abhängig.

Wendet sich eine Mutter in ihrer Schwangerschaft nicht liebevoll ihrem Kinder zu und bleibt noch in einer Sucht verhaften, so braucht man sich nicht zu wundern, wenn die Elemente in ihrer positiven Entwicklung gehemmt werden und sich die werdende Frucht diesen negativen Einwirkungen nicht mehr erwehren kann. Daß dann später eine Therapie nicht anschlägt, bevor die Mutter nicht einen Ausgleich der Elemente erzielt hat, dürfte wohl verständlich sein.

Rauchen z.B. eine Mutter oder ein Vater während der Schwangerschaft, so kann es zu Sauerstoffmangel beim Kind und somit zu einer Gehirn schädigung kommen. Da das Nikotin dem Körper Sauerstoff entzieht und gleichzeitig eine lähmende Wirkung hat, wundert es auch nicht, daß durch Rauchen in der Schwangerschaft ein erhöhtes Risiko für Frühgeburten und damit ein vermindertes Geburtsgewicht, auf Grund von Mangelerscheinungen beim Neugeborenen, verbunden ist. [21]

Es ist nicht zu vereinbaren, wenn Eltern sagen, sie lieben ihr Kind, sich jedoch aus Bequemlichkeit noch an alte Gewohnheiten und Süchte klammern, die ihren Kindern in ihrer Entwicklung schaden. Es dürfte inzwischen wohl schon klar geworden sein, daß die negativen Handlungen der Umwelt und hier speziell der Eltern Konsequenzen im Kind nach sich ziehen. Es geht hier nicht allein um den eigenen Körper, sondern besonders um den des Kindes. Dieser Verantwortung muß sich jeder Elternteil stellen. Daher sollten die Eltern sich der Verantwortung bewußt werden und sich ihr stellen und tun was ihnen und dem Kind zugute kommt, für eine glückliche und zufriedene Zukunft aller.

Die Bequemlichkeit und Gewohnheit sind doch starke Eigenschaften in den Müttern, die sich vielmals nicht ändern wollen, weil es Opfer und Mühe bereitet eine Änderung herbeizuführen. Doch sollte jeder Mutter klar werden, daß negative Handlungen auch Konsequenzen beim Kind nach sich ziehen.

Es geht primär um den Körper des Kindes. Eine verantwortlich handelnde Mutter wird deshalb tun, was ihren Kind zugute kommt.

Die Aufgaben der Eltern

Edward Bach hat in seinem Buch "Heile Dich selbst" die ganze Rolle der Elternschaft beschrieben, so wie sie sich nach seiner Meinung darstellen sollte. Die Quintessenz davon ist mit zwei kurzen Worten gegeben: LIEBE und GEBEN.

Wir möchten diese beiden Worte einmal näher betrachten. Zuerst zum Begriff "Liebe":

Viele Eltern sagen, sie liebten ihre Kinder. Doch was ist dieses Lieben für sie? Beobachtet man wie die Eltern mit ihren Kindern umgehen, so kommen einem doch starke Zweifel, ob sie dieses Lieben richtig verstanden haben. Sie bevormunden ihre Kinder in jeder Situation. Sie beengen deren Freiraum in jeder Hinsicht. Belobigungen sprechen sie den Kindern nur aus, wenn diese die von den Eltern geforderten Erwartungen erfüllen.

Es ist manchmal direkt schlimm, zusehen zu müssen, wie die einen oder anderen Eltern ihre eigenen moralischen und materialistischen Vorstellungen auf ihre Kinder übertragen. Dies ist nicht nur ein Akt der Vergewaltigung, sondern auch eine starke Machtausübung. Vielen wird dies vielleicht etwas unverständlich vorkommen, doch sollte man seine eigenen Maßstäbe nicht auf seine Kinder übertragen. Jedes Kind ist von Haus aus frei und ein eigenständiges Individuum. Auch dann wenn es irgend ein körperliches Gebrechen hat, ist seine Seele rein. Von Haus aus kennt es keine Lüge und keine Verleumdung. Wird ein Kind einmal geschlagen oder sonstwie gezüchtigt, so ist dieser Vorfall für das Kind schnell, nach ein paar Tränen, wieder vergessen.

Wollen Erwachsene jedoch ihre eigenen Vorstellungen auf das Kind übertragen, so müssen sie sich zuerst einmal in das Kind hineinversetzen und sich auf die Stufe des Kindes stellen, um die Handlungen und die dahinter liegenden Gedanken zu begreifen. Geschieht dies nicht, sondern handelt man aus der Gedankenwelt der Erwachsenen heraus, so können die Kinder ihre Eltern nicht verstehen. Sie fühlen sich auf das Grausamste behandelt, da ihrem reinen und edlen Tun jeglicher Handlungsspielraum genommen wird.

Viele Eltern wollen nur das Beste für ihr Kind. Dagegen ist nichts einzuwenden. Doch wer weiß schon, was das Beste für sein Kind ist? Wer kennt die tiefsten Wünsche und Sehnsüchte seines Kindes? Mit Sicherheit nicht wir Erwachsenen, denn wir leben in unseren eigenen Erfahrungen und Vorstellungen, in unserer eigenen Welt. In diesem Gefängnis von Gedanken, in dem wir alle leben, vergessen wir immer wieder, daß der Charakter und die Voraussetzungen, dieses Leben zu meistern, bei jedem Kind anders als für uns Eltern sind. So liegt es am Kind alleine zu wissen, was sein Weg ist. Unsere Aufgabe kann nur sein, den Weg mit den Kindern zu erforschen. Doch sollten wir uns hüten uns einzumischen.

Eine Tochter, die wohl merkte, daß die Eltern sie gerne an das Gymnasium schicken wollten, fing in der 4. Klasse an in ihren Leistungen sehr stark nachzulassen. So war sie für das Gymnasium nicht geeignet. In der 5. Klasse arbeitete sie sich hoch, jedoch nur um dann in der 6. Klasse wieder einen Durchhänger zu bekommen. Die Noten reichten nicht um auf die Realschule zu gehen, und sie fiel auch noch in der Aufnahmeprüfung durch. Den Hauptschulabschluß machte sie mit dem Notendurchschnitt von eins.

Ich denke dieses Beispiel zeigt deutlich, wie die Kinder sich zu wehren verstehen, wenn man sie von ihrem Weg abbringen möchte. Warum muß jemand mit guten Noten an eine höhere Schule? Warum kann man nicht einsehen, daß ein Kind andere Aufgaben hat, als etwas "Großes" zu werden?

Viele Eltern sagen: "Das was ich in meiner Kindheit erlebt habe, möchte ich meinen Kindern ersparen." Dies ist eine gute Einstellung, wenn man sie vor dem Negativen bewahren möchte. Doch ist es nicht immer das Beste für das Kind. Wir möchten dies an einem kleinen Beispiel verdeutlichen:

Ein Kind schaute der Mutter beim Bügeln zu. Sie bemerkte jedoch, daß das Kind sehr neugierig auf das Bügeleisen schaute. Da sie ihren Sohn kannte, daß er alles ausprobieren möchte, warnte sie ihn, das Bügeleisen zu berühren, da er sich sonst die Finger verbrennen würde. So versuchte sie ihn von der Gefahr wegzubringen. Doch als sie das Bügeleisen unbeaufsichtigt stehen ließ, berührte der Sohn mit der ganzen Hand das Bügeleisen und verbrannte sich diese. Dies Beispiel soll verdeutlichen, daß es weitaus besser ist, in eine Gefahr hineinzuführen und auf Konsequenzen und Gefahren aufmerksam zu machen, als nur Verbote auszusprechen. Die Neugierde und der Forscherdrang sind bei den Kindern noch sehr groß, und sie sind noch nicht mit den Gefahren des Lebens vertraut.

Die Eltern sollten sich die Frage stellen: „Woraus lernt ein Kind am meisten?" Aus den guten Worten oder aus der Erfahrung? Es ist immer die Erfahrung durch die ein Kind in seinem Wachstum reift und sich entwickelt. Es sind nicht die guten Worte, sondern die Taten aus der das Kind lernt. Aufgabe von Eltern und Erziehern ist es, Kinder auf Grenzen und Gefahren in der Welt hinzuweisen.

Es ist bedauerlich wie oft sich Eltern in die Angelegenheiten ihrer Kinder einmischen und sich dann wundern, daß alles ganz anders als erwartet läuft.

Wie oft hat man es erlebt, daß sich zwei Kinder stritten und sich dann die Eltern in den Streit einmischten. Die Kinder begannen dann bereits wieder herzlichst miteinander zu spielen, während sich der Zorn der Mütter immer noch mehr aufheizte. Manche Familien sind so zerstritten worden.

Wie schön wäre es für die Kinder, wenn sie ihre eigenen Erfahrungen im Leben machen dürften. Auch für uns Erwachsene ist es schön zu beobachten, wie ein eigenständiges Wesen heranwächst, welche Erfahrungen es macht und wie es an diesen Abenteuern wächst. Selbst die Erlebnisse, die negativ für das Kind ausgehen, bergen eine Fülle von Informationen und Lernchancen, denn die Folgen die sich später daraus ergeben, sind für uns zur Zeit noch nicht vorauszusehen.

Eine Mutter sagte einmal zu mir, daß sie an ihrem Sohn verzweifle. Er mußte am Morgen zehnmal geweckt werden, bis er aufstand. Danach hatte er natürlich keine Zeit mehr zum Frühstück. Sie fragte mich, wie sie das ändern solle. Auf meinen Rat hin weckte sie ihren Sohn nur einmal und ließ ihn dann liegen, bis er ausgeschlafen hatte und aufgestanden war. Da die Schule schon angefangen hatte, wollte er eine Entschuldigung haben, damit er nicht in die Schule gehen mußte. Die Mutter verweigerte ihm das und brachte ihn statt dessen in die Schule. Dort wurde er wegen seines Zuspätkommens vom Lehrer ermahnt. Da er wußte, daß ihm die Mutter keine Entschuldigung geben würde, gestand er schweren Herzens die Wahrheit ein. In Zukunft kam er nicht mehr zu spät in die Schule. Auch wünschte er sich einen Wecker, um selbständig am Morgen aufzustehen. Die Mutter aber sagte: "Es war schon sehr schwer zusehen zu müssen, wie sich ihr Sohn vor der Klasse blamierte, als seine Mitschüler erfuhren, daß er verschlafen hatte." Doch weil sie ihn liebte, ließ sie ihm diese Erfahrung machen. Als Erwachsener wird er diese Erfahrung in sein Berufsleben mit einbringen.

Es wäre häufig besser für die Kinder, wenn die Eltern sich mit ihren Kindern auseinandersetzen würden und mit ihnen in die Gefahr hineingingen. Dadurch würden die Kinder spüren und erleben, was eine Gefahr ist und wie man mit ihr umgeht, als sie von allen Gefahren abzuschirmen. Doch ist es auch für uns Erwachsene immer schwieriger der Gefahr ins Auge zu schauen, da auch wir vor vielerlei Gefahren behütet wurden und so nicht wissen wie man mit ihnen umgeht.

Es ist immer sehr interessant zu beobachten, wie die Kinder ihre eigenen Erfahrungen machen, auch wenn sie noch so schmerzhaft sind. Denn häufig schmerzt es uns Eltern doch viel mehr als unsere Kinder, wenn diese eine böse Erfahrung gemacht haben. Es hilft auch nichts, wenn wir für unsere Kinder mögliche Gefahren aussuchen und mit ihnen dann trainieren. Denn wir wissen nicht welche Erfahrungen unser Kind zur Bewältigung seiner Aufgaben im Leben braucht. Das Leben selbst ist der Lehrmeister, darum sollen wir uns weitmöglichst zurückziehen und nur Helfer sein.

Machtansprüche und Besserwisserei haben mit der Liebe nichts zu tun. Wir tun uns selbst nichts Gutes an, wenn wir die Verantwortung der Kinder übernehmen wollen, denn häufig leiden wir doch immer noch darunter, Verantwortung für uns selbst zu übernehmen. An diesem Spiel erkennt man, daß es vielen Menschen noch gar nicht bewußt ist, welche Verantwortung sie ihrem Kind gegenüber haben. Das Bevormunden und Reglementieren der Kinder zeigt, daß der Sinn des Lebens noch nicht erkannt wurde und auch nicht die Aufgabe, die wir als Eltern übernehmen.

Viele Eltern fragen immer wieder: "Was ist denn die beste Erziehung für mein Kind und wie soll ich es erziehen?" Elternzeitschriften erfreuen sich daher hoher Auflagen. Aus dem vorher Gesagten werden Sie nun schon erkannt haben, daß es "die beste Erziehung für mein Kind" nicht geben kann, da nur das Kind selbst seinen Weg kennt.

Wir meinen, Erziehung sollte immer zuerst bei uns selbst beginnen, bevor wir andere erziehen. Es ist paradox, daß wir durch unsere Kinder erzogen werden. Die Ehe ist der größte Schleifstein für uns und die Kinder sind daher die größte Herausforderung. Mit Herausforderung meinen wir, daß die Kinder uns unermüdlich auf unsere Schwächen hinweisen. Natürlich geschieht dies unbewußt, bis wir die Schwächen in uns in Stärke umgewandelt haben. C.G. Jung behauptete in seinen Schriften oft, daß das Leben der Kinder das unausgesprochene Leben ihrer Eltern reflektiert.

Ein Kind wird, wenn es etwas von den Eltern will, immer den Elternteil fragen, von dem es von vornherein schon weiß, daß der Wunsch erfüllt wird, und nicht denjenigen, der in seinen Antworten konsequenter ist. Dies führt dann häufig zum ersten Streit der Eltern. Diese Uneinigkeit der Eltern wird sich dann später auch in einer Uneinigkeit der Kinder äußern. Ihm stellt sich dann später immer wieder die Frage: "Will ich dies, oder will ich das?" - "Soll ich das nehmen, oder lieber nicht?" - "Ist dies oder jenes besser?" Somit hat es keine klare Linie mehr in seinem Leben.

Es ist für uns von großer Wichtigkeit zu erkennen und zu wissen, daß wir bei unseren Kindern besonders die Charakterschwächen und Unzulänglichkeiten kritisieren, welche unsere eigenen Schwächen sind, die wir jedoch nicht wahrhaben wollen. Es scheint für den Menschen bequemer zu sein, andere zu kritisieren, um sich so nicht mit den eigenen Schwächen auseinandersetzen zu müssen. Das Sprichwort vom Splitter im Auge des anderen und dem Balken im eigenen sollte man hier einmal überdenken.

Doch es sind Gewohnheit und Bequemlichkeit, die uns zu einem derartigen Verhalten verführen. Unsere Gewohnheiten stammen zumeist von früheren Generationen. Unsere Mutter erwarb ihre Gewohnheiten von ihren Eltern und diese wiederum von den ihren. Es wäre gut, wenn wir uns von diesen übertragenen Erfahrungen und Gewohnheiten trennen würden. Wir sollten versuchen, alles zu vergessen, was uns noch an die Vergangenheit bindet, damit unsere Kinder nicht mit den Erfahrungen der Vergangenheit belastet werden. Denn jedes Kind ist ein eigenständiges Individuum, das nach seinen Fähigkeiten geschult und geführt werden soll und nicht nach den Erfahrungen der Eltern, Großeltern und Urgroßeltern geformt werden darf. Jede Einmischung in den Freiraum eines anderen stellt eine grausame Machtausübung gegenüber dem anderen dar und sollte deshalb gemieden werden.

Um aus diesen Verstrickungen der Vergangenheit frei zu werden ist es für die Eltern sehr ratsam, bei sich selbst anzufangen. Denn vielmals verlangen wir von den Kindern das, was wir selbst nicht erreicht haben und versuchen nun mit Macht dies von den Kindern zu fordern. Dies zeigt sich oft schon bei den Noten. Die Eltern schimpfen ihre Kinder wegen schlechter Noten, doch sie selbst hatten oft auch keine besseren Noten und manchmal versuchen die Eltern sich in der Lehrersprechstunde gegenseitig die erbliche Schuld zuzuschieben.

Besonders wenn es die Zeugnisse gibt, ist dann heller Aufruhr. Die Kinder trauen sich mit ihrem Zeugnis nicht nach Hause, weil sie den Erwartungen der Eltern nicht nachkommen konnten. Sie fürchten die Strenge der Eltern, die sie oft mit körperlichen und emotionalen Schlägen ertragen müssen.

In dieser Not gingen manche Kinder sogar so weit, daß sie sich das Leben nahmen, weil die Strafen und Verletzungen durch ihre Eltern für sie so groß waren, daß sie es nicht mehr ertragen konnten. Immer wieder wird die Schuld bei den Kindern gesucht, nie wagt man den Blick auf sich selbst zu richten. Doch ist es für uns so enorm wichtig uns selbst zu betrachten.

Bitte fragt Euch immer wieder ehrlichen Herzens, wenn ihr euch verändern wollt: "Was kann ich an mir verändern? Wo liegen meine Schwächen?" Wir müssen aufhören an unseren Kindern herumzunörgeln, und zuerst an uns selbst arbeiten. Wenn man sich genau beobachtet, so decken die Kinder unsere Fehler und Schwächen auf. Wie wollen wir denn unsere Kinder ändern, wenn wir nicht bereit sind, uns selbst zu ändern?

Am Anfang dieses Kapitels schrieben wir, daß es "nur" zwei Aufgaben für uns Eltern gibt: Lieben und Geben. Das Lieben stellt schon eine große Aufgabe für sich dar. Das Geben erscheint da noch leichter zu sein. Doch betrachten wir das einmal genauer.

Für Edward Bach war es die Pflicht der Eltern, zu geben ohne je etwas zu fordern. In diesem uneigennützigen und selbstlosen Geben liegt aber das tiefe Geheimnis der Liebe. Wie arg diese "Pflicht" mißachtet wird, hören wir immer wieder von Eltern, die da sagen: "Ja, ich habe doch meine Kinder in die Welt gesetzt, damit sie einmal später für mich sorgen" Oder: "Ich habe meinen Kindern so viel gegeben und wie danken sie mir das? Nie sind sie da, wenn ich sie brauche!" Hier sieht man, daß diese

Eltern nur geben, um anschließend wieder zu nehmen. Mit diesem Denken setzt sich das Rad von Ursache und Wirkung in Gang. Geben um des Nehmens Willen ist auch gegen das Gebot der Nächstenliebe gerichtet. Edward Bach hat in seinen Schriften und Reden immer wieder darauf hingewiesen, daß die Elternschaft eine Aufgabe im Plane Gottes zu erfüllen hat. Der Mensch und die gesamte Natur sind nach einem göttlichen Plan erschaffen worden und nur der Mensch mit seinem Verstand und seinem freien Willen kann alles verfinstern und verdüstern. Jedoch kann er dazu beitragen, daß sich alles erhellt und zu Licht wird, denn seine Aufgabe besteht darin Gott und dem Nächsten zu dienen.

Edward Bach schrieb dazu: „Die Dinge dieser Welt sind alle nach einem göttlichen Plan erschaffen worden. Dieser kann mit dem menschlichen Verstand nicht ergründet werden, sondern nur mit dem Herzen. Darum laßt uns loben, preisen und danken, damit wir die Weisheit und die Göttlichkeit in allem und in jedem erfahren können."

Das Handeln der Eltern sollte immer auf die Nächstenliebe und die Selbständigkeit der Kinder ausgerichtet sein, auch wenn dies hin und wieder mit unangenehmen Konsequenzen verbunden ist.

Mißachtet ein Kind die menschlichen oder geistigen Gesetze, so sollte nicht wörtlich nach dem Satz "Wer seine Kinder liebt, der züchtigt sie!" gehandelt werden. Denn wer sein Kind aus seinem Ärger heraus züchtigt oder ihm Schläge androht, läßt sich von seinen niederen Trieben leiten. Im Nachhinein tut es den Eltern leid und sie machen sich wegen ihrer Verfehlung Schuldgefühle. Immer wieder kommen Frauen in die Praxis und klagen über diese unkontrollierten Eskalationen. Doch ihnen widerfuhr in ihrer Kindheit Ähnliches. Das Verhaltensmuster wurde leider übernommen. Schuldgefühle und Wut wechseln sich ab. Einen Ausweg aus den Schuldgefühlen suchen die Eltern dann häufig darin ihren Kindern "alles" zu geben um ihre Ungerechtigkeiten wieder ungeschehen zu machen. Doch führt dieses Verhalten bald wieder zu Wut.

So steht Züchtigung, in der heutigen Zeit, für Selbstdisziplin, Gradlinigkeit, Lauterkeit, Gewissenhaftigkeit, Pflichtbewußtsein und Ordentlichkeit. Doch den Anfang bei sich selbst zu setzen ist der schwerste Weg, wenn er auch der kürzeste ist. Hat man jemanden verletzt oder das Eigentum eines anderen nicht respektiert, so sollte die Sache sofort ins

Reine gebracht werden, auch wenn damit unangenehme Konsequenzen verbunden sind. Um dies zu verdeutlichen hilft uns ein Beispiel:

Ein Vater erzählte, er habe bemerkt, daß sein Sohn in einem Kaufhaus etwas gestohlen hatte. Sogleich ging er mit ihm zum Geschäftsführer des Kaufhauses und ließ ihm die gestohlene Ware zurückgeben. Der Sohn mußte sich noch entschuldigen, was ihm sehr peinlich war. Doch hat er seit diesem Zeitpunkt nie mehr etwas gestohlen. Auch für den Vater war es nicht leicht diesen Schritt zu tun, doch er stand zu seinem Sohn und seiner Tat und dies war es wohl, das den Sohn von der Falschheit seiner Tat überzeugte.

Es sollte nicht nur ihm Geiste jemandem verziehen werden, sondern man sollte für seine Verfehlungen auch einstehen und sich persönlich entschuldigen. Das ist wahre Liebe, die dieser Vater an den Tag legte. Denn man kann sich vor Augen halten, daß wir aufgerufen sind, in unseren Kindern ein Gerüst aufzubauen, das jeglichem Sturm und jeglichem Angriff standhalten kann. Die Erziehung der Kinder ist doch ausschlaggebend für unsere Zukunft. Denn sie werden dann, wenn sie erwachsen sind, uns durchaus einmal führen können. Es kann durchaus sein, daß eines unserer Kinder einmal eine führende Position innehat als Geschäftsführer einer Firma mit vielen Angestellten, oder auch als Minister. Die Entscheidungen, die ein Mensch treffen muß, rühren doch noch von der Erziehung her.

Auch sollten Eltern niemals etwas von ihren Kindern verlangen, was sie selbst nie getan haben oder selbst nie leben konnten. Die Kinder wissen genau, was sie von ihren Eltern verlangen können. Nur durch die Inkonsequenz und Unsicherheit der Eltern beginnen die Kinder zu experimentieren, wie weit sie gehen können. Alles ist auf Ehrlichkeit aufgebaut. In der Familie ist Ehrlichkeit der Stoff, der die Familie wachsen und gedeihen läßt. Falschheit und Lüge entziehen ihr die Grundessenz, auf der die Kinder zu guten und lauteren Menschen heranwachsen können.

Kindern ist es von Grund auf egal, welchen Beruf ihr Vater hat. Wichtig ist für sie immer die seelische Betreuung, die sie durch ihren Vater bekommen, da sie diese für ihr Reifen so notwendig brauchen. Kinder wünschen sich Berufe wie Müllfahrer, Baggerführer, Busfahrer oder andere Berufe, die in der heutigen Gesellschaft nicht im Vordergrund stehen und doch gebraucht werden. Die Abwertung, die diese Berufe erhalten, wird von der Gesellschaft auf die Kinder übertragen. Spätestens in der Schule wird der Druck nach guten Noten, wegen eines "guten" Berufes, immer stärker auf die Kinder ausgeübt.

Prügelte sich der kleine Maxl noch im Kindergarten, wenn jemand sagte: "Was willst denn du, dein Vater fährt doch nur den Dreck der anderen Leute weg?" Heute jedoch schämt er sich wegen des Berufes seines Vaters, weil es ihm so immer und immer wieder gesagt wurde. Doch kann ihm niemand die Liebe, die Fürsorge und die Aufmerksamkeit nehmen und ersetzen, die er von seinem Vater erhält.

Er kann sich bei Kummer und Leid an ihn wenden, wo sich die Kinder von anderen Berufsschichten und anderen sogenannten "angesehenen" Berufen nicht hinwenden können, die, obwohl sie einen Vater haben, alleine aufwachsen. Bisher wurde die wichtige Rolle, die ein Vater in der Erziehung seiner Kinder hat, immer etwas "stiefmütterlich" behandelt. Das Märchen "Eisenhans" behandelt diese Thematik.

Bei aller Hilfe, die wir unseren Kinder angedeihen lassen, ist es gut zu wissen, daß wir andere Voraussetzungen und Erfahrungen in unserem Leben haben. Wir sollten deshalb nicht versuchen diese auf unsere Kinder zu übertragen, denn die haben ihre eigenen Fähigkeiten und Talente. Uns Eltern steht es an, die Kinder zu beobachten und mit ihnen und von ihnen zu lernen. Ebenso sollten wir darauf achten, welche Talente im Kind vorhanden sind, denn diese gilt es zu vermehren. Es ist viel zu schade, wenn diese Fähigkeiten zu Lasten der Kinder unentwickelt bleiben. Das Glück der Kinder sollte die treibende Kraft in unserer Erziehung sein, denn im "Glücklichsein" liegt die Zukunft der Kinder für ein harmonisches Leben.

Als Eltern sollten wir uns hüten unsere Probleme vor den Kindern auszutragen, denn sie sind noch so in der Harmonie, daß sie von dem Streit hart getroffen werden, da sie die Probleme noch nicht verstehen. Auch werden sie sich mit Entschiedenheit gegen eine Trennung der Eltern aussprechen. Treten Probleme auf, so sollten sie in einem anderen Zimmer besprochen werden. Es hat sich gut bewährt, sich einmal wöchentlich auf neutralem Platz, z.B. in einem Café, über Probleme auszutauschen. Hierdurch wird der gute Ton bewahrt, man lernt wieder miteinander zu sprechen, man ist von den Kindern weg. Der größte Vorteil liegt darin, daß sich die kleinen Problemchen nicht zu großen Problemen auswachsen können.

Ehrlichkeit ist Natürlichkeit.

Natürlich ist ein Mensch nur, wenn er sich seiner Fehler bewußt wird und bereit ist an ihnen zu arbeiten anstatt sie zu pflegen. Doch was sind "meine Fehler"? Wie erkenne ich sie? Ein Weg ist es, seinen Partner zu fragen. Auch die Kinder sind unsere Partner. Der bessere Weg ist es jedoch in sich zu gehen und sich seiner eigenen Fehler selbst bewußt zu werden. Doch ist es so, daß jeder Mensch gegenüber anderen kritischer ist, als zu sich selbst. Je mehr wir unsere Fehler von uns weisen, sie nicht erkennen wollen, desto mehr haben wir das Bedürfnis uns zu reinigen. In der heutigen Zeit, ist jeder Mensch in seinem Wesen behandlungsbedürftig.

"Wie innen so außen, wie außen so innen", sagte Hermes von Trismegistos in seinen immerwährenden Gesetzen. Es nützt überhaupt nichts, wenn man seine Untugenden gesagt bekommt, sie vielleicht auch eingesteht, aber nicht bereit ist sie zu ändern.

Treten wir unserem Partner in der Ehrlichkeit zu uns selbst gegenüber, so erleben wir die Natürlichkeit, die unserem inneren, wahren Lebenskern entspricht. Ehrlichkeit zu sich selbst heißt, zu erkennen, daß jede Kritik, die wir an anderen hegen, eine Kritik an uns selbst ist. Als Menschen sind wir nur in der Lage das zu erkennen, was in uns steckt. Mit dieser Erkenntnis, mit diesem Wissen befinden wir uns auf dem Weg ein liebevoller und verständnisvoller Elternteil zu werden.

In den Schwierigkeiten liegt das Weiterkommen.

Viele Eltern wünschen sich Kinder und sind dann erstaunt, wenn sie kein gesundes Kind zur Welt gebracht haben. Wir möchten auch das Thema der Schuld in diesem Zusammenhang ansprechen. Im Kapitel "Schwanger-schaft und Vorbereitung auf die Geburt" werden wir noch auf tragische Fehler hinweisen, die in dieser Zeit gemacht werden.

Hier möchten wir auf die Chance hinweisen, die Eltern haben, wenn sie ein erkranktes Kind zur Welt brachten. Im vorherigen Absatz "Liebe ist Geben" haben wir kurz darauf hingewiesen, daß im Geben unser Weiterkommen liegt.

Die meisten Menschen glauben in einem sorgenfreien und bequemen Leben liegt der Grundstein für das Glück. So beneiden uns die Leute immer wieder: "Ach Euch muß es ja gut gehen. Ihr arbeitet schon so lange mit Bach-Blüten. Ihr dürft ja keine Probleme haben." Doch dies ist ein Trugschluß. Es gilt, daß wir immer wieder an uns arbeiten müssen, denn hören wir auf an uns selbst zu arbeiten, so wird von außen an uns gearbeitet. Das Ausruhen auf den Lorbeeren hat noch nie jemanden etwas eingebracht. So war das bequeme Leben noch nie der richtige Weg, denn Bequemlichkeit und Gewohnheit sind für unser geistiges Weiterkommen noch nie ein guter Berater gewesen.

Bevor wir uns darauf einlassen Kinder zu zeugen, ist es wichtig unser Leben und unsere Einstellung zum Leben zu überdenken. Wir sollen beginnen unsere Fehler und Schwächen in Stärke zu transformieren, denn so erreichen wir mehr und mehr Harmonie in uns. Auch sollten wir uns von den Süchten, wie Rauchen und Alkohol, befreien, ebenso sollten wir den Konsum von Fleisch und Süßigkeiten reduzieren. Je mehr wir uns von den Dingen entfernen, die uns zum Sklaven machen, desto größer ist die Wahrscheinlichkeit, daß ein gesundes und freudestrahlendes Kind in unsere Familie hineingeboren wird. Alles steht und fällt mit unserer seelischen und geistigen Einstellung. Je gesünder ein Baum ist, desto reiner wird seine Frucht sein.

Vielen Paaren ist es gar nicht bewußt, was sie tun und sie sind dann erstaunt, wenn die Frau schwanger ist. Den meisten Menschen ist der Sinn ihres Daseins überhaupt nicht klar und so wissen sie auch nicht, was ihre Aufgabe als Eheleute ist. Sie zeugen ihr Kind nicht aus der Liebe ihres Herzens heraus, sondern überlassen es dem Zufall. Sie wollen sich so der Verantwortung entziehen. Aus dieser Unverantwortlichkeit heraus kommt es dann auch zum Wunsch einer Abtreibung. Eine Frau sagte einmal: "Oh je, jetzt bin ich schwanger. Wir wollten gar kein Kind. Nun ist es uns zugeflogen." Mit diesen Worten wird deutlich, wie sich Leute hinter dem Zufall verstecken.

Kalil Gibran schreibt in seinem Buch "Der Prophet" über die Kinder:

"Eure Kinder sind nicht Eure Kinder, sie sind die Söhne und Töchter der Sehnsucht des Lebens nach sich selber."

Wird nun ein behindertes Kind in eine Familie geboren, so sollte es als eine gemeinsame Chance gesehen werden und dem Kind sollte das best-

mögliche an Liebe und Zuneigung gegeben werden. Denn in dieser Fürsorge liegt das Weiterkommen dieser Familie.

Dieses vorliegende Buch hat nicht primär die Therapie der Kinder zum
Ziel, es ist auch daraufhin ausgerichtet, daß Eltern die Natürlichkeit und
die Ehrlichkeit, die allen Kindern eigen ist, in ihren Kindern und bei sich
selbst wieder entdecken. Zum anderen soll es eine Hilfestellung geben,
um für Kinder, die sich in ihrem Leben quälen und sich nicht zurecht
finden, eine Therapie zu haben, die die Kinder seelisch harmonisiert und
sie auf den Weg der Wahrheit und des Lichtes führt.

Die Bequemlichkeit der Menschen hat sogar soweit geführt, daß viele
Eltern heute nicht mehr die einfachsten naturheilkundlichen Methoden
kennen, ja sie sogar verleugnen, weil es doch viel bequemer ist, zum Arzt
zu gehen und sich eine Pille oder ein Zäpfchen gegen Grippe oder Fieber
verschreiben zu lassen. Nun werden sie vielleicht sagen: "Ja, aber es hat
uns niemand gesagt, daß es auch noch etwas anderes gibt." Wir möchten
hier entgegen halten, daß gerade in der heutigen Zeit immer mehr auf die
naturheilkundlichen Methoden hingewiesen wird. Ebenso finden wir immer mehr Heilpraktiker und naturheilkundlich denkende Ärzte. Alleine
der Patient bestimmt, was er annehmen möchte und was nicht.

Es ist immer die Bequemlichkeit und Gewohnheit der Eltern, die eine
mangelnde Bereitschaft zur Verantwortung zeigen, und von anderen Therapien oder alternativer Medizin nichts wissen wollen. Nach einem Fieberzäpfchen schläft es sich leichter, als wenn man die halbe Nacht hindurch mit Wadenwickeln läuft. Doch das Kind erlebt sich in diesem Fall
als ein wertvolles Wesen. Es erlebt Vater und Mutter, wie besorgt sie
sind. Es lernt den Wert eines Lebens zu schätzen. Sind dies nicht höhere
Werte und Schätze die man einem Kind geben kann, als ein schnelles
Fieberzäpfchen? Es gibt ein Sprichwort das besagt: "Was du nicht willst,
das man dir antut, das tue auch keinem anderen an." Mit dem gleichen
Atemzug ließe sich auch sagen: "So wie ich nicht will, daß ich mit ne-
benwirkungsbehafteten Medikamenten behandelt werde, möchte auch ich
mein Kind nicht zusätzlich in der Krankheit belasten."

Eine weitere Aufgabe der Eltern liegt einzig und allein darin, ihre Kinder auf die eigenen Beine zu stellen und so für deren Überleben überflüssig zu werden. Viele werden diese Worte im ersten Moment vielleicht
nicht verstehen. Wir können unseren Kindern nicht immer die Verantwor-

tung abnehmen. Das geht nicht. Wenn uns unsere Kinder nicht mehr brauchen, so haben wir sie so gut erzogen, daß sie selbständig sind. Ist dies nicht die größte Belohnung, der größte Lohn, den wir als Eltern von unseren Kindern erhalten können?

Auf eigenen Beinen zu stehen, selbständig zu sein, heißt verantwortungsbewußt durch das Leben zu gehen. Dieses Verantwortungsbewußtsein muß in den Kindern entwickelt werden. Für alle ihre Taten, für alles was sie angestellt haben, müssen sie auch lernen geradezustehen. Sicher, im Kleinkindalter kann man das noch nicht erwarten. Ab einem gewissen Alter jedoch sollte es schon geschehen, daß das Kind für seine Taten aufkommt, wohlgemerkt nicht bestraft wird, sondern seine Taten wieder in Ordnung bringt.

Es kann nie früh genug damit angefangen werden, mit seinen Kindern darüber zu sprechen. Es ist aber auch wichtig, daß die Eltern selbst in der Verantwortlichkeit leben. Dies ist ein Akt der größten Liebe zu seinen Kindern, denn in der Verantwortung liegt auch das spätere Glück der Kinder.

Das was Du säst, wirst Du auch ernten.

Die nächste Aufgabe der Eltern ist es, schon frühzeitig auf die Symptome der Kinder zu achten und alle ihre Eigenschaften objektiv zu betrachten. Denn nur wenn man ehrlich erkennt, daß das Kind auch negative Eigenschaften hat, kann man es mit Bach-Blüten behandeln. Edward Bach erklärte hierzu, daß Krankheiten negative Seelenzustände zugrunde liegen. Die Bach-Blütentherapie ist eine hervorragende Therapieform, die besonders bei Kindern sehr rasch wirkt. Selbst wenn die Schulmedizin immer wieder von einem Plazeboeffekt spricht, so kann man die Praxiserfahrungen, die von vielen Therapeuten gemacht wurden, und die vielen Bücher die darüber geschrieben wurden, nicht verleugnen. Nebenbei gesagt sind es die meistverkauften Naturheilmittel.

Selbst die ungläubigsten Eltern, vor allen die Väter, die sehr skeptisch den Bach-Blüten gegenüber standen, gaben mir immer wieder die Versicherung, daß sich ihr Kind nach der Einnahme der Blütenessenzen positiv verändert hat. Diese Bestätigungen sind uns Motivation genug weiter zu therapieren und nicht auf die Ungläubigen zu hören, die selbst verleugnen, daß der Mensch eine Einheit aus Körper, Seele und Geist ist.

Dieses Kapitel möchten wir mit den Worten Edward Bachs schließen: "Die Aufgabe der Elternschaft, die in der Tat als ein göttliches Privileg betrachtet werden sollte, ist es in erster Linie, einer Seele die Möglichkeit zu geben, im Interesse ihrer Weiterentwicklung in diese Welt einzutreten. Wenn man es richtig sieht und versteht, gibt es vermutlich kein großartigeres Vorrecht für den Menschen, bei der körperlichen Geburt einer Seele zu helfen und mit der Pflege der jungen Persönlichkeit während der ersten Jahre ihres Erdendaseins betraut zu sein, dem kleinen Neuankömmling nach allerbestem Vermögen alles zu geben, was er geistig, gedanklich und körperlich an Geleit braucht. Die Eltern sollten immer im Sinne haben, daß das Kind eine individuelle Seele ist, um auf dieser Erde ihre eigenen Erfahrungen zu sammeln und auf eigene Weise Wissen zu erwerben nach den Geboten ihres Höheren Selbst, und ihr deshalb soviel wie möglich Freiheit lassen für ihre ungehinderte Entfaltung."

Weiter lesen wir: „Der göttliche Dienst der Elternschaft sollte hoch, vielleicht noch höher, geachtet werden als jede andere Pflicht, zu der wir aufgerufen sind. Da dieser Dienst Opfer verlangt, sollten wir immer daran denken, daß nichts, was auch immer es sein möge, vom Kinde zurück erwartet werden darf; es geht einzig und allein darum zu geben und nur zu geben: sanfte Liebe, Schutz und Geleit, bis die Seele die junge Persönlichkeit selbst lenken kann. Unabhängigkeit, Individualität und Freiheit sollten von Anfang an vermittelt werden, und man sollte das Kind anregen, so früh wie möglich zu beginnen, selbst zu denken und zu handeln. Die elterliche Kontrolle sollte Schritt für Schritt abgebaut werden, während sich die kindliche Fähigkeit zur Selbsttätigkeit entfaltet. Später sollten keine einschränken Pflichtgefühle den Eltern gegenüber die Seele des Kindes behindern "[22]

Agrimony

Odermennig - Agrimonia eupatoria

Oberflächlichkeit, Unterdrückung

die Konfrontationsblüte

Bei den Kindern, die Agrimony benötigen, kann man die seelische Pein sehr schwer erkennen. Auch sind sie in ihrem Gemüt sehr schwer durchschaubar, da sie ihre Gefühle sehr tief verstecken. Doch können wir mit Sicherheit sagen, daß gerade Agrimony sehr häufig von unseren Kindern gebraucht wird.

Viele Eltern erklären, daß sie ihre Kinder genau kennen. Sie erzählen von ihren vergnügten und fröhlichen Kindern, die alle Probleme auf die leichte Schulter nehmen. Auch sind sie viel bei ihren Freunden und werden von diesen gerne eingeladen. Besonders auf die "Tapferkeit" und wie die Kinder Schmerzen wegstecken können, sind die Eltern ganz stolz. Auch weinen die Kinder nur kurz. Eine Bekannte erzählte mir: "Ja, meinem Sohn macht das nichts aus. Schlägt er sich mal an sagt er nur »Es fließt kein Blut« und schon ist er wieder fort."

Doch kennen diese Eltern ihre Kinder nicht wirklich. Was hier als "Tapferkeit" bezeichnet wird, ist das qualvolle Unterdrücken von Emotionen. Die "Fröhlichkeit" verbirgt nur die Traurigkeit, die im Herzen wohnt. Agrimony-Kinder weichen einem Problem, das auf sie zukommt schnellstmöglich aus. Sie wollen sich den Aufgaben des Lebens nicht stellen und sie erst recht nicht angehen. So werden Probleme unter dem Deckmantel der Oberflächlichkeit vertuscht.

Dieses Vertuschen führt häufig dazu, daß diese Kinder lügen müssen. Auch andere Blütencharaktere neigen zum Lügen, wie z.B. Centaury oder Water Violet. Das Lügen von Agrimony hat jedoch den Charakter, daß hier mit aller Macht versucht wird, ja keinen Menschen hinter seine Fassade schauen zu lassen. Man ist versucht, sein Innerstes zu verbergen und sich nicht durchschauen zu lassen.

Was mögen das für Qualen für ein Kind sein, wenn es sich im Netz der Lügen verstrickt und die Eltern wissen, daß ihr Kind etwas zu verbergen hat und dahinter kommen möchten? Doch das Kind würde sich lieber die

Zunge abbeißen als seine Probleme offen darzulegen oder es läßt sich lieber schlagen als sich "Bloßzustellen".

Wie wir schon angesprochen haben, ist dies die Blüte der Oberfläch-lichkeit. Bei unseren Kindern zeigt sie sich in der Form von Clownereien und des Herumalberns als Pausenkasperl. Mit dieser Fröhlichkeit drängen sie nach außen, es drängt sie förmlich aus sich heraus, denn „wie's drin-nen aussieht geht niemand was an". Das "Kasperl spielen" jedoch zeigt auch, daß das Kind gerne andere durchschauen möchte, nur ja nicht sich selbst. Dieses Herumalbern legen sie auch dann an den Tag, wenn in ihrer Umgebung Unfriede und Disharmonien auftauchen. Wie aus einem inne-ren Zwang heraus, beginnen sie Späße zu machen und versuchen so die Anwesenden zum Lachen zu bringen, in der Hoffnung, daß eben dadurch wieder der Friede einkehrt nach dem sie sich so sehnen.

Wir wissen alle, daß es im täglichen Leben immer zu Problemen kommt, zu kleinen und zu großen. Das Kind, das die Probleme nicht an-geht, sondern sie ins Unbewußte verdrängt, sammelt dort ganze Berge von Seelenmüll an. Diese "Müllberge" wollen jedoch abgetragen werden. In der Regel geschieht dies im Schlaf durch das Träumen. Steht nun der Mond in seiner vollen Pracht am Himmel, drängen die Probleme mit aller Macht nach oben, denn der Mond regiert das Unterbewußtsein, so wie die Sonne unser Tagesbewußtsein. Schon Paracelsus behauptete, daß die kosmischen Einflüsse von größter Bedeutung für die Gesundung, ja sogar für die Diagnose seien. Nun liegt es in der Kraft des Mondes und vor allem des Vollmondes, das Unbewußte zu bereinigen oder zumindest das Unbewußte bewußt zu machen, damit es (be)greifbar und behandelbar wird. So wundert es den Wissenden nicht, wenn die verdrängten Gefühle mit aller Wucht nach oben, ins Bewußtsein, gedrängt werden. Die Kinder können dann nicht schlafen, haben Angst oder es stellen sich sonstige körperliche Beschwerden ein.

In der Zeit des Vollmondes kann es auch zu Schlafwandeln, zu nächtli-chem Zähneknirschen oder zu lautem Sprechen im Schlaf kommen. Das Hin- und Herwälzen im Bett, begleitet von großer innerer Unruhe, ist ebenfalls ein Indiz dafür, daß Agrimony benötigt wird. Man kann sagen, daß generelle Einschlafprobleme, besonders dann, wenn die Geburt trau-matisch verlaufen ist, immer mit Agrimony behandelt werden sollten.

Es gibt auch einen Traum, der auf Agrimony schließen läßt: Irgend eine finstere Gestalt oder irgend etwas Schreckliches verfolgt die Kinder und kommt auf sie zu. Nur durch die Flucht glauben sie entkommen zu können. So wollen sie so schnell wie möglich davon rennen, doch es gelingt ihnen nicht und sie kommen nicht von der Stelle.

Jedoch nicht nur in der Nacht wirkt sich der Vollmond auf das Kind aus. Es kann auch zu massiven schulischen und zwischenmenschlichen Problemen aller Art kommen.

Ein Beispiel, das ein typisches Agrimony-Bild mit schulischen Problemen zeigt: Eine Mutter kam ganz aufgelöst in meine Praxis und berichtete, daß sie ihren Sohn bei Vollmond nicht mehr in die Schule schicken wolle, denn er liege mit seinen Leistungen immer zwischen 1 und 2, bei Vollmond jedoch schreibe er immer eine 5 und verschlechtert so seinen Notendurchschnitt.

Die zwischenmenschlichen Probleme zeigen sich bei Vollmond dahingehend, daß plötzlich ein ansonsten gutmütiges und fröhliches Kind Launen und Aggressionen zeigt, ja sogar überschäumende aggressive Ausbrüche ans Tageslicht bringt, welche die Eltern von ihrem Kind nicht gewohnt sind.

Treten im späteren Alter Probleme mit dem anderen Geschlecht auf, so sind sie nicht in der Lage dies mit jemandem zu besprechen. Sie bleiben in ihren Gefühlen und Gedanken stecken. Agrimony hilft ihnen mit diesen neuartigen Gefühlen und Gedanken zurecht zu kommen und sich vertrauensvoll jemandem mitzuteilen. Es hilft ihnen auch über die gelegentlichen Phasen der Einsamkeit und Traurigkeit während der Pubertät hinweg.

Wenn Agrimony-Kinder krank sind, dann wollen sie niemanden hören oder sehen. Sie sind die ganzen Krankheitstage nicht ansprechbar und man hat überhaupt nicht die Möglichkeit über ihr Befinden zu sprechen, denn sie möchten ja Schwächen nicht wahrhaben und immer nur den Strahlemann spielen. Überraschend ist, wie schnell sie wieder gesund werden.

Dazu ein Beispiel aus einer Familie: Die ganze Familie hatte einmal eine Salmonellenvergiftung. Die älteste Tochter befand sich in einem Agrimony-Zustand. Während alle Familienmitglieder gemeinsam der Genesung entgegen schmachteten, isolierte sich die Tochter in ihrem Bett und war auch prompt zwei Tage früher als die restliche Familie wieder auf dem Damm.

In den Zustand von Agrimony können wir aber auch unsere Kinder hineinerziehen. Schreit ein Kind, weil es sich verletzt hat, so gehen Eltern oftmals hin zu ihm und 'trösten': "Schrei nicht so laut, das war doch gar nicht so schlimm. Nimm dich zusammen! Die anderen Leute schauen schon und lachen dich gleich aus, weil du so wehleidig bist." Geschieht dies des öfteren, glaubt das Kind diese Geschichte am Schluß auch noch und versucht somit jeglichen aufkommenden Schmerz sofort zu unterdrücken.

Da die Einheit Körper - Seele - Geist nicht zu trennen ist, so ist auch der körperliche Schmerz nicht von dem seelischen Schmerz zu trennen, beide Teile leiden. Doch was noch schlimmer ist, durch diese Konditionierung wird das Kind zukünftig auch seelisches Leid unterdrücken und diese Verletzungen heilen meist nur sehr schwer, sie sammeln sich an. Verwundert ist man dann nur, wenn sich dieses Kind einmal selbst ans Leben gehen will.

Bei den Agrimony-Kindern besteht aber auch die Gefahr, daß sie, wenn sie nicht frühzeitig behandelt werden, im späten Jugendalter zu Suchtmitteln wie Alkohol oder gar Drogen greifen. Besonders bei den männlichen Jugendlichen ist der Griff zum Alkohol in dieser Altersstufe sehr häufig, denn Probleme hat ein Macho nicht. Dieses Verhalten zeigt deutlich die Tendenz zur Flucht, zur Flucht aus der problembeladenen Welt hinein in eine Scheinwelt, wo alles in Ordnung ist, wo man sich durch Zuprosten in dem bestätigt, was man ist - ein Mensch der glücklich und zuFRIEDEN sein will. Es ist nur die Flucht vor den eigenen aufgeladenen negativen Emotionen, welche in der Kindheit unterdrückt wurden. Es liegt natürlich an den Eltern schon frühzeitig dieses Bild zu erkennen und mit ihren Kindern daran zu arbeiten und zu wachsen. Denn auch in uns Eltern liegt viel verborgen. Laßt uns also die Chance ergreifen und uns gemeinsam, mit den Kindern, aus den Zwängen befreien. Laßt uns bedenken, daß es immer noch besser ist Fehler zu vermeiden, als sie später wieder gutmachen zu wollen.

Bei einem Kind wird sich ein Agrimony-Zustand aber auch dann entwickeln, wenn zum Beispiel ein Elternteil krank ist oder als Schichtarbeiter tätig ist und das Kind immer wieder dazu ermahnt wird, Rücksicht auf den Betreffenden zu nehmen. In so einem Fall muß es seine natürlichen Wünsche, Gefühle und Bedürfnisse unterdrücken. Es darf nicht durch das Haus rennen. Es darf nicht laut sein. Alles Dinge die einem Kind eben gerade Spaß machen würden. Auch hier wird vom Kind aus wieder generalisiert und die Unterdrückung der Gefühle wird so auf alle anderen Ebenen des Seins übertragen. Die Blütenessenz des Odermennig wird den Kindern helfen, das Tor zum Unterbewußtsein zu öffnen.

Auch Kinder, die viel alleine sind oder ihre Eltern, in ihren Sorgen und Problemen, nicht fragen können und so lernen müssen alles mit sich selbst abzumachen, werden bald Agrimony einnehmen müssen. Die Lernaufgabe, die uns Agrimony gibt, ist es, sich den Aufgaben des Lebens und diesem selbst zu stellen. Die Einnahme von Agrimony befähigt und stärkt uns so, daß wir uns Konfrontationen stellen können und auch die unangenehmen Dinge des Lebens integrieren können und ihnen den Stellenwert beimessen können, der ihnen gebührt. Darüber hinaus schenkt uns Agrimony tiefen Frieden.

..."Ich habe beständig den Eindruck, daß das Agrimony-Licht sehr eng mit »dem Frieden« verbunden ist, »der jegliches Verstehen übersteigt«, der Friede Christi."[23]...

Die Tochter einer Seminarteilnehmerin schrieb über Agrimony:

Die Maske

Du lebst in den Tag hinein
und denkst Du bist glücklich dabei und lachst
und die anderen lachen mit!
Abends sitzt Du da und merkst,
daß nichts davon stimmt.
Du bist traurig ganz tief innen
und Du schreist durch Dein Lachen um Hilfe....
und die anderen denken Du bist glücklich.

Aspen

Espe, Zitterpappel - Populus tremula

unbenennbare Ängste

die Sensitivblüte

Aspen ist eine der fünf Angstblüten, die Edward Bach beschrieben hat. "Vage Ängste vor unbekannten Dingen, die sich nicht begründen oder erklären lassen." Die Kinder haben Angst, daß etwas Schreckliches passiert, ohne zu wissen, was es sein könnte. Diese unbestimmten, unerklärlichen Ängste können sie Tag und Nacht verfolgen. Die so Leidenden fürchten sich oft, über ihre Nöte zu sprechen.

Hauptmerkmal der Aspen-Angst ist, daß man sie nicht genau definieren kann. Sie entsteht dadurch, daß man etwas spürt, was eigentlich gar nicht zu spüren ist. Jedenfalls kann man es mit dem rationalen Verstand nicht erklären und doch sind diese Ängste für den Betroffenen Wirklichkeit. Selbst wenn Stille und Ruhe eingekehrt sind, hört man die Kinder sagen: "Die Ruhe ist beängstigend".

Es sind die unsichtbaren feinen Schwingungen, die Aspen-Kindern Angst machen. So spüren sie die Radio- und Fernsehwellen in unserer Atmosphäre, bestimmte Stimmungen im Raum, aber auch die Geist-welt. Diese Kinder sind äußerst sensibel und "hören das Gras wachsen".

Diese Sensitivität ist gerade bei Kindern unter sieben Jahren noch sehr hoch, da sie zu dieser Zeit noch einen etwas größeren Zugang zur Geisteswelt haben.[24] Sie befinden sich noch in einem "offenen Zustand", damit spüren sie nicht nur ihren Schutzengel, sondern auch die innere Verärgerung der Erwachsenen.

Oftmals kommt es vor, daß ein Baby in einer fröhlichen Runde plötzlich "ohne scheinbaren Grund" schreit, also Angst bekommt und nur sehr schwer zu beruhigen ist. Der später ausgefochtene Streit zwischen Onkel und Tante des Kindes, wird nicht in Verbindung zu der Angst und dem Geschrei des Babys gebracht. Das Baby jedoch nahm diese beängstigende Spannung zwischen den beiden bereits vorher wahr.

Aspen-Kinder haben in der Nacht Angst vor der Dunkelheit, wissen aber nicht warum. Sie fordern, daß die Tür offen steht und Licht im Gang brennt. Auch die kindliche Angst vor Geistern, Katzen und Schlangen verschwindet durch die Einnahme von Aspen.

In der Praxis habe ich es schon erlebt, daß ein Kind unter Einnahme von Aspen zu seinem Geistführer gefunden hat. Mit der Auflösung anderer Probleme verschwanden auch die angsteinflößenden Geistwesen, vor denen sich das Kind fürchtete, und andere liebevolle und besorgte Wesen erschienen. Besonders ein kleiner Bub mit Namen Kanada war nun immer für ihn da. Aspen hilft, wenn Agrimony keinen Erfolg brachte, auch den schlafwandelnden Kindern.

Einen Hinweis auf Aspen kann auch die Auswahl des TV - Programms geben. "Aspen" sieht sich gerne gruselige Filme an, bei denen man eine richtige Gänsehaut bekommt. Durch diese Filme bekommen die Ängste einen Hauch von Realität.

Wenn Ihr Kind also das nächste Mal wieder eine "total unbegründete Angst" hat, so geben sie ihm Aspen, denn das was das Kind empfindet, würde auch uns Angst einflößen. Durch Schimpfen verlagert sich das Problem nur außerhalb der Realität und führt so zu noch mehr Ängsten im Kind, da es sich alleine gelassen fühlt in seiner Angst.

Oftmals werden die Kinder auch von Alpträumen geplagt. Fragen dann die Eltern, wovor es Angst hat, so können die Kinder keine klare Antwort geben und sagen: "Ich weiß es nicht."

Es sind die sensitivsten Kinder, die sowohl auf feinstoffliche als auch auf grobstoffliche Reize überstark reagieren. Da die Kinder nicht in der Lage sind, richtig zu reagieren, laufen sie immer wieder Gefahr von diesen Reizen überrollt zu werden. Die undefinierbaren Ängste, die sie plagen, sind nur der Ausdruck dieser Überfülle von Reizen.

Vieles, von dem was Aspen-Kinder von sich geben, können die Eltern mit ihren fünf Sinnen nicht wahrnehmen und verstehen. So glauben sie ihnen auch nicht, was ihre Aspen-Kinder erzählen. Die Eltern müssen lernen ihre Kinder zu verstehen, denn für sie ist alles ganz real, auch wenn Erwachsene es nicht sehen, hören oder spüren können. Die hochsensitiven Aspen-Kinder haben für diese Dinge eine feine Antenne, mit der sie mehr wahrnehmen können als "normale" Kinder.

Fehlt den Eltern das nötige Verständnis für das Erleben ihrer Kinder, so wird es für die Kinder immer schwieriger mit den Ängsten zu leben. Dies geschieht vor allem dann, wenn sie des öfteren ermahnt werden, nicht so "herumzuspinnen".

Handelt sich um eine akute Angst, so sollte versucht werden, das Kind in den Arm zu nehmen, um es zu trösten. Dem Kind sollte aber auch erklärt werden, daß es die Stärke und die Fähigkeit hat, diesen undefinierbaren Ängsten zu begegnen. Wird dies versäumt, so scheuen sich diese Kinder alleine außer Haus zu gehen, denn die Überfülle an Reizen wird in der äußeren Welt noch größer als zuhause sein.

Aspen-Kinder müssen lernen, daß sie vor den aufgenommenen feinen Reizen, die sie manchmal selbst nicht sehen wohl aber spüren, keine Angst zu haben brauchen und daß sie die innere Stärke haben, mit diesen Reizen richtig umzugehen.

Beech

Rotbuche - Fagus sylvatica

uneinsichtg, intolerant, Kritiksucht

die Toleranzblüte

Das Typenbild von Beech hat sich von der Beschreibung Edward Bachs und den im allgemeinen später beschriebenen Bildern stark verändert. Bach schrieb: "Für jene, die das große Bedürfnis haben, in allem, was sie umgibt, besonders das Gute und Schöne zu schen. Und obwohl vieles offensichtlich falsch ist, haben sie doch die Fähigkeit, das Gute im Innern zu erkennen. So achten Sie darauf, toleranter, nachsichtiger und verständnisvoller gegenüber den verschiedenen Weisen zu sein, in denen jeder einzelne und alles sich seiner jeweiligen Vollendung nähert."[25]

Die heutigen Autoren beschreiben das Bild von Beech als sehr kritiksüchtig und intolerant. Dies scheint zunächst im Widerspruch zu den Beschreibungen Bachs zu stehen. Auf der einen Seite möchten Beech-Kinder nur das Schöne und Gute erkennen, doch lassen sie auf der anderen Seite keine innere Sicht für ihre Schwächen zu.

Zu Beginn stoßen sich diese Kinder an Äußerlichkeiten wie roten Haaren oder Sommersprossen. Es sind Dinge, die sie so oder ähnlich bei sich selbst sehen, wenn auch unbewußt. Da sie ihre eignen Mängel und Unzulänglichkeiten nicht tolerieren, projizieren die Kinder diese Problematik nach außen.

Denn es ist leichter andere zu kritisieren, als sich die eigenen Fehler einzugestehen und diese zu korrigieren. Mit zunehmendem Alter verlagert sich die Kritik immer mehr auch auf innere Werte eines Menschen.

Auch die Handlungen anderer werden zunehmend mit einbezogen. "Wer den Schaden hat, braucht für den Spott nicht zu sorgen." Dieser Ausspruch, hat mit dem Typenbild von Beech sehr viel zu tun. Denn der Hauptcharakter von Beech liegt in der Intoleranz anderen gegenüber und in der eigenen Uneinsichtigkeit. Beech-Kinder neigen dazu andere zu kritisieren, bevor sie sich selbstkritisch betrachten. Es muß schon sehr viel passieren, bevor sich diese Kinder an der eigenen Nase packen und ihre eigenen Fehler eingestehen. Viel lieber suchen sie die Fehler bei anderen, um diese zu bemängeln und zu kritisieren.

Hier muß man sich fragen, woher dieser negative Wesenszug denn kommt. In unserer eigenen Statistik konnte festgestellt werden, daß es nur ca. 10% aller Kinder sind, die diese negativen Gemütssymptome von Geburt an in sich haben, die anderen 90% der Kinder übernehmen diese Beech-Charakterzüge von ihren Eltern.

Auch konnte festgestellt werden, daß sich das Bild des Beech in zwei Gesichtern zeigt. Zum einen sind es die Kinder, die in ihren schulischen Leistungen sehr schwach und bequem sind. An ihrer schulischen Situation wollen sie nichts ändern und ihre Fehler überdecken sie recht gerne, indem sie andere auf deren Fehler aufmerksam machen. Sie erinnern jene sogar des öfteren daran, welche Schwächlinge sie seien. Sollte jemand in der Klasse, ein körperliches oder seelisches Leiden haben, so sieht das Beech-Kind hierin eine willkommene Gelegenheit seiner Intoleranz Ausdruck zu verleihen. Kinder im Beech- oder im Water Violet-Zustand lieben die Bequemlichkeit. Alles was mit Arbeit oder Anstrengung zu tun hat, ist für das Beech-Kind ein Dorn im Auge. Ein Beispiel:

Zwei Jugendliche hatten sich nach der Schule in einem Café verabredet, weil der eine seinen Freund zu seinem Geburtstag eingeladen hatte. Sie unterhielten sich recht gut und waren damit beschäftigt, die anderen im Café zu beobachten und sich insgeheim über deren Aussehen und Benehmen lustig zu machen. Als der Bedienung zwei leere Tassen vom vollen Tablett herunterfielen, bekam sie von den beiden Applaus und folgenden Ausspruch: "Wie kann man nur so dumm sein?" Diesen Spott kann man mit dem Spruch: "Wer den Schaden hat, braucht für "Beech" nicht zu sorgen" sehr deutlich machen.

Eltern, die ihren Kindern immer wieder sagen: "Ich habe ja gleich gesagt, daß du jenes nicht machen sollst, weil Du noch zu klein bist" fördern die Entstehung einer intoleranten Haltung ihrer Kinder.

Die Aussprüche: "Ich habe es dir gleich gesagt, . . ." oder "Ich habe es ja gleich gewußt...", "Wie oft muß ich es dir noch sagen..." tragen alle intolerante Züge in sich. Sie werden von den Kindern übernommen und bilden sich zu starken Glaubenssätzen heran, die die Kinder prägen. So pflanzen sich von Generation zu Generation negative seelische Gemütszustände immer wieder fort.

Einige Eltern werden jetzt sagen, es sei doch ganz natürlich, solche Ermahnungen auszusprechen. Denn für viele Dinge, die Kinder tun wollen, sind sie einfach noch zu klein oder sie haben dazu noch kein Geschick. Doch beachten sie: "Wer sagt das?" oder besser "Woher stammt dieses Wissen?" Wir fragen sie: "Dürfen wir erst etwas tun, wenn wir es können, oder müssen wir nicht alles lernen, bevor wir es machen können?" Lassen wir doch den Kindern die eigenen Erfahrungen machen. Sie werden es selbst erleben, daß sie der einen oder anderen Aufgabe noch nicht gewachsen sind und sich anderen, machbaren Dingen zuwenden. Der größte Lehrmeister ist die Erfahrung. Sicher ist es oftmals ratsam Verbote zu erlassen, damit die Toleranzschwelle nicht überschritten wird, doch wird oft die Intoleranz der Eltern zu hoch gesetzt. Dazu ein Beispiel:

Ein Mutter ermahnt ihren Sohn, daß er das Feuerzeug nicht berühren soll. Als ihr Sohn alleine war, ging er mit dem Feuerzeug in die Scheune und wollte es probieren, dabei brannte die ganze Scheune nieder. In einem andern Beispiel erlaubte es die Mutter ihrem Sohn das Feuerzeug zu benutzen. Dabei verbrannte sich der Sohn die Finger und hatte danach großen Respekt davor.

Es ist immer besser die Kinder in eine unbekannte Situation hineinzuführen und sie zu begleiten, damit sie erkennen können was auf sie zukommt, wenn sie sich in Gefahr begeben. Solange die Eltern noch einschreiten können, eröffnen sich den Kindern neue Welten und die Möglichkeit Neues zu entdecken und zu schaffen. Denn im späteren Alter ist jeder auf sich alleine gestellt und kann dann nicht mehr die Hilfe der Eltern erwarten, geschweige denn damit rechnen. Dies war der erste Typ von Beech.

Das zweite Erscheinungsbild von Beech, wird anhand eines Fallbeispiels geschildert: Eine 28jährige Frau berichtete nach einer Reiki-Einweihung, daß sie nun wisse woher ihre innere Einstellung "Ich darf das nicht können!" komme. Nach einem Gespräch mit ihrer Mutter bestätigte sich ihr Wissen. Sie war ein sehr interessiertes und aufgewecktes Kind, das in der körperlichen und geistigen Entwicklung anderen Kindern voraus war. Ihre Mutter kritisierte dies immer wieder, so hörte sie z.B. auf zu laufen und krabbelte wieder, wie es sich für ein Kind ihres Alters gehörte.

Es können also Kinder sein, die sehr talentiert auf diese Welt kommen. Sie bilden sich auf ihre Fähigkeiten immer etwas ein und sprechen nur recht wenig mit anderen. Innerlich machen sie sich über andere lustig, nach außen sind sie aber die Toleranz in Person. Dieses Typenbild hat sehr viel Ähnlichkeit mit Water Violet, wie wir später in dem Typenbild von Water Violet sehen werden. Hier ist es weit schwieriger diesen negativen Gemütszustand zu erkennen, als es im ersten Beispiel geschildert wurde.

Die Lernaufgabe im Beech-Zustand wäre, sich selbst an die eigene Nase zu fassen, um sich die eigenen Fehler und Schwächen einzugestehen, anstatt andere, bisweilen sehr rücksichtslos zu kritisieren und zu tadeln.

Wie bereits erwähnt, übernehmen 90% aller Kinder die Gewohnheiten und Glaubenssätze ihrer Eltern. So sind wieder die Eltern aufgerufen, ihr Verhalten gegenüber anderen und insbesondere gegenüber ihren Kindern zu überdenken. Wie soll ein Kind, das neu in dieser Welt ist, in seiner Seele unbeschadet bleiben, wenn es nicht von den Eltern liebevoll beraten wird. Denn der erste Maßstab der Kinder sind die Worte und Taten der Eltern.

Sie übernehmen diese, ohne unterscheiden zu können, ob es gut für sie ist oder nicht. Ihr Unterscheidungsvermögen ist noch nicht so ausgeprägt und groß wie bei einem Erwachsenen. Kinder leben zuerst aus dem Herzen heraus und werden nicht vom Verstand verleitet.

Centaury

Tausendgüldenkraut - Centaurium umbellatum

mangelnde Abgrenzung, Schwäche

die Willensblüte

Centaury-Kinder können schwer "nein" sagen. Der eigene Wille ist sehr geschwächt, sie reagieren sehr stark auf die Wünsche anderer. Centaury ist eine Blüte, die sehr häufig bei Kindern anzutreffen ist.

In ihrer Gutwilligkeit und Fügsamkeit sind sie für ihre Eltern sehr "pflegeleicht" und gut zu haben. Um sie braucht man sich nicht zu sorgen. Sie sind zuvorkommend, brav und nett. Normalerweise erkennen die Eltern jedoch nicht, welche Pein sich hinter ihren Kindern verbirgt, die alles tun, um Anerkennung und Liebe zu bekommen. Sie wundern sich nur darüber, daß ihr Kind von anderen ausgenutzt wird oder als Prügelknabe der Klasse gilt und sich gegen die Prügel nicht wehrt.

Zu erkennen ist ein Centaury-Zustand auch daran, daß sich die Kinder sehr stark nach Lob und Tadel richten. Sie helfen der Mutter anscheinend gerne bei der Hausarbeit und brauchen dabei ständig Bestätigung und Lob. Aber auch dem Lehrer sind sie ein beständiger Helfer und erledigen Dinge, die sonst keiner macht. Für diese Dienste werden sie gelobt. Einmal wurde bei einer Entlassungsfeier einem Schüler ein Buchpreis überreicht, weil er immer so fleißig im Freibad aufräumte. Er wurde vom Rektor sogar als ein Beispiel hingestellt. Ein Mitschüler murmelte dann: "Diese arme Sau!" Damit beschrieb er mit drei Wortern die Centaury-Problematik. Wie kommt es zu so einem Zustand?

Die ersten Centaury-Symptome werden oft schon bei der Geburt gesetzt. Das Kind kann sich anstrengen wie es will, es ist doch der Willkür der Mutter und später den Ärzten, wie auch den kosmischen Einflüssen, hilflos ausgesetzt. Wenn jetzt sogar, bei Geburtskomplikationen, sei es durch zu schnelles Abnabeln oder durch die Nabelschnur um den Hals, Todesängste erlebt, so wird man mit aller Macht die erlebte Hilflosigkeit, mit übertriebener Anerkennung und Lob kompensieren. Man will dann später die durchlebten Gefühle von Ohnmacht und Hilflosigkeit mit einem Überbedürfnis an Anerkennung und Selbstbestätigung ausgleichen.

Jedes Kind ist in seiner körperlichen Konstitution nicht in der Lage, einem ungewollten Eingriff von außen entgegeg zu wirken, weil es noch viel zu schwach ist.

Diese Hilflosigkeit, der das Baby bei der Geburt ausgesetzt war, zeigt sich in den unbewußten Glaubenssatz: "Ich bin zu schwach, um mich zu wehren." Dieser Satz und diese Schwäche begleiten den Menschen ein Leben lang. Auch wenn er versucht diese Charakterschwäche zu verdecken, so kann er sich ihrer nicht von alleine entledigen. Nach einem derartigen Erlebnis, suchen die Kinder immer wieder ihre Stärke, in dem sie aus lauter Gutmütigkeit und Bestätigung von außen, ihre Anerkennung wieder bekommen.

Auch wenn die Eltern sich ernsthafte Gedanken über eine Abtreibung gemacht haben, war das Leben des Kindes in ernster Gefahr. Einmal haben Eltern ihrer Tochter, die schwanger war, massiv zu einer Abtreibung geraten. Die Mutter kam dadurch in einen ernsthaften Gewissenskonflikt. Durch diese längere Periode der Angst um das Kind, welches sie austragen wollte, wurden dem Kind ständig "Angsthormone" über die Plazenta verabreicht. Auch der Zweifel der Mutter hinterläßt Spuren im Gedächtnis des Kindes und die extreme Angst der Mutter, führt zu einem Rock Rose-Zustand.

Diese panische Angst kann nun aber nicht ständig vorhanden sein. Sie muß unterdrückt werden, dies geschieht durch einem Agrimony-Zustand. Wie wir vorher gesehen haben, ist "Agrimony" der fröhliche Mensch, der jeden Streit zu schlichten versucht, bei allen beliebt ist. „Centaury" ist derjenige, der von allen ausgenutzt wird und alles für andere tut. Hierin erkennen wir eine geistige Ähnlichkeit der beiden Blüten.

Durch die Praxis der schnellen Abnabelung in unseren Kliniken bis noch vor wenigen Jahren leiden heute über 80% der Menschen in Deutschland, die einen Therapeuten aufsuchen, sehr stark an diesen beiden Blütenproblemen.

Die Problematik der Lese-Recht-Schreibschwäche (LRS) bei den Kindern ist neben einigen anderen zu berücksichtigenden Problemen in dieser Blüte zu suchen. Die Einnahme von Centaury, Mimulus und Scleranthus gleicht die rechte und linke Gehirnhälfte aus, stärkt den Solarplexus und wirkt somit auf gefühlsmäßige Verletzungen ein.

Kinder, die Centaury benötigen, werden häufig aus heiterem Himmel krank. Der Rundrücken, den diese Kinder häufig haben, ähnelt dem eines Packesels, dem man in seiner Gutmütigkeit immer wieder zuviel auflastet. Wer kann die Qual erahnen, die ein Kind verspürt, wenn es sich in ein Gipskorsett schnallen läßt oder sich mit Krankengymnastik abmüht?

Des öfteren kann man bei Centaury-Kindern beobachten, daß sie extreme Angst vor Ablehnung haben oder befürchten zurückgestoßen zu werden. Aus diesem Grund heraus tun sie alles für andere um ihre eigene Schwäche, welche in ihrem Inneren sitzt, nicht verarbeiten zu müssen. Dies sieht man auch daran, daß sie in der Gruppe der Größte sein wollen. Trifft man sie alleine an, so hat man ein ganz anderes Kind vor sich. In dieser Selbsttäuschung liegt eine große Gefahr, denn wenn man diesen Centaury-Zustand nicht behandelt, können sie schon mit jungen Jahren zu Drogen oder anderen Suchtmitteln greifen. Sie haben große Angst, wenn sie die angebotenen Suchtmittel ablehnen, daß sie als Außenseiter betrachtet und zurückgestoßen werden.

Selbst die Anorexie[26] kann aus einem Centaury-Zustand entstehen, da die Kinder glauben, von der Gesellschaft nicht mehr anerkannt zu werden, wenn sie zuviel essen und zu dick werden.

Das zweite Problem das zu einem Centaury-Zustand führen kann, ist eine "Chicory-Mutter". Diese Mutter ist sehr fordernd und manipulierend ihrem Kind gegenüber und möchte immer nur "das Beste" für ihr Kind. Alles soll nach ihrem Plan laufen, ein Ausreißen gibt es nicht. Entwickelt das Kind trotzdem einen eigenen Willen und wendet sich von der Fürsorge der Mutter ab, so versucht die Mutter durch gefühlsmäßige Erpressung beim Kind Schuldgefühle zu erzeugen. Damit kann sie ihr Kind wieder an sich binden. Jede andere Blüte, außer Centaury, reagiert sehr heftig und bisweilen aggressiv, wenn die Mutter versucht ihm ihren Willen aufzuzwingen oder es an sie zu binden.

Die übermäßige "Bemutterung" raubt den Kindern die Luft zum Atmen, daher ist es nicht verwunderlich, daß diese Kinder auch mit Asthma zu tun haben und ihren Anfall immer dann bekommen, wenn sie wieder einmal etwas tun sollen, was sie nicht tun wollen. Auch Kinder die an Krupp- oder Keuchhusten leiten, brauchen, wie sich gezeigt hat, häufig die Blütenessenz Centaury. Besonders dann wenn sie Eltern haben, die jeden Freiraum der Kinder unterdrücken. Edward Bach schrieb:

„Wenn Du an Asthma leidest, dann nimmst Du auf irgendeine Weise einer anderen Persönlichkeit die Luft weg (Chicory) oder durch den Mangel an Mut das Richtige zu tun, erstickst Du Dich selber (Centaury)."[27]

Bach zu Centaury: "Tausendgüldenkraut, das auf unseren Wiesen wächst, wird Dir dazu verhelfen, Dein wahres Selbst zu finden, so daß Du zu einem aktiven und positiven Arbeiter werden kannst, anstatt ein passiv Handelnder zu bleiben. Centaury ist für die gutmütigen, stillen und sanftmütigen Menschen, die ängstlich darauf bedacht sind, anderen zu dienen. Sie überschätzen bei all ihren Bemühungen ihre eigene Kraft. Sie sind so besessen von dem Wunsch zu dienen, daß sie mehr zu Sklaven als zu willigen Helfern werden. Ihre Gutmütigkeit führt dazu, daß sie mehr leisten, als sie müßten. Dabei laufen sie Gefahr, ihre eigene Lebensaufgabe zu vernachlässigen."[28]

Die Lernaufgabe von »Centaury« wäre, zu erkennen, wo er seine eigenen Aufgaben im Leben zu erfüllen hat, und wo er seine Kräfte verantwortungsbewußt im Dienst des Nächsten einsetzen soll. Denn vielmals möchte »Centaury« den anderen selbst da helfen, wo es nicht angebracht ist. Auch sollte er erkennen, daß im zuviel des Guten genausowenig ein Segen liegt wie zu wenig. Ihre Motivation zu helfen liegt nicht darin, daß sie helfen um des Helfens Willen. Sie glauben, daß sie, wenn sie einmal eine Bitte verneinen, vom anderen abgelehnt werden. In ihrer Gutmütigkeit sind sie leicht zu überreden, anderen zu helfen, werden aber aggressiv, wenn sich heraus gestellt hat, daß man ihre Gutmütigkeit ausgenutzt hat.

Die Blüten des Tausendgüldenkrauts werden den Kindern helfen, die innere Stärke zu entwickeln, zu erkennen wo Hilfe angebracht ist oder, wo die Gutmütigkeit eine Ende haben soll, und wo man seine Hilfe geben soll.

Centaury wird ihnen Kraft geben, selbst Krankheiten leichter zu überwinden. Diese Blütenessenz wird den Kindern Halt und Zuversicht geben, ihre Lebensaufgabe getreu zu erfüllen, und den Mut entwickeln, daß alles im Äußern, sei es nun bewußt oder unbewußt nicht für Anerkennung und Lob getan werden soll, sondern zur Bewußtwerdung der eigenen Stärke. Denn der Starke soll dem Schwachen helfen. Da jedoch diese Kinder sich innerlich recht schwach fühlen, wird ihnen auf der anderen

Seite eine scheinbar starke Person entgegengehalten. Dies wird jedoch bewußt vom Schicksal gelenkt. Denn wer nicht an sich arbeitet, an dem wird gearbeitet. So ist es nur ein Wink des Schicksals, trotz einer inneren Schwäche einmal ein guter Kämpfer zu werden. Wenn die Kinder nicht bewußt an sich arbeiten, wird es nicht verwunderlich sein, daß sie im Leben unterdrückt werden, damit der Leidensdruck so stark wird, daß sie fast nicht anders können, als sich zu wehren. Alles wartet auf Erlösung, selbst unsere Schwächen und Untugenden sollten in Stärke umgewandelt werden.

Cerato

Bleiwurz oder Hornkraut - Ceratostigma willmottiana

mangelndes Vertrauen in die eigene Urteilskraft

die Intuitionsblüte

Cerato kennt man besonders bei den Kindern im Fragealter. Ein Kind in einem postiven und damit natürlichen Cerato-Zustand, möchte vieles ergründen. Es wird das Gelernte in sich verarbeiten und es in seinem Leben umsetzen. Gefahr besteht dann, wenn das Kind nur noch um des Fragens Willen fragt, also bis zum "Warum, na warum?"

Dieses Fragen warum, und warum, und warum...., zeigt die eigene innere Unsicherheit. Von anderen Therapeuten wird häufig behauptet, daß dies bei Kindern ganz normal ist. Jedoch sollte unterschieden werden zwischen Fragen um des Fragens Willen und fragen um des Wissen Willen.

Ein Vater kam in meine Praxis und sagte: "Ich verzweifle an meinem Sohn. Jedesmal wenn ein LKW an uns vorbei fährt, fragt er mich, was der Lastwagen wohl geladen hat. Gebe ich ihm eine Antwort, so hinterfragt er immer wieder, ob es denn stimme oder ob er nicht doch etwas anderes geladen haben könne." Auf meinen Rat hin, stellte ihm der Vater beim nächsten Mal die Gegenfrage: "Was meinst Du denn, was er geladen hat?" Sein Sohn gab ihm selbstbewußt und zielsicher zur Antwort: „Ich glaube, daß der LKW Sand gelanden hat."

Dieses Fragealter wird sehr oft falsch gedeutet. Wir meinen, die Kinder haben die Antwort schon in sich, jedoch mißtrauen sie ihr und fragen lieber andere. Es ist nur die eigene innere Unsicherheit und hat mit Wissenwollen nichts zu tun.

Wenn die Eltern ihren fragenden Kindern nicht in richtiger Weise die Antworten geben, sondern abgewimmelt werden: "Das verstehst Du ja eh nicht," so kommt sich das Kind dumm vor. Es entwickelt somit auch kein Vertrauen in seine eigene Urteilskraft. Dadurch werden die Kinder sehr unselbständig und unbeholfen. Sie lernen z.B. oft sehr spät ihre Schuhbänder zu binden. Es fällt ihnen im Leben später auch sehr schwer Entscheidungen zu treffen. Hier kann man mit der Blütenessenz Cerato gut helfen, denn oft versuchen die Kinder sonst als Tyrann aufzutreten. Die innere Unsicherheit versuchen sie bisweilen mit sehr rücksichtslosen Verhalten zu überspielen.

Cerato-Kinder sind häufig Kinder mit großem Wissensdurst, also vielen gelesenen Büchern, meist Sachbüchern. Obwohl sie viele Bücher gelesen haben, trauen sie ihrem Wissen nicht. Bei Fragen über "ihr" Thema machen sie Ausflüchte. "Es könnte auch sein, daß . . . " oder sie laufen los um in Ihren Büchern nachzuschauen, bevor sie sich festlegen zu antworten.

Cerato-Kinder fragen ihre Eltern immer wieder was sie tun sollen. "Mama, was soll ich heute anziehen?" ist ein Satz der die innere Unsicherheit deutlich zeigt. Wenn die Mutter dann ihrer Tochter die Antwort gibt, daß sie das rote Kleid anziehen soll, so wird häufig genau das Gegenteil gemacht. Diesen Kindern wird durch die Fragestellung ihre eigene Unsicherheit bewußt. Sie wollen aber im Inneren keine Unsicherheit entstehen lassen, wollen lieber Stärke zeigen und machen daher genau das Entgegengesetzte.

Die Kinder haben zu wenig Vertrauen in ihre eigene Meinung. Antworten auf auftauchende Fragen suchen sie in der Außenwelt. Sie sind sehr von Äußerlichkeiten abhängig und schließen sich so Kindern an, die in ihrer Meinung sehr sicher und konsequent sind.

Ein sehr wichtiges Merkmal dieses Typenbilds ist das Abschreiben von anderen. Besonders bei Schularbeiten ist dies erkennbar. Hat der Nachbar die gleiche Aufgabe anders gelöst, so mißtraut »Cerato« seinen Fähigkeiten und korrigiert seine Arbeit. Auch das ständige Nachahmen von sogenannten Vorbildern, sei es im Fernsehen oder im täglichen Leben, ist ein Hinweis auf einen Cerato-Zustand.

Wenn jemand ihrer Ansicht widerspricht, sind sie im ersten Moment total verunsichert und lassen sich gerne gegen ihre eigene Meinung überzeugen. Hier weigert sich die Persönlichkeit den eigenen Impuls anzunehmen und sucht stattdessen die Antwort in der Außenwelt.

Cerato ist im positiven Sinne eine starke Intuitionsblüte. Wenn man gelernt hat, daß die Antwort aus der Außenwelt nur eine Scheinwelt widerspiegelt, so würden sich diese Kinder nicht von ihrem Weg abhalten lassen und könnten sich so immer mehr ihrer inneren Stärke bewußt werden.

Die Kinder sollen lernen die eigene, feine Stimme in ihrem Innern zu vernehmen und stärker diesem Impuls zu folgen. Sicher wird es einige Schwierigkeiten geben, denn vieles wird nicht so geschehen, wie es die Eltern gerne haben möchten, doch die eigene Individualität ist weitaus wichtiger als das Gerede von anderen. Auch baut man mit der Gabe dieser Blüte ein gesundes Unterscheidungvermögen auf, um zu erkennen was für einen richtig oder falsch ist. Zum einen hilft Cerato den Kindern zu erkennen, welche Fähigkeiten sie haben, und zum andern lernen sie wirkungsvoll diese Fähigkeiten einzusetzen.

Cherry Plum

Kirschpflaume - Prunus cerasifera

innerer Zwang, innere Unruhe

die Loslaßblüte

Den Cherry Plum-Zustand sieht man immer wieder bei Kindern, die einen plötzlichen unkontrollierten Wutausbruch bekommen und sich dabei auf den Boden werfen oder wie ein Rumpelstilzchen mit dem Fuß stampfen. Sie können aber auch um sich schlagen, beißen, spucken, kratzen oder sich der inneren Spannung durch Weinkrämpfe entledigen.

Auch bettnässende Kinder befinden sich meist in einem Cherry Plum-Zustand. Sie üben tagsüber starke Selbstkontrolle aus, erst abends im Bett können sie loslassen, sich gehen lassen. Dies tut dann auch der Blasenschließmuskel und eine Entleerung der Blase ist die Folge. Häufig geschieht dies in der ersten Tiefschlafphase. In diesem Fall hat sich auch die Rescue-Creme bewährt, die vor dem Schlafengehen auf den Bereich unter dem Nabel eingerieben wird.

Auch berichteten viele Mütter, daß ihre Kinder vor einem besonderen Ereignis, wie z.B. einer Geburtstagsfeier oder anderen Feierlichkeiten, so aufgeregt sind, daß sie den Urin nicht halten konnten und in die Hose machten. Diesen Kindern ist eigentlich nicht anzumerken, daß sie zu überschießenden Taten fähig sind, denn sie zeigen gewöhnlich ein sehr ruhiges und ausgeglichenes Leben. Doch wenn ein Cherry Plum-Kind nicht das bekommt was es will, oder wenn es sehr stark gereizt wird, so kann es extrem überschießende Reaktionen entwickeln. Dies kann sogar soweit führen, daß es in seiner aggressiven Überreaktion seinen besten Freund nicht mehr erkennt. Kinder können in dieser Phase auch ihr liebstes Spielzeug an die Wand werfen. In ihrer Rage können sie auch alles kurz und klein schlagen.

Die Schwelle zu aggressivem Verhalten ist bei diesen Kindern oft sehr niedrig. So sind sie stetig zum Kampf bereit. Hier muß man sich fragen: "Wie entsteht so ein Zustand in einem Kind?" Nun man kann sagen, daß es die häufigste Folge eines vorangegangen Rock Rose-Erlebnisses ist.

Der Rock Rose-Zustand ist häufig die Folge einer traumatischen Schwangerschaft oder Geburt. Nach diesen Erlebnissen, die das Kind als

Panik oder Todesängste erlebte, wird es versuchen diese unerwünschten Gefühle mit aller Macht zu unterdrücken, um eine Konfrontation zu vermeiden.

Generell steht "Cherry Plum" stetig unter Zeitdruck. Die innere, unkontrollierbare Hektik kann sich im Symptom des hyperaktiven Kindes oder im hyperkinetischen Syndrom äußern. Man findet auch immer wieder das zwanghafte Nägelkauen bei Cherry Plum-Kindern. Hier ist dann die Aggressivität und der innere Zwang auf die Fingernägel gerichtet.

Unter den beschriebenen Zwängen leidet das Cherry Plum-Kind und vielmals wurden an diesen Kindern alle möglichen therapeutischen Versuche unternommen und nirgends war ein durchgreifender Erfolg spürbar. Dies ist nicht verwunderlich, weil die eigentlichen, hyperaktiven Symptome nie verschwinden, wenn man nicht bereit ist, in die Tiefe seines Unterbewußtseins zu gehen. Nur dann können die eigentlichen Probleme, die vorangegangenen Todesängste, die Terrorgefühle und die Panik, aufgearbeitet werden. Da dies bei Kindern häufig sehr schwierig ist, können die beiden Blüten Cherry Plum und Agrimony wahre Wunder vollbringen.

Bach: "Cherry Plum ist für diejenigen, die Angst haben, den Verstand zu verlieren oder ungewollt schreckliche Dinge tun, die man als falsch erkennt, aber dennoch den Drang verspürt, sie zu tun. Die Kirsch - Pflaume vertreibt alle falschen Vorstellungen und gibt dem Betroffenen geistige Stärke und Vertrauen."[29]

Die Lernaufgabe im Cherry Plum-Zustand ist, den Kampf aufzunehmen, der sich dahingehend äußert, daß jeder aufkommenden inneren Unruhe in Form von Gelassenheit begegnet werden muß. Diese Kinder erwecken den Eindruck, sie stehen immer unter Zeitdruck. Dies kann sich in Zittern vor Aufregung und nervöser Gestik zeigen. Wir empfehlen den Müttern Entspannungsübungen und die Lehrkräfte würden gut daran tun, wenn sie bei einer unruhigen Klasse mit ihren Kindern Tiefatemübungen machen würden. Da die Kinder mit ihrem Verstand nicht bewußt der aufkommenden inneren Hektik oder Unruhe entgegen treten können, sollte immer wieder versucht werden, entspannende Übungen zu vollbringen.

Die Blüte der Kirschpflaume wird den Kindern helfen, selbst in der größten Unruhe oder Hektik, den Dingen ruhigen Geistes entgegenzutreten. Diese Blütenessenz wird helfen, daß die innere Gelassenheit der Garant für richtige Entscheidungen ist. Sie werden lernen, das alles was an innerer Unruhe in ihnen ist, im Loslassen seine Wirkung verliert. Cherry Plum verleiht den Kindern die innere Ruhe und gibt ihnen Kraft und Zuversicht auch in Zeiten starker Belastungen ruhigen Gemüts zu bleiben und besonnen zu handeln.

Chestnut Bud

Knospe der Roßkastanie - Aesculus hippocastanum

Schwierigkeiten aus den eigenen Erfahrungen zu lernen

die Lernblüte

Der Knospe der weißen Kastanie sieht man bereits von außen an, daß es sich um einen sehr jugendlichen Charakterzug handeln muß. Das Seelenpotential von Chestnut Bud ist der des bewußten Lernens.

Im negativen Zustand macht das Kind immer wieder die gleichen Fehler. In Prüfungsarbeiten streichen Kinder oftmals das Richtige durch, um es durch Falsches zu ersetzen. Sie lassen fast regelmäßig ihr Pausenbrot liegen oder vergessen immer wieder ihre Turnsachen mitzunehmen.

Von anderen lassen sie sich nichts sagen, besonders von den Eltern. Sie begeben sich in unnötige und für sie schwierige Situationen. In der Pubertät zeigt sich dieser Chestnut Bud-Zustand in seiner natürlichen Form, obwohl er bei sehr vielen Kindern auch in übertriebener Form vorkommt und somit behandlungsbedürftig ist.

Das Kinderzimmer sieht chaotisch aus, gegen alles wird rebelliert, besonders eben gegen die Eltern. Dies ist für die Jugendlichen notwendig, da sich die eigene Persönlichkeit materialisieren muß. Bei Kindern erkennt man einen Chestnut Bud-Zustand auch daran, daß sie abends vor dem Einschlafen immer noch von ihren Plänen erzählen, die sie am nächsten Tag ausführen wollen. Daher können sie oftmals auch nicht einschlafen.

Auf Grund ihres steten Planens bringen sie kaum etwas zu Ende, so ist es auch nicht verwunderlich, daß sie in der Schule nicht richtig mitkommen. Man kann immer wieder Kinder beobachten, die gedanklich dem Unterricht folgen, jedoch sind sie mit ihren Gedanken bereits den Ausführungen zum Unterricht voraus, dadurch versäumen sie aber nun wichtige Dinge, die jetzt gerade gesagt werden.

Auch fallen immer wieder Kinder auf, die sich melden und wenn sie aufgerufen werden, kurz überlegen und dann sagen: "Äh, jetzt habe ich es vergessen." Bei vielen Lehrern und Eltern stößt dieses Verhalten auf Unverständnis. Die Kinder werden angehalten besser aufzupassen. Dies führt jedoch nur zu einer Verschlimmerung, da das Kind ja im Unterricht aufpaßt, nur mit den Gedanken ist es nicht ganz da wo sich der Lehrer befindet. Es faßt die Kritik als zutreffend auf und beginnt nun seinerseits sich in Kritik zu üben, der Zustand hat sich verdichtet.

Chestnut Bud-Kinder gelten als langsame Lerner. Besonders auffällig ist dies beim Erlernen von Gedichten. Da scheint es oft so, als ob sie irgend eine Blockade hätten, immer an der gleichen Stelle wissen sie nicht weiter oder geraten in eine andere Strophe. Viele Eltern berichten auch über Kinder, die ihre Hausaufgaben bis zum letztmöglichen Zeitpunkt hinausschieben. Dies geschieht nicht nur einmal, sondern immer und immer wieder.

Es sind Kleinigkeiten, die diese Kinder immer wieder ins Straucheln bringen. Arbeiten, die sie nicht gerne erledigen, schieben sie bis zum letzten Augenblick auf. Sie haben dann immer irgendwelche Angelegenheiten zu erledigen, um das Wichtige, bisweilen Unangenehmes, nicht angehen zu müssen. So ärgert sich so manche Mutter, wenn sie das Aufräumen des Kinderzimmers anordnet und dies nach zwei Tagen immer noch nicht geschehen ist.

"Chestnut Bud" braucht sehr lange um aus einer negativen Erfahrung oder Fehlern zu lernen. Daher kommt es, daß die Kinder immer die gleichen Fehler machen. So fallen sie immer wieder auf die gleichen Maschen ihrer Freunde herein oder sie vergessen die Hausaufgaben zu machen, besonders dann wenn sie schwierig sind. Denn alles Unschöne und Schwierige schiebt das Chestnut Bud - Kind vor sich her.

Alles was zu leicht erlernbar ist, gestaltet sich für sie nicht als vorteilhaft, denn wenn sie z. B. am Abend ein einfaches Gedicht gelernt haben, so empfinden sie dies als langweilig, schalten dann ab und machen daher viele Leichtsinnsfehler. Oftmals ist am nächsten Tag das Gelernte weg, weil das Kind mit dem Stoff unterfordert war.

Am Abend berichten sie was sie alles ändern wollen. Sie sprechen davon die alten Fehler nicht mehr machen zu wollen. Wenn jedoch ein neuer Tag beginnt, sind ihre guten Vorsätze wieder in Vergessenheit geraten und sie fallen wieder in ihre alten Gewohnheit zurück.

Die Lernaufgabe für »Chestnut Bud« ist, alles bewußter im Leben wahrzunehmen. Man sollte alles bewußt ändern, was man an Negativem erfahren hat. Selbst wenn damit unangenehme Konsequenzen verbunden sind. Auch sollen sie lernen, daß das Unangenehme sofort zu erledigen ist, denn dadurch erleben sie in einem Reifeprozeß, daß es angenehme und unangenehme Dinge gar nicht gibt, sondern nur Situationenn die nach einer Lösung verlangen. Gerade in den leichten Dingen liegen oft schwerwiegende Erfahrungen und anfänglich schwierige Situationen lassen sich häufig mit einer erstaunlichen Leichtigkeit lösen.

Die Blütenessenz von Chestnut Bud hilft den Kindern, bewußt im Hier und Jetzt zu leben. Sie nehmen die Situation bewußter wahr und geben der momentanen Situation ihre volle Aufmerksamkeit. Sie lernen, daß im Tun ein großer Reifeprozeß liegt und daß im Leichten auch ein schwere Aufgabe liegt. Damit sind sie bereit alles Unangenehme sofort zu bewältigen und können sich auch an den schönen Dingen des Lebens freuen.

Chicory

Wegwarte - Cichorium intybus
besitzergreifende Persönlichkeit
die Gebensblüte

Von seiner Umgebung wird volle Zuwendung erwartet, das Kind bricht in Selbstmitleid aus, wenn es seinen Willen nicht bekommt. Mit seiner besitzergreifenden Persöhnlichkeitshaltung, mischt es sich gerne überall ein, um dann die anderen zu beeinflussen.

Wir meinen, daß das Chicory-Verhalten der Kinder mehr auf eine Konditionierung der Eltern zurückgeht, als auf eine angeborene Charakterschwäche. In diesem Falle ist es natürlich äußerst wichtig nicht nur dem Kind, sondern auch den Eltern die Essenz zu verabreichen.

Häufig erlebten wir, daß sich die Probleme der Kinder, die unter dem Einfluß der Blüte Chicory standen, besserten. Wurde die Essenz jedoch abgesetzt, so kamen die alten Probleme wieder zum Vorschein. Abhilfe verschaffte in diesem Fall immer wieder die Gabe von Chicory für Mutter und Kind. Immer wieder berichten die Mütter, daß Kinder sich "unmöglich" verhielten, wenn sie einige Zeit bei ihrer Großmutter verbracht hatten. Sie waren dann wie ausgewechselt. Weiter berichteten die Mütter, daß sie bei der Oma alles bekommen. Dort bekamen sie viel Süßigkeiten und sie wurden zu sehr verwöhnt. Dies wollen sie natürlich dann auch zuhause haben. Oftmals sind aber die Großeltern gegenüber ihren Enkeln sehr ängstlich und engen sie ein. Daher braucht ein Kind anschließend wieder seinen Freiraum.

Wie erkenne ich nun aber ein Chicory-Kind?

Bereits in der Kinderwiege fallen sie durch ungnädiges Weinen und Jammern auf, das schlagartig aufhört, wenn jemand ans Bettchen tritt. Mit diesem Weinen wollen sie Mitleid erzeugen. Später fordern sie von ihren Eltern, daß diese am Bett bleiben, bis sie eingeschlafen sind. Auch hat man mir schon berichtet, daß die Oma immer mit ins Bett gehen mußte. Das war um 19.30 Uhr. Sonst konnte das Kind aus "Angst" nicht schlafen. So kann es gehen, wenn die Kinder erst einmal erfahren haben, daß es im Bett der Eltern angenehmer ist oder, daß es schöner ist, wenn sich die Mutter zu ihnen legt, als alleine im eigenen Zimmer zu schlafen.

Wie oft hat es deswegen Streit zwischen den Eltern gegeben? Kinder sind schon Schlitzohren, wenn es um ihre eigenen Gewohnheiten und um ihre Persönlichkeit geht, denn dann setzen sie auf ihre Stärken als "kleines" Kind. Sind sich die Eltern da nicht einig, kommt es durch das "Zeter und Mordio" leicht zu einem Bruch im Band der Ehe.

Auch sonst fordern diese Kinder sehr oft etwas von ihren Eltern. Sie benutzen dazu alle Tricks, die sie auf Lager haben und denken sich stets neue aus. Nicht selten erpressen sie ihre Eltern. "Ich tue das nur, wenn du mir dafür ...". Das zeigt ganz deutlich das Chicory-Bild. "Ich gebe nur, wenn ich dafür etwas bekomme."

Können sich diese Kinder mit ihren Manipulationen nicht durchsetzen, so verfallen sie in Weinen, um so doch noch ihren Willen zu bekommen. Dabei schauen sie so lieb und süß aus, daß es wirklich schwer fällt ihnen den geforderten Wunsch abzuschlagen. In dem Satz "Keiner liebt mich" oder in dem häufigen Nachfragen des Kindes an die Eltern, vor allem an die Mutter "Hast Du mich lieb?" zeigt sich das starke Verlangen nach Zuwendung. Aber auch wenn die Kinder im Spiel mit Freunden immer wieder mal den Satz: "Wenn Du dieses Spiel nicht mit mir spielst, dann bist Du nicht mehr mein Freund", gebrauchen, entlarvt sich der kleine Erpresser, der Chicory benötigt.

Immer wieder hört man, daß Kinder plötzlich krank werden. Der Auslöser ist oft, daß die Eltern nach langer Zeit einmal ausgehen wollen. Nun bleiben sie daheim, weil ihr Kind 39 Grad Fieber hat. Auch Übelkeit oder Krankheit vor einer Schularbeit beinhaltet dieses Typenbild. Dies kann daran liegen, daß die Kinder keine Kritik ertragen können und leicht beleidigt sind. Sie geben an, bei bestimmten Lehrern oder Fächern Kopfschmerzen zu haben und fordern, daß die Mutter kommt und sie abholt.

Es sind auch die Kinder, die nicht gerne alleine im Zimmer bleiben wollen, ständig die Zuwendung ihrer Mutter brauchen und sich immer an sie hängen, sich sogar förmlich anklammern. Als körperliche Manifestationen erlebt man immer wieder Blasenerkrankungen und Verdauungsstörungen, also Probleme des Festhaltens. Gelegentlich kann man bei Chicory auch hysterische Symptome feststellen.

Solche Kinder können sehr schwer alleine sein, denn sie meinen, daß ihre Lieben immer um sie herum sein müssen. Sollte diese Zuwendung nicht erfolgen, so versuchen sie es auf diplomatische Weise, z.B. mit kleinen Verletzungen, diese Beachtung zu erreichen.

Hat ein Chicory-Kind erfahren, daß es das kleine Geschwisterchen gut lenken kann, so kann es sich rührend um dieses "hilflose und bedürftige Kind" kümmern. Dabei fällt auf, daß sie diese häufig tadeln und belehren, jedoch geben sie geduldig immer wieder Anweisungen, was zu machen und zu lassen ist.

Chicory-Kinder sind extrem neugierig. Daher ist es nicht verwunderlich, daß bei Chicory-Kindern immer die Türen offen sein müssen. Erfahren sie nun, daß ein anderer ein Geheimnis hat und dieses nicht preisgeben will, so versuchen sie mit allen Mitteln hinter das Geheimnis zu kommen. Dabei wird dann auch mit unerlaubten Mitteln gearbeitet. Ist irgendwo etwas geschehen, so muß das Chicory-Kind als Erster wissen, was los ist. Dabei kommt es gewandt überall durch um sein Ziel, die Befriedigung seiner Neugierde, zu erreichen.

Chicory ist neben Cherry Plum das wichtigste Mittel des Loslassens. Jedoch geht es nicht wie bei Cherry Plum um das Loslassen von unterdrückten Aggressionen, sondern es handelt sich hier um das Loslassen von Menschen, Dingen und vor allem von Kindern. Dieses "Nicht-Loslassen" trägt einen starken Egoismus in sich.

Zu dem Thema "Loslassen" gehen wir im Kapitel über die Entbindung und die nachgeburtliche Zeit ein, denn dort ist ein wichtiger Zeitpunkt, der sich entscheidend auf die Liebesfähigkeit eines Menschen auswirkt. Beim tiefen Hineinspüren in die Qualität der Blütenschwingung kann man die erhebende Wirkung der Chicory-Essenz erfassen. In ihr liegt die allumfassende Liebe. Die Liebe der Mutter Gottes, wie Edward Bach es in einem Brief beschrieben hat.

Manchmal verwundert ihre übergroße Hilfsbereitschaft, die sie an den Tag legen. Jedoch sind sie schnell beleidigt, wenn ihre Hilfe abgelehnt wird. Bei einer Ablehnung hört man Aussprüche wie: "Dann mach doch Deinen Dreck alleine. Du brauchst überhaupt nicht mehr zu mir zu kommen." Dabei ist man natürlich verwundert über diesen schnellen Gesinnungswandel. Doch zeigt es sich hier deutlich, daß die Hilfsbereitschaft nur benutzt wird, um etwas zu bekommen.

Besonders wohl fühlen sie sich, wenn sie volle Aufmerksamkeit und Zuwendung bekommen. Wird diese Zuwendung durch ein Geschwisterchen geschmälert, so bereiten sie den Eltern besonders viel Probleme, um nicht von den gewohnten Aufmerksamkeiten ablassen zu müssen. So werden Eifersuchtsszenen und Krankheiten vorgespielt. Dabei sollte beachtet werden, daß auch Holly-Kinder eifersüchtig auf den Nachwuchs sind. Die Aggressionen richten sich hier jedoch direkt auf das Geschwisterchen.

Im Spiel mit gleichaltrigen oder jüngeren Spielkameraden kristallisiert sich ein Chicory-Kind dadurch heraus, daß es gerne den anderen sagen möchte, was sie zu tun und zu lassen haben. Gehen die anderen nicht auf dieses Spiel ein, so werden sie als Spielverderber angesehen. Die Vorschläge anderer versucht es systematisch zu unterbinden.

Die Lernaufgabe der Chicory-Persönlichkeit ist es, ihren Egoismus zurückzustellen und selbstloser zu werden. Dies ist nur im selbstlosen Geben beinhaltet, ohne Forderungen zu stellen oder zu erwarten. Alles was gegeben wird um des Nehmens Willen, stellt ein krassen Widerspruch zum Gesetz der Nächstenliebe dar. Um nun von dieser Untugend loszulassen, leiden diese Kinder, aber auch oftmals die Mütter sehr unter Asthma, Bronchitis oder sie neigen zu diversen Hauterkrankungen.

Kinder im Chicory-Zustand haben einen sehr starken Bezug zu übersinnlichen Phänomenen, die nicht mit dem menschlichen Verstand erklärt werden können. Sie haben eine starke Natur, doch liegt darin die Gefahr, daß sie diese Fähigkeiten für selbstsüchtige Zwecke mißbrauchen. Dazu möchte ich ein kleines Beispiel anführen.

Eine junge Teenagerin hatte eine Freundin, die sich in einen hübschen jungen Mann verliebte. Da sie selbst noch keinen Freund hatte und dieser Mann der Teenagerin gefiel, versuchte sie alles mögliche, um ihrer Freundin diesen jungen Mann abspenstig zu machen. Als sie es geschafft hatte, ließ sie ihn links liegen. Für ein Chicory-Kind ist eine Sache nur solange interessant, solange es diese noch nicht erreicht ist. Hat das Kind sein Vorhaben jedoch verwirklicht, so wird die Sache schnell uninteressant. Hier sollte immer wieder darauf geachtet werden, daß man seinen Eigenwillen nicht zu groß werden läßt, denn oftmals birgt das gewünschte Ziel das Falsche für unseren Lebensweg. Alles was man aus dem eigenen Willen erreichen will, ist nicht immer das Richtige. Nur was aus dem Herzen gewünscht wird, ist sehr oft von längerer Dauer.

Clematis

Gemeine Waldrebe - Clematis vitalba

der Tagträumer und Realitätsferne

die Realititätsblüte

Die Kinder sind mit den Gedanken ganz woanders, zeigen wenig Aufmerksamkeit für das, was um sie herum vorgeht. Clematis, die Waldrebe, zeigt den verträumten, märchenhaften Eindruck, den Clematis betonte Kinder an den Tag legen. Besonders im Frühjahr läßt sich dies sehen, wenn die Grannen der Clematis über den Bäumen liegen, die vollkommen von der Pflanze überdeckt sind. Clematis-Kinder wirken immer irgendwie verträumt. An den großen Augen kann man sie leicht erkennen.

Kinder, die übertragen wurden, sind sehr Clematis-verdächtig. Jede schwangere Frau weiß, daß sie es steuern kann, wenn das Kind nicht rechtzeitig kommen will. Sie legt zwei oder drei Obsttage ein, dann steht die Geburt an. Dies zeigt, daß das Kind selber, über Hormone, bestimmt, wann es geboren werden will. Fühlt es sich nun sehr wohl in seiner Umgebung, so daß es in diesem träumerischen Zustand sogar seinen eigenen Geburtstermin verschläft, dann zeigt uns dies bereits den Clematis-Zustand des kleinen Erdenbürgers an.

Clematis ist wohl eines unserer besten Kindermittel schlechthin. Man kann es auch so ausdrücken: "Clematis bindet das Bewußtsein stärker in den Körper hinein." Alle Kinder, die auf die Welt kommen, sind zuerst "nicht ganz da", d.h. sie sind mit ihrem Bewußtsein noch nicht richtig in den Körper inkarniert. Aus diesem Grund zeigen Clematis-Kinder sich auch als Spätentwickler. Sie bekommen erst spät Haare und Zähne. Auch im Erlernen des Laufens und Sprechens sind sie in ihrer Entwicklung weit hinter den Gleichaltrigen zurück. Ebenso ist die Verdauung ein Schwachpunkt. Sie zeigen einen aufgeblähten Bauch, der bis bisweilen bretthart werden kann. Daraus resultieren natürlich starke Schmerzen, besonders nach den Mahlzeiten. Dies kann bis zum sogenannten Schreikind gehen. Hier sei aber angemerkt, daß auch ein Rock Rose-Zustand zu einem Schreikind führen kann.

Clematis träumt mit offenen Augen von einer schönen Zukunft. Im Gegensatz zu Chestnut Bud, der in Gedanken zwei Schritte voraus ist, verliert sich Clematis in einer Phantasiewelt. Bei beiden kann man jedoch im Zeugnis lesen: "Die Leistungen könnten besser sein, wenn Clemens nicht so viel träumen würde." Ebenso kann auch von einer starken Unkonzentriertheit gesprochen werden. Im schulischen Bereich ist Clematis auch bei Legasthenie sehr hilfreich.

Im Unterricht fallen Clematis-Kinder dadurch auf, daß sie des öfteren aus dem Fenster sehen und gar nicht wahrnehmen, was im Unterricht passiert. Der Lehrer ermahnt dann den Schüler, daß er aufpassen und sich auf den Unterricht konzentrieren soll. Bisweilen werden auch die Eltern zu Rate gezogen und gefragt, was denn mit ihrem Kind los sei, da es überhaupt nicht am Unterricht teilnimmt.

Später, in der Berufswelt, ist Clematis überhaupt nicht zu einem handwerklichen Beruf zu gebrauchen. Man kann sagen, daß Clematis zwei linke Daumen hat. Erwachsene tragen dann im Alter noch ihre Nickelbrille, die symbolisch an die Kindheit erinnert.

So verwundert es nicht, daß Clematis spät erwachsen wird, da es ja nicht im Leben steht und so den Lernerfahrungen aus dem Weg geht. Eltern klagen, daß sie ihr Kind zu allem zwingen müssen, denn aus sich heraus macht es keine selbstständige Arbeit.

Seh- und Hörstörungen sollen nun dem Kind zeigen, sich mehr mit der Umwelt auseinander zu setzen. Besonders schmerzhafte Ohrenentzündungen bringen das Kind in die Wirklichkeit zurück. Auch sollen diese Ohrenschmerzen es daran erinnern, daß bei Problemen das Zuhalten der Ohren, die Schwierigkeiten nicht löst, sondern nur Komplikationen nach sich zieht. Gelegentlich flüchten sie sich bei auftretenden Problemen mit Scheinkrankheiten ins Bett.

Clematis ist auch sehr hilfreich beim Zahnen. Durch das Zahnen wird symbolisiert, daß sie die Mutterbrust loslassen und selbstständig werden müssen, denn mit Zähnen können sie selbständig Nahrung aufnehmen, sich also selbst "durch das Leben beißen."

Sind sie nicht in der Lage diesen Schritt zu tun, so kann man des öfteren bei Clematis-Kindern feststellen, daß bereits im Kleinkindalter starke Probleme mit den Zähnen auftauchen. So berichten bisweilen sehr aufgebrachte Mütter, daß ihr Zahnarzt gesagt hat: "Ihr Kind hat schon Karies und Kalkflecken an den Zähnen!" Dabei versichern sie, daß sie immer auf eine ausgewogene Ernährung achten und keine Süßigkeiten im Haus sind.

Man erkennt das Clematis-Kind auch daran, daß es sehr viel schläft, morgens nicht aus dem Bett möchte, da es sich noch seinen Träumen hingeben will. Wenn am Vorabend nicht alles für die Schule bereitgestellt wurde, so wird Clematis das Wichtigste vergessen. Am Morgen benötigt es lange Anlaufzeit um ganz da zu sein. Es hat auch keinen Hunger und kommt, wenn man es nicht ermahnt sich zu beeilen, zu spät in die Schule. Das kann sogar so weit führen, daß es zum Schulbus läuft und seine Büchertasche vergißt.

In der Kindergeschichte "Hans Guck in die Luft" ist das Typenbild von Clematis genauestens beschrieben. Mit ihrer blassen Hautfarbe zeigen Clematis-Kinder, daß sie nicht nach außen drängen. Vielmehr haben sie die Tendenz, sich mit ihrem Bewußtsein vom Körper zurückzuziehen. Dies zeigt sich auch deutlich, wenn sie eine Spritze erhalten und gleich beim geringsten Schmerz in Ohnmacht fallen.

Diese Kinder haben auch nichts dagegen zu sterben, denn in ihrer Phantasiewelt ist alles besser. Jedoch bestehen bei ihnen keine Selbstmordabsichten.

Clematis-Kinder leben außerhalb jeglichen Zeitbewußtseins. Vielmals kann man sie daran erkennen, daß sie sehr vergeßlich sind. Auch brauchen sie zu allen Arbeiten mehr Zeit als andere. Besonders bei den Hausaufgaben fallen diese Zeitprobleme auf. Während »Clematis« noch vor dem Heft träumt, rufen die Freundinnen schon an.

Noch extremer ist es bei Klassenarbeiten, wo sie am Anfang alles richtig beantworten, bisweilen auch sehr schön schreiben, da sie sich Zeit lassen. Sehen sie dann, daß ein Mitschüler schon fertig ist, dann denkt »Clematis«: "Das kann doch nicht sein? In dieser kurzen Zeit schafft es kein Mensch diese Fragen zu beantworten!" Da jedoch immer mehr ihre Arbeit abgeben und der Lehrer noch ankündigt, daß nur noch fünf Minuten Zeit sind, kommt Clematis in extreme Zeitnot. Nun wird versucht noch das Wichtigste zu lösen. Notfalls schreibt es vom Nachbarn ab. So fehlen am Schluß seines Blattes viele Antworten. Clematis konnte nicht registriern, daß es bei den ersten Aufgaben viel zu lange gebraucht hatte.

Dieses fehlende Zeitbewußtsein zeigt sich nicht nur in der Schule, sondern auch im späteren Leben. Denn wer mit der Zeit nicht umgehen kann, beklagt sich dann, daß er unter Streß steht. Doch bei Clematis ist es nicht der körperliche Streß, sondern der psychische Streß, der weitaus mehr Energie verbraucht.

Im Clematis-Kind ist die künstlerische Seite hoch entwickelt, doch kann es die geschenkten Talente nicht gewinnbringend einsetzen. So wundert es dann auch nicht, daß es mit Geld nicht umgehen kann. Clematis hat keinen Bezug zu materiellen Werten wie das Geld. Kaum hat es Geld bekommen, wird es schon wieder ausgegeben.

Auch das Gewicht stellt ein starkes Problem dar. Wie beschrieben ist Clematis mehr in der geistigen Welt (Phantasiewelt) als in der Realität. Dies kann zum einen dahin gehen, daß durch übermäßiges Essen, was sehr erdet, sein Bewußtsein mehr in den Körper kommt und auf die Erde zurückgeholt wird. Zum anderen kann es auch dazu führen, daß das Kind sich so stark nach der geistigen Welt sehnt, daß es keine Nahrung mehr zu sich nimmt und buchstäblich verschwindet. Magersüchtige Kinder sollten mit Clematis behandelt werden.

Bei Liebeskummer ist beides verstärkt zu beobachten. Daher sollte auch im Pubertätsalter Clematis berücksichtigt werden. Immer wieder fallen die jungen Frauen in Schwärmereien und träumen davon, daß ihr ausgesuchter Künstler nur für sie da ist. Sie sind dann stark enttäuscht, wenn er sich eine andere Frau ausgesucht hat.

Kinderkrankheiten binden das Bewußtsein, das bei den Kindern noch nicht so stark vorhanden ist, stärker in ihren Körper hinein. Aus den Kinderkrankheiten heraus baut sich der körpereigene Abwehrmechanismus auf. Gerade in der heutigen Zeit, wo es viele Impfungen gibt, findet sich der Clematis-Zustand zwangsläufig bestätigt. Denn durch die Vorsorgeimpfungen muß der Körper das Abwehrsystem nicht selbstständig aufbauen. Es wird sozusagen künstlich aufgebaut. Durch die Kinderkrankheiten lernt das Kind sich selbst stärker mit den Körper zu identifizieren. So bleibt es in der Realität und die Gedanken bekommen keine Flügel.

Auch Erwachsene können Kinderkrankheiten bekommen. Dies ist dann ebenfalls ein Indiz für einen Clematis-Zustand und läßt uns notwendige versäumte Lernaufgaben nachholen.

Eine Lernaufgabe von Clematis ist, daß das Kind lernen soll sich mit der Materie auseinander zu setzen. So muß es, da es anders nicht bereit war, durch Schwierigkeiten lernen, daß alles Materielle auf der Erde für ihn bestimmt ist. Die Probleme sind für Clematis dazu da, damit es nicht den Boden unter den Füßen verliert und Pläne macht, die zwar schön sind, aber sich nie verwirklichen lassen. Es muß lernen in der Gegenwart zu leben. Ebenso muß es lernen realistisch zu denken, denn sonst schwebt Clematis über den Wolken.

Eine weitere Lernaufgabe ist es, zu erkennen, daß alles was wir in der Welt erledigen müssen, Zeit benötigt und einem Rhythmus unterworfen ist. Wenn das Kind dies nicht lernen will, wird das Schicksal, in Form von Krankheiten, eingreifen. Denn das Körperbewußtsein von Clematis ist noch nicht voll erwacht.

Crab Apple

Holzapfel - Malus pumila

Gefühl der inneren Unreinheit

die Reinigungsblüte

Diese Kinder sind sehr auf sich und ihren Körper bedacht. Alles braucht seine Ordnung und starke Sauberkeit. Das Zimmer ist, im Gegensatz zum Chestnut Bud, ordentlich aufgeräumt. Sie haben in allen Fächern gute Noten. Sie zeigen sich als Musterschüler, da sie immer sehr ordentlich und gewissenhaft mitarbeiten. Ihre Schulsachen haben sie immer ganz sauber.

In ihrer Korrektheit zeigen sie sich höflich und zuvorkommend. Bei den Lehrern löst dies äußerste Zufriedenheit aus, doch bei den Mitschülern wird dieses Verhalten nicht so gerne gesehen. Sie werden als Trittbrettfahrer oder als Streber angesehen. Das Crab Apple-Kind wundert sich nur über die unschönen Äußerungen und die teils sehr verletzenden Aussagen der Mitschüler.

Beim Schuleintritt kommt es beim ausgeprägten Crab Apple-Kind zu morgendlichen Bauchschmerzen und Angst vor der Schule. Im ersten Betrachten sind dies typische Anzeichen, die den Einsatz der Essenz von Mimulus für angebracht erscheinen lassen. Jedoch führt sie nicht zu einem Erfolg. Der tiefere Hintergrund liegt darin, daß das Kind, seiner Meinung nach, den Anforderungen der Gesellschaft nicht gewachsen ist. Es kann die Buchstaben nicht so schön nachschreiben.

Es kann die Rechnungen noch nicht lösen, auch die Buchstaben kennt es noch nicht. Dies führt zu den Ängsten und körperlichen Beschwerden. Durch die Einnahme von Crab Apple verliert sich zwar das korrekte Verhalten etwas, doch der Gewinn ist, daß die Individualität des Kindes stärker zum Vorschien kommt. In der Realität zeigt sich dies in einer individuellen persönlichen Schrift. Wir meinen, daß das Kind hier das Massenbewußtsein der Gesellschaft übernimmt, das sehr stark auf eine Form der äußeren Ordnung bedacht ist.

Reinlichkeit kann zwar als normal angesehen werden, doch sind diese ordnungsliebenden Kinder stets darauf bedacht keinen Schmutzfleck an sich zu haben. Sollte dies der Fall sein, so wollen sie sofort saubere Kleidung haben.

Crab Apple wird als Reinigungsblüte angesehen. Es ist nicht der natürliche Reinlichkeitsdrang. Aus einem inneren Ekelgefühl heraus haben sie immer das Unreinheitsgefühl in sich, daß sie dazu veranlaßt nach außen hin Reinlichkeit zu verkörpern. So ekeln sie sich vor Schlangen, Spinnen und Ungeziefer aller Art. Auch unangenehme Gerüche können sie zu Ekel und Abscheu verleiten. Ja sogar alle körperlichen Ausscheidungen sind für sie ekelhaft.

Des öfteren konnte man beobachten, daß nach dem Genuß von Nahrungsmittel sofort Ekelgefühle aufkamen und sie auch gleich erbrochen wurde. Wenn das Kind das Gefühl hat, etwas Unreines oder Schmutziges gegessen zu haben, so erbrechen sich diese Kinder sofort. Das Schlimmste für diese Kinder kann es sein, zu wissen, daß sie einen Pilz im Darm haben. Sehr oft benutzen sie den Satz: "Das ist ja eklig."

Es läßt sich beobachten, daß Babys ihre Spielsachen aus dem Kinderwagen werfen und auch sonst nichts darin dulden. Sie schreien, wenn die Nase läuft, strecken die Hände aus, um sie putzen zu lassen. Als Kinder mögen sie keinen Eintopf essen, weil er so unappetitlich aussieht.

Schwieriger wird es mit dem Gefühl, immer etwas Unreines an sich zu haben, wenn sie in das Alter der Pubertät kommen. Dann wird das aufkommende Gefühl der Sexualität auch als etwas Schmutziges angesehen. Aus dem folgenden Verhalten heraus werden sie von ihren Freunden und Freundinnen als prüde und verklemmt angesehen. So wundert es nicht, wenn sie auch massiv mit Hautunreinheiten zu tun haben. Hier verspricht die Industrie dann mit speziellen Hautpflegemitteln zu helfen.

Hier sei auch bemerkt, daß »Crab Apple«, soweit es die Haut betrifft, nichts dulden kann was in, auf oder unter die Haut hineingeht. Bei einem Bienenstich kann ein Crab Apple-Typus sofort mit einer starken Reaktion antworten. Hier stellt sich die Frage, wie so ein starkes Unreinheitsgefühl oder Ekelgefühl entstehen kann.

Sehr häufig kann es auf die Schwangerschaft zurückgeführt werden. Besonders wenn die Mutter an Schwangerschaftserbrechen gelitten hat. In der Schwangerschaft sind Mutter und Kind eins. Das werdende Kind kann nicht zwischen Mutter und sich selbst unterscheiden, denn beide

Crab Apple

sind durch die Nabelschnur engstens verbunden. Dadurch erfährt es ebenso die Ekelgefühle, welche die Mutter durchlebt, wenn sie sich erbricht.

Da Schwangerschaftserbrechen oder diese Übelkeit häufig im dritten
Schwangerschaftsmonat beginnt, wenn die Entwicklung der Organe abgeschlossen ist, sehen wir darin eine unbewußte Ablehnung gegen den
"Fremdkörper", das unbekannte Wesen. Diese Ablehnung kann sich nun
auf den Fötus dahin auswirken, daß er sich als etwas Schmutziges vorkommt.

Die Lernaufgabe von Crab Apple ist, sich nicht im Detail zu verlieren
bei allem was mit dem Körper zu tun hat. Es soll auch gelernt werden,
daß im Körper nichts Unreines ist. Alles was dem Körper nicht gut tut,
wird durch die natürlichen Ausscheidungsprozesse aus dem Körper aus-
geschieden. Seine Genauigkeit, die teilweise sogar extrem übertieben ist,
nimmt Crab Apple-Kindern jegliche Freude am Leben.

Die Blüten des Holzapfels werden den Kinder zu erkennen geben, daß
alles in der Auseinandersetzung mit der Außenwelt den Körper stärkt,
daß in der übertriebenen Genauigkeit und Reinheit der Köper gar nie zur
Ruhe kommt. Crab Apple hilft den Kindern auch bei Wunden, wenn sie
das Gefühl haben, etwas Giftiges bekommen zu haben. So bringt die
Blüte Toleranz und Gelassenheit, daß das Leben in seinen Belastungen
auch zu bewältigen ist. Denn nur die Dosis macht das Gift.

Elm

Ulme - Ulmus procera

akute Überforderung, Streß

die Bewältigungsblüte

Dieses Typenbild läßt sich beschreiben als, "Das vorübergehende Gefühl seiner Aufgabe oder Verantwortung nicht mehr gewachsen zu sein."

Häufig üben Eltern Druck auf ihre Kinder aus, um sie zu guten schulischen Leistungen zu zwingen. Dies stellt für die Kinder Streß dar. Um den geforderten Leistungen nachzukommen bemühen die Kinder sich krampfhaft dem Unterrichtsgeschehen zu folgen. Meist wurde ihnen schon vorher gesagt wurde, daß die Schule schwer ist. So glauben sie bei auftretenden Problemen, sie seien den Anforderungen nicht gewachsen. Bei Elm wird der Druck von den Eltern, also von außen, auf die Kinder ausgeübt. Vorher, bei Crab Apple, sahen wir, daß die Kinder sich den Druck selber machten.

Elm ist auch die Blütenessenz für den Streß, der aufkommt, wenn man das Gefühl hat von einer bestimmten Verantwortung überfordert zu sein. Bei den Erwachsenen kann es natürlich vielerlei Ursachen haben. Bei Kindern ist das Pflichtgefühl noch nicht so stark ausgeprägt. Bei ihnen zeigt sich das Blütenbild Elm dadurch, daß sie sich in der Schule bei Prüfungen nicht mehr an das Gelernte erinnern können. Besonders wenn sie die erste Frage nicht beantworten konnten. Manchmal verfallen sie dann in Weinen und sind nur schwer wieder dazu zu bewegen an ihrer Arbeit fortzufahren. Dieser sogenannte "Blackout" ist ganz typisch für Elm.

Eine Mutter berichtete, daß es ihrem Sohn bereits Tage vor einer Prüfung schlecht wird. Auch kann er dann schlecht schlafen und direkt vor der Prüfung erbricht er sich und ist völlig erschöpft. Elm-Kinder erkennt man auch daran, daß sie z. B. ein Gedicht gelernt haben und dann kein Wort heraus bringen, wenn sie es vortragen sollen.

Generell kann man sagen, daß ein extremes Elm-Kind fast nie ein Wort sagt, wenn es in Schule etwas gefragt wird.

Elm-Zustände lassen sich vor allem bei Kindern an höheren Schulen beobachten. Besonders dann, wenn die Eltern wollen, daß ihr Kind auf dem Gymnasium bleiben soll, dieses aber von den Leistungen her nicht schaffen kann. Wollen die Eltern aber ihr Gesicht nicht verlieren und versuchen mit Nachhilfe das Kind an der Schule zu halten, wird der junge Mensch die Überfülle der Aufgaben nicht mehr verkraften und sich laufend in einem Zustand der Überforderung befinden.

Besonders dann sollte Elm eingesetzt werden, wenn das Kind ganz blaß und erschöpft von der Schule nach Hause kommt und nur noch wünscht auszuruhen und zu schlafen.

Rechtzeitig vor größeren Belastungen genommen, verhindert die Blütenessenz einerseits, daß das Kind sich selbst überfordert oder künstlich streßt, und anderseits erhöht sie die persönliche Leistungsfähigkeit auch beim Sport.

Edward Bach schrieb über Elm: „Für jene die gute Arbeit leisten, der Berufung ihres Lebens folgen und hoffen, etwas Wichtiges zu vollbringen, das möglichst zum Wohle der Menschen sei. Es gibt Zeiten, wenn sie niedergeschlagen sind und das Gefühl haben, die Aufgabe, die sie sich aufbürdeten, sei zu schwer, und ihre Erfüllung übersteige die menschliche Kraft."[30]

Die Lernaufgabe von Elm ist es, die auftretenden Probleme im rechten Verhältnis wahrzunehmen und ihnen mit Ruhe und Gelassenheit zu begegnen. Ebenso lernt das Kind trotz aufgedrückter Verantwortungen die eigenen Bedürfnisse zu beachten.

Gentian

Herbstenzian - Gentiana amarella
Zweifel, Skepsis, Pessimismus, leicht entmutigt
die Zuversichtsblüte

Gentian hilft Kindern, die schon viel schulischen Mißerfolg einstecken mußten, die Schule wieder positiv zu sehen. Zusammen mit weiteren Bach-Blüten werden dann die schulischen Leistungen langsam wieder zunehmen.

Kein Kind ist dumm. Jedes Kind hat andere Interessen und Anlagen. Das Schulsystem erlaubt aber nur einigen ihre Anlagen voll zu entwikkeln. Die anderen Kinder werden durch einen übervollen Lehrplan vergewaltigt und oft als dumm hingestellt, obwohl sich häufig herausstellt, daß diese Kinder sich später im Leben erstaunlich gut zurechtfinden. Trotzdem muß hier der von allen Seiten einströmenden Negativität Einhalt geboten werden.

Auch sollte bedacht werden, daß die übermäßige Verwendung von negativen Begriffen in alltäglichen Situationen mit der Zeit zu einer negativen Erwartungshaltung führt.

Gentian-Kinder können in ihrem täglichen Leben gute Fortschritte machen, doch bei den geringsten Schwierigkeiten scheinen sie schnell den Mut zu verlieren. In der Schule erzielen sie in der Regel gute Noten, doch bei einer schlechten Schularbeit geht die ganze positive Einstellung verloren. Sie beschuldigen den Lehrer oder sogar die Mitschüler, an ihrer schlechten Note schuld zu sein. Danach haben sie starke Zweifel, ob sie in ihren nächsten Arbeiten wieder die guten Noten erzielen werden.

Sie zweifeln an ihrem Erfolg und man kann bei auftretenden Schwierigkeiten eine leichte depressive Phase erkennen. Oftmals ist dies nur ein kurzer Zustand bei den Kindern. Doch Fehlschläge, die sie in ihrem innersten Wesenskern berühren, sorgen dafür, daß sie bei den nächsten Aufgaben keine positive Einstellung mehr finden können. Deshalb brauchen sie die Unterstützung der Blüte Gentian.

Wir lernen im Leben nicht nur aus den guten und schönen Dingen, sondern leider viel mehr aus unseren Fehlschlägen und Enttäuschungen. So können wir alles was mir mit jungen Jahren erfahren und gelernt haben, im Alter erfolgreich einsetzen.

Dieser negative Gentian-Zustand der Kinder zeigt sich dann, wenn vor einem wichtigen Ereignis immer wieder die Frage gestellt wird: "Ob dies wohl gut gehen wird?" Es ist das ständige Zweifeln, Grübeln und Sinnieren, sowohl in der Schule als auch bei ihren Hobbys, das den Kindern die schönen Seiten des Lebens verdüstert.

In der Praxis hat sich Gentian bei Kindern sehr bewährt, die durch kleinere schulische Mißerfolge ängstlich und entmutigt worden sind, die z.b. wegen eines bestimmten Lehrers nicht mehr in die Schule gehen wollen. Gentian wirkt oft Wunder, wenn bei einer Therapie, gleich welcher Art, vorübergehende Rückschläge auftreten.[31]

Die Lernaufgabe im Gentian-Zustand ist es, zu erkennen, daß Fehlschläge und Enttäuschungen nur vorübergehende Ereignisse sind, die das Bewußtsein stärken, weiter zu machen und die Lebensfreude zu behalten, damit die Kinder bei späteren Schwierigkeiten nicht den Mut verlieren. So können diese Enttäuschungen als Katalysator für die spätere Entwicklung gesehen werden. In den jungen Jahren läßt sich diese Erfahrung leichter machen, da Kinder in ihrem Gemüt noch viel Sonne tragen. So lassen sie sich im späteren Leben nicht so leicht aus ihrer Bahn werfen.

Die schöne Blüte des Herbstenzian (Gentian) hilft den Kindern Fehlschläge und Enttäuschungen leichter zu verkraften, damit sie an ihrem nächsten Versuch nicht wieder zweifeln. Darüber hinaus läßt Gentian auch erkennen, daß selbst in einem negativen Erlebnis auch ein positive Absicht zu erkennen sind. Denn ein Zustand kann nie so negativ sein, daß nicht auch eine positive Seite daran zu erkennen ist. Die Blütenessenz hilft den Kindern ihren Pessimismus in Optimismus zu verwandeln.

„Der kleine Enzian von den Bergwiesen wird Dir helfen, Deine Entschlossenheit zu bewahren und glücklich und hoffnungsfroher zu sein, auch die Erkenntnis, daß es kein Versagen gibt, wenn Du Dein Äußerstes gibst, wie auch immer das Resultat aussehen mag."[32]

Gorse

Stechginster - Ulex europaeus

Hoffnungslosigkeit

die Hoffnungsblüte

Gorse läßt sich beschreiben mit tiefer Hoffnungslosigkeit und dem Gefühl "Alles hat keinen Zweck mehr!"

Als Therapeut tut man sich schwer einen negativen Gorse-Zustand bei Kindern zu erkennen. Wie und wann gelangt ein Kind in so einen Zustand der Hoffnungslosigkeit hinein? Wie läßt sich dieser Zustand erkennen?

Zuerst sind es vielleicht nicht gerade die Aussagen des Kindes oder die Aussagen der Mutter, sondern sein äußeres Erscheinungsbild. Edward Bach schrieb: "Menschen die Gorse brauchen, sind in der Regel blaß und von dunklerem Teint, häufig haben sie dunkle Ringe unter den Augen. Sie sehen aus, als bräuchten sie in ihrem Leben mehr Sonnenschein, der die dunklen Wolken vertreiben würde."[33]

Eine Mutter ging mit ihrem Sohn in die Praxis eines Heilpraktikers und versicherte ihm, daß er ihre letzte Hoffnung sei, weil bisher kein Therapeut ihrem Sohn helfen konnte. Er klagte über diffuse Beschwerden, vor allen aber machten ihm Bauch- und Beinschmerzen zu schaffen. Als der Heilpraktiker ihn im Behandlungzimmer untersuchte, fragte er ihn: "Glaubst Du was Deine Mutter sagt?" "Nein!" antwortete er, "wir waren schon bei so vielen Ärzten und niemand konnte mir helfen. Ich habe die Hoffnug aufgegeben, daß mir noch jemand helfen kann." "Warum bist Du dann hier?", fragte der Heilpraktiker ihn weiter und er gab zur Antwort: "Meine Mutter wollte es so." Man hatte den Eindruck, daß dieser Junge bereits jede Hoffnung aufgegeben hatte und nun seine innere Abwehrhaltung jede aufkommende Besserung bereits im Keime erstickt.

Auch wenn sich Kinder bemühen in der Schule gute Noten zu schreiben, aber trotzdem immer wieder schlechte Zensuren bekommen, so resignieren sie und unternehmen nach einer gewissen Zeit keine Anstrengungen mehr sich in ihren Leistungen zu verbessern.

Sie sehen keinen Ausweg mehr aus dieser Sitituation, wollen dann natürlich nicht mehr lernen und lassen sich völlig treiben. Im Gentian-

Zustand ist es das innere Erleben des Kindes, das zum Aufgeben führt. Im Gorse-Zustand ist es nun der äußere Anlaß, der zur Hoffnungslosigkeit führt.

Diese Kinder haben schon sehr viel gelitten, sei es nun auf körperlicher oder seelischer Art. Durch die Krankheiten, die diese Kinder haben, hindern sie sich daran ihre Wünsche zu erfüllen. Auf der seelischen Seite sind sie sehr verschlossen. Das kommt von den körperlichen oder seelischen Prügeln, die sie von ihren Eltern bekamen, wenn sie ihre Wünsche äußerten und nicht bekamen, was andere hatten.

Diese Kinder sprechen nicht über ihre inneren Qualen und leiden still vor sich hin. Hier ist natürlich auch an Agrimony zu denken. Doch bei Gorse ist an den äußeren Umständen nichts zu ändern, daher gibt sich das Kind in diese Hoffnungslosigkeit hinein. Diese seelische Qualen sind im ersten Augenblick nicht zu erkennen, daher ist es besser mehr auf die körperliche Ebene zu achten.

Ein junges Mädchen, das durch einen Unfall gelähmt wurde, gab sich völlig auf, obwohl von den Ärzten eine Genesung nicht ausgeschlossen wurde. Man sprach ihr immer wieder Mut zu, sie solle die Hoffnung nicht aufgeben. Doch es half alles nichts, sie blieb gelähmt. Auf die erste Behandlung hin, zeigte sich schon eine leichte Verbesserung des körperlichen Zustandes. Doch sie weigerte sich auf diese ersten Anzeichen hin, sich weiter behandeln zu lassen. Auf die Frage, warum sie mit der Behandlung aufhören wolle, gab sie zur Antwort: "Mir kann keiner helfen."

Im positiven Gorse-Zustand, lernen die Kinder wieder Mut und Glauben zu entwickeln und sie sind dann bereit die Situation, in der sie sich befinden, zu akzeptieren. Sie raffen sich nun auf und wollen von selbst aktiv diese Situation meistern. So schenkt Gorse Glauben und Hoffnung.

So groß auch die Widrigkeiten im Leben sein mögen, so wird es immer ein Vorwärts- und Weiterschreiten geben. Für jeden Menschen ist in jeder Situation ein gutes Ende vorgesehen, selbst wenn wir in einer Lage sind, die hoffnungslos aussieht. Denn alles in unserem Leben ist ausgerichtet auf Wachstum. Alles befindet sich in einem ständigen Prozeß der Bewegung, des Wachstums und des Lernens.

Wir lernen auf vielerlei Art, doch die schmerzlichste ist es durch Krankheiten oder Schicksalsschläge zu lernen.

Edward Bach schrieb dazu: "Wir kommen in vollem Wissen um unsere jeweilige Aufgabe; wir kommen mit dem unvorstellbaren Vorrecht zu wissen, daß all unsere Schlachten schon gewonnen sind, bevor sie überhaupt ausgefochten werden, daß der Sieg unser ist, bevor wir überhaupt auf die Probe gestellt werden, weil wir wissen, daß wir Kinder des Schöpfers sind und daß wir als solche göttlich sind, unüberwindbar und unbesiegbar."[34]

Im Gorse-Zustand muß erkannt werden, daß jeder Tag neu beginnt und es nie ein Stehenbleiben gibt. Denn Stillstand ist Rückschritt. „Gorse ist für Menschen, die das Gefühl haben, ihr Fall sei hoffnungslos, sie hätten alles versucht, und es könnte nichts mehr für sie erreicht werden. Sie haben sich ihrer Krankheit ergeben und die Flinte ins Korn geworfen."[35]

Heather

Heidekraut - Calluna vulgaris

Anklammerung, Selbstbezogenheit

die Vertrauensblüte

Der Spitzname "bedürftiges Kleinkind" deutet bereits an, daß es sich hier um eine sehr kindbezogene Blüte handelt. In der Phase der Ich-Findung und Ich-Bildung möchten Kinder gerne über sich selbst und ihre Taten erzählen. Das Ego drängt sich in dieser Zeit mit aller Macht in die Mitte des Lebens. Dies ist eine normale Phase, die jeder Mensch durchläuft. Läßt sich jemand zu sehr von seinem Ego leiten, so nimmt er sich selbst zu wichtig.

Kinder, die aus einem kleinen Vorfall im Kindergarten eine ganz wichtige und große Sache machen, weil sie sich gefühlsmäßig stark an das Erlebte klammern, benötigen die Essenz vom kleinen Heidekraut. In ihren Erzählungen kommen sie erst später zum Wesentlichen und erzählen zuerst viel Unwichtiges.

Sie sind auch sehr schmerzempfindlich und wehleidig und müssen sich, im Gegensatz zum Star of Bethlehem-Typen, lange und ausführlich trösten lassen. Im Krankheitsfalle darf sie die Mutter auf keinen Fall verlassen. Sie muß immer um das Kind herum sein und ganz auf seine Bedürfnisse eingehen. Werden sie als Babys von der Mutter ins Bett gebracht, so fangen sie sofort zu schreien an, wenn die Mutter sich vom Bettchen wendet.

In ihrer nach außen gerichteten Lebensweise können diese Kinder nichts für sich behalten. Sie platzen förmlich, um Neuigkeiten loszuwerden. Natürlich jagen sie auch hinter jeder Neuigkeit her, denn wer viel weiß kann auch viel erzählen. So geht der Gesprächsstoff nicht so leicht aus. Es scheint so, als wären diese Kinder gefühlsmäßig irgendwie unterernährt. Doch sind es gerade Einzelkinder, die häufig zum Heather-Typus neigen.

In ihrem unbegrenzten Redefluß mischen sie sich in Gespräche von Erwachsenen ein und reißen das Wort an sich. Verbietet man ihnen das, sind sie gleich schwer beleidigt und ziehen sich schmollend zurück.

Auch fallen sie auf, indem sie ständig reden und Zuwendung fordern. Sie stören den Unterricht durch Pfeiffen, schnalzen mit den Fingern und versuchen durch andere Geräusche oder Unartigkeiten die Aufmerksamkeit auf sich zu lenken. Bei den Lehrern gelten sie als aufgesprochen frech. Ein Lehrer, der seinem Kollegen vom Bild des Heathers erzählte, rief ihm bei so manchem Stundenwechsel, in seiner Verzweiflung, zu: "Heidekraut, Heidekraut, ein ganzes Bad voll Heidekraut."

Doch sind es gerade diese Kinder, die unsere besondere Aufmerksamkeit brauchen. Denn wenn man sie genauer betrachtet, so sind sie sehr sensibel und versuchen nur durch diese auffälligen Erscheinungen ihre inneren Ängste zu verlieren. Sie suchen ihr Urvertrauen, das ihnen im Innersten fehlt.

In den letzten Jahren konnte man Heather-Kinder immer häufiger in der Schule beobachten. Es ist in dem vermehrten Massenbetrieb unserer Schulen wie ein Schrei nach verlorengegangener Zuwendung. Dieser Wunsch nach Zuwendung kann auch daher rühren, daß die Mutter während der Schwangerschaft kein positives Verhältnis zu ihrem Kind aufbauen konnte. Ein Gefühl der Ablehnung hinterließ tiefe Spuren im Gemüt des Kindes. Es klammert sich später geradezu an die Mutter, um so Zuwendung zu bekommen und das innere Defizit auszugleichen. Es ist gerade so als wolle das Kind damit ausdrücken: "Mami, ich liebe dich so sehr. Bitte, bitte habe mich doch lieb." In so einem Fall bedarf es viel Geduld und Hilfe, um bei beiden eine positive Basis für das weitere Leben zu schaffen.

Wir erkennen Heather-Kinder auch daran, daß sie nicht alleine sein können. Immer wenn wir im Wald oder auf der Heide einen Heidekrautstrauch sehen, ist er nicht allein; ebenso mag ein heidekrautgeprägtes Kind nicht alleine sein. Auch sollte einmal darüber nachgedacht werden, warum das Heidekraut nur auf sauren Boden wächst.

Wenn man Heather-Kinder fragt, welchen Beruf sie später ergreifen wollen, dann hört man. "Ich möchte Schauspieler werden oder einmal ganz berühmt sein." Die Flucht in die Außenwelt bringt nur eine vorübergehende Sicherheit in ihren innersten Wesenskern. Darum ist das Alleinsein auch nicht erträglich für Heather-Kinder, weil sie dann an ihre innere Unsicherheit und Angst erinnert werden. Diesen Konfrontationen wollen sie sich nicht stellen, deshalb flüchten sie in die Außenwelt.

»Heather« glaubt auch, daß die fehlende innere Sicherheit von der Außenwelt gegeben werden kann. Dieser Trugschluß wird für »Heather« nicht sofort erkennbar sein, im Alter werden diese Menschen möglicherweise unter Depressionen leiden, deren Ursache dann unbekannt zu sein scheint.

Kinder, mit diesem negativen Gemütssymptom sollten lernen, sich auf ihre innere Stärke zu konzentrieren. Sie brauchen die Erkenntnis, daß in der Schweigsamkeit die innere Balance hergestellt wird und nicht langes Reden in der Außenwelt die innere Sicherheit erhöht. Gelingt einem Kind dies schon früh, dann wird es in seinem innersten Wesenskern sehr ausgeglichen, sympathisch und angenehm werden und eine positive Ausstrahlung haben. Erhält das Kind keine positive Zuwendung, so nimmt Heather auch Bestrafung als negative Zuwendung in kauf. Manchmal wird es dabei sogar richtig frech, nur um Beachtung zu erhalten. Es stellt auch immer wieder etwas an oder gibt schwache schulische Leistungen vor, so müssen Eltern oder Lehrer sich mit ihm beschäftigen.

Es sind also Kinder, die sich mit allen ihren Möglichkeiten in den Mittelpunkt zu rücken verstehen. Sei es mit Fragen oder Clownereien. Sie wollen nicht alleine spielen, aber ihr Spielzeug wollen sie auch mit niemand teilen. Sie werden ganz wütend, wenn andere Kinder mit "ihrem" Spielzeug spielen möchten. Dabei laufen sie dann schreiend und weinend zur Mutter und bitten um Hilfe. Ist ein Heather-Kind krank, so gibt es sich sehr wehleidig und jammert sehr viel. Die Mutti muß immer um sie herum sein, eine Geschichte vorlesen oder sie sonstwie beachten.

Bach über Heather: "Heather ist für diejenigen, die immer die Gesellschaft anderer Menschen suchen, egal, wer ihnen gerade zur Verfügung steht. Sie haben das Bedürfnis, ihre Privatangelegenheiten mit anderen Menschen zu besprechen, egal wer dies gerade ist. Sie sind sehr unglücklich, wenn sie, auch nur für kurze Zeit, alleine sein müssen."[36]

Die Lernaufgabe für Heather ist zum einen, mehr auf die eigene innere Stimme zu hören als sich nach außen hin darzustellen. Zu erkennen, daß Stärke nur dann entsteht, wenn man ein unerschütterliches Vertrauen hat in die eigene innere Führung. Denn gerade diese innere Stimme möchte uns die Antworten geben, damit wir nur Glück und Freude erleben. Zum anderen lernt man sich von seinen Problemchen zu lösen, um einen Zugang zur Umwelt zu finden.

Holly

Stechpalme - Ilex aquifolium

aggressive Abgrenzung, Neid, Haß, Eifersucht

die Liebesblüte

Haß, Neid, Eifersucht, Rachegefühle und Mißtrauen sind die Begriffe, die sich dem Bild von Holly voranstellen lassen. Häufig kann man beobachten, daß das erstgeborene Kind eifersüchtig auf den kleinen Bruder oder die kleine Schwester reagiert. Es fühlt sich etwas in den Schatten gestellt, da das kleine Baby mehr Zuwendung und Pflege bekommt. Diese Eifersucht läßt sich mit der Blütenessenz Holly nicht nur abstellen, nein, Holly bringt ihm echte Liebe und Verständnis für dieses kleine Menschenkind. Man erlebt des öftern, daß, nach Einnahme von Holly, das kleine Mädchen, das sehr eifersüchtig auf ihr jüngeres Brüderchen war, eine liebevolle Beziehung und auch eine fürsorgliche Einstellung angenommen hat.

Holly-Kinder können es auch nicht ertragen, wenn sich ihre Eltern küssen. Sie müssen sich sofort dazwischen drängen. Auch hat sich bei Holly-Kindern, nach Einnahme der Blüte, der Umgang mit ihren Haustieren verändert. Vorher waren sie sehr aggressiv, wenn der Hund ihrem Befehl nicht folgte. Danach konnten sie die Tiere weitaus liebevoller behandeln.

Auch Schadenfreude, wenn ein anderer beim "Spicken" erwischt wird, oder ihm ein Unfall geschehen ist, bietet eine Gelegenheit zur Anwendung von Holly. Sie sind oft sehr enttäuscht, ja sie geraten sogar in Rage wenn ein Mitschüler bei Prüfungsarbeiten bessere Zensuren geschrieben hat als sie. Manchmal gewinnt man den Eindruck, in ihrer Eifersucht oder in ihrem Neid, lassen sie die anderen nie besser sein als sie selbst und gönnen ihnen überhaupt kein Lob oder Respekt. Immer wollen sie besser sein als andere.

In der Schule bemerkt man den Holly-Zustand besonders bei den Mädchen, wenn sie eifersüchtig gegen eine Mitschülerin sind, die vielleicht bei den Jungs besser ankommt als sie. Auch können sie sehr neidisch werden, wenn sie den Eindruck haben, daß eine andere viel hübscher aussieht als sie. Ebenfalls reagieren sie sehr aggressiv, wenn sie das Gefühl haben, daß sie benachteiligt werden.

Vielmals kann man an Kindern im Holly-Zustand beobachten, daß sie immer die anderen beschuldigen, und sich nie einer Schuld bewußt sind. Wenn es Holly-Kindern schlecht geht oder sie schlechte Laune haben, so suchen sie einen Schuldigen, an dem sie ihre schlechte Laune auslassen können. Besonders wenn diese Kinder schlechte Noten in der Schule bekommen haben, so lassen sie ihre Aggressionen gerne zuhause heraus. Im täglichen Leben können sie aber ganz angenehm im Umgang mit anderen sein.

Kinder, die hin und wieder Wut und Ärger verspüren, dem dann nicht selten ein handgreiflicher Anfall von schlechter Laune folgt, benötigen Holly. Wenn zwei Kinder etwas angestellt haben und dabei erwischt worden sind, sagt der eine gleich: "Ich bin nicht daran schuld, der andere hat angefangen." Wird dann der eine, der annimmt, daß er nur verführt wurde, auch bestraft, so wird dieser in seinem Holly-Zustand aggressiv und bisweilen auch handgreiflich.

Eine Mutter erzählte: "Früher half mir mein Sohn gern, doch jetzt sagt er, wenn ich einen Gefallen von ihm verlange, sofort "Nein". Ich verstehe das nicht? Was ist nur in ihn gefahren? Früher war er ja auch nicht so." Ihr Sohn war früher ein ruhiges und braves Kind. Durch die vielen Gefallen, die er der Mutter erwiesen hatte, hatte er immer wieder das Gefühl von ihr ausgenützt zu werden. Mit seinem "Nein" will das Kind im Holly-Zustand zeigen, daß er auch wer ist und nicht schon wieder ausgenutzt werden will. Deshalb sagte er auf eine Bitte sofort "Nein", damit er nicht wieder ins alte Fahrwasser gerät.

Holly ist eine Blüte, die wir alle immer wieder brauchen, da kein Mensch immer nur in Liebe und Eintracht leben kann, es sei denn er ist ganz allein. Dorthin führt uns der negative Zustand, wenn wir ihm keinen Einhalt gebieten können. Die Heftigkeit der negativen Auswirkung kann man nur abmessen, wenn man den mächtigen Gegenpol - die Liebe - als Pendelschlag zur anderen Seite versteht.

Die Lernaufgabe im Holly-Zustand ist, daß jeder nur ein Teil des Ganzen ist. Das Kind sollte lernen, daß Liebe nur im Geben inbegriffen ist. Holly möchte nur haben, ohne zu geben. Darin liegt auch der Grund der Eifersucht, des Neides und der Rachsucht. Wenn diese Kinder erkennen, daß im Geben auch das Nehmen ist, so würden sie diese negativen Gemütssymptome nicht in sich tragen.

Honeysuckle

Geißblatt - Lonicera caprifolium

Vergangenheitsdenken, Sehnsucht nach schöner Vergangenheit

Die Gegenwartsblüte

Der Honeysuckle-Zustand baut sich normalerweise über einen langen Zeitraum hinaus auf und tritt deshalb bei Kindern, im normalen Tageslauf, eher selten auf. Zeigt er sich dennoch, so ist er in der Regel von kurzer Dauer, z.B. bei Heimweh im Schullandheim.

Wir finden die negativen Gemütssymptome von Honeysuckle bei Kindern, die Sehnsucht nach Vergangenem haben. Doch gerade bei Kindern ist dieser Zustand leicht zu übersehen. Die Eltern meinen, daß ihre Kinder schöne Urlaubserlebnisse leicht verdauen und übersehen dabei, daß diese sich emotional nicht von den herrlichen Eindrücken lösen konnten. Auffällig ist bei Honeysuckle-Kindern, daß sie sich gerne die Fotos oder Filme vom Urlaub ansehen, auch sprechen sie immer wieder davon, wie schön es doch war und daß sie wieder dorthin fahren wollen. Ältere Kinder finden nicht selten einen Freund oder eine Freundin. Der Abschied fällt dann schwer und man schreibt sich noch lange oder telefoniert, zum Leidwesen der Eltern, dann immer wieder miteinander.

Diese Auswirkungen des Fernwehs finden sich auch im Heimweh wieder. Sei es, daß die Kinder durch den Kindergartenbesuch nun zum ersten mal räumlich von der Mutter getrennt sind oder später im Internat oder durch die Berufsausbildung, daß sie von den Freunden zu Hause getrennt sind. Das kleine Kind schreit nach seiner Mutter. Das große Kind telefoniert dann endlos mit ihr oder mit den Freunden, denn das Schreiben von Briefen verliert immer mehr seinen romantischen Wert. Allen gemeinsam ist doch die Beteuerung, daß es zu Hause bei Muttern am schönsten ist.

Daß es jedoch auch andere Bezugspersonen sein können an denen Kinder sehr hängen, zeigen die nächsten Beispiele:

Einmal suchte eine Mutter mit ihrem 14-jährigen behinderten Kind einen Therapeuten auf. Während des Gesprächs fragte das Kind immer wieder nach seinem Opa, der bereits vor zwei Jahren gestorben war. Nach Auskunft der Mutter hatten die beiden ein sehr gutes Verhältnis.

Eine andere Mutter wußte sich keinen Rat, da ihre Tochter plötzlich so unkonzentriert war und daher in ihren schulischen Leistungen nachließ. Im Laufe des Gesprächs kam heraus, daß die Probleme sich ziemlich mit dem Tod des Großvaters deckten. Das Mädchen gab an, daß es oft an ihn denken muß, wie es mit ihm war und was sie alles gemeinsam gemacht hatten.

Bei einem Schullandheimaufenthalt war ein Bub mit seinen 9 Jahren abends, nach dem Anruf daheim, völlig aus dem Häuschen. Auf die Frage was er denn nun habe, antwortete er: "Ach es ist ja da alles so blöd. Ich kann mit niemandem reden. Meine ganzen Freunde sind nicht da. Meine Tiere sind auch nicht hier. Ich will heim!" Nachdem eine Lehrerin sich liebevoll um ihn gekümmert hatte, gab sie ihm die Heimwehmischung, die vorsorglich mitgenommen wurde. Er nahm sie dankend an, konnte die Nacht über gut schlafen und gab sie wieder am anderen Morgen zurück.

Der Honeysuckle-Zustand birgt in sich die Gefahr, daß das Kind sich in die, ach so schöne, Vergangenheit flüchtet und so die Gegenwart nicht richtig erlebt. - Können Sie sich noch detailliert an ihre eigene Kindheit erinnern? Wenn die Kindheit in einer konkreten Erinnerung ruht, dann sollten sie evtl. die Einnahme von Honeysuckle überdenken. -

Dieses Verweilen mit den Gedanken in der Vergangenheit wird sich auch in den Schulnoten äußern, sowie im Verhalten der Kinder. Sie werden sich nicht so schnell körperlich und gedanklich entwickeln können, wie die gleichaltrigen Kinder. Haben sie einmal eine gute Note geschrieben, so werden sie immer wieder auf diese Note zu sprechen kommen.

Auch scheinen sie mit der schnellebigen Zeit nicht zurechtzukommen, denn alles was in der modernen Zeit an Neuerungen auf sie zukommt, macht ihnen Angst.

Beim Wechsel vom Kindergarten in die Schule ist Honeysuckle, neben Walnut, eine der wichtigsten Blüten. Dadurch können die Kinder sich leichter von der Vergangenheit lösen, denn alles was uns Menschen an die Vergangenheit bindet, hemmt uns in der Gegenwart, ja es beeinträchtigt sogar unser Denken.

Die Lernaufgabe von Honeysuckle ist, zu erkennen, daß alles was im Moment erlebt wird, Realität ist. Alles Vergangene lebt nur in unserem Denken und raubt uns die Möglichkeit die Realität bewußt zu erleben. Es ist für die Kinder wichtig zu lernen, daß ihr Denken dorthin gehört wo auch der Körper gerade ist. Man muß lernen, daß man dem Hier und Jetzt seine volle Aufmerksamkeit widmen soll, damit aus dem Erleben die größtmögliche Erfahrung gewonnen werden kann.

So werden sich die Kinder im Leben zurechtfinden, keinen schönen Erlebnissen nachhängen und sich so voll der Gegenwart widmen, auch dann wenn es in ihr gerade keine schönen Erfahrungen zu machen gilt. Denn jedes Erlebnis war und ist zu seiner Zeit immer das Richtige für den Betreffenden. Das Leben hat jedoch noch weiter für uns vorgesehen: "Verweile nicht im Gestern, denn der nächste Morgen ist Dir näher als die kürzeste Vergangenheit."

Oder wie Edward Bach es ausdrückte:

"Wir müssen stetig voran- und aufwärtsschreiten, denn selbst was erst eine Stunde hinter uns liegt, ist unwiederbringliche Vergangenheit, und die herrliche Zukunft liegt in strahlendem Licht vor uns."[37]

Hornbeam

Weißbuche oder Hainbuche - Carpinus betulus

Müdigkeit, mentale Erschöpfung

Die Vitalitätsblüte

Auf Grund ihrer mentalen Erschöpfung kommen Hornbeam-Kinder morgens schwer aus dem Bett, mittags kommen sie müde und zerschlagen von der Schule heim und abends sind sie dann nicht ins Bett zu bringen. Dieser Tageslauf zeigt ein typisches Hornbeam-Kind.

So ein Zustand zeigt sich bei kleinen Kindern nur sehr selten. Kommen sie jedoch in die Schule, so ist er schon häufiger zu beobachten. Die Kinder sind von der Schule, und hier besonders vom Lernen, sehr begeistert. Selbst ein sogenannter schlechter Lehrer ändert nichts an dieser Begeisterung, es sei denn die Eltern rebellieren lauthals, in Anwesenheit des Kindes, gegen ihn, denn dadurch wird das Kind verunsichert und später schulmüde. Jedoch gibt es in unserem Schulsystem noch einige andere Probleme, die aber nicht Thema dieses Buches sein sollen. In dem unstillbaren Drang zu lernen, arbeitet es fleißig und unermüdlich, je nach seinen Anlagen, im Unterricht mit, dabei wird der Denkapparat häufig überfordert. Die notwendige Zeit sich in körperlicher Bewegung oder musischer Tätigkeit wieder zu erholen ist in den wenigsten Fällen gegeben, da der "Schulbetrieb" weiterlaufen muß und in der heutigen Zeit überwiegend nur kognitive Leistungen gefordert und gewünscht werden.

Kommen die Kinder so geschafft von der Schule heim, bräuchten sie eine kurze Pause um sich zu regenerieren. Doch in ihrem aufgestauten Bewegungsdrang wollen die Kleinen möglichst schnell die Hausaufgabe erledigen und dann spielen. Doch was spielen sie? Computerspiele, Fernsehen und andere Spiele bei denen sie sich kaum bewegen müssen, ersetzen schon seit langem die Spiele im Freien. Die körperliche Aktivität wird immer weniger und die Aggressivität steigt dazu immer mehr.

Auch der Ehrgeiz der Väter und Mütter läßt dem Kind kaum die nötige Ruhe, um den Geist leer werden zu lassen, um die Eindrücke, die es in sich aufgesaugt, hat verarbeiten zu können. Sie bieten ihren Kindern die Musikschule, den Sportverein oder eine Jugendgruppe an und erfreuen sich dann an Vorspielabenden und anderen Aufführungen wo ihr Kind glänzt. Daß bei alledem die Kindheit auf der Strecke bleibt, bemerkt die heutige Gesellschaft, die ihre Kinder als persönlichen Besitz anschaut, nicht.

Wie aus dem bisher Gesagten zu entnehmen ist, handelt es sich bei der Hornbeam-Müdigkeit nicht um eine körperliche Erschöpfung, diese finden wir im Bild der Olive, sondern um eine geistige Erschöpfung. Diese verfliegt nach einer kurzen Erholungspause wieder. Am besten geeignet ist dazu die körperliche Bewegung, doch denkt das Kind in dieser Müdigkeit nicht an Bewegung. Um jedoch all ihre Vorhaben in die Tat umzusetzen, versuchen die Kinder diese Trägheit durch Genußmittel wie Schokolade, Cola oä. zu kompensieren. Die Werbung verspricht es "... bringt verbrauchte Energie sofort zurück!" "Traubenzucker, der schnelle Energiespender!" usw. Dies ist vom Ansatz her richtig, doch braucht »Hornbeam« keine zusätzliche Energie, sondern nur Bewegung, dann geht es ihm wieder prächtig.

In unserer heutigen Zeit mehrt sich die Hornbeam-Ermattung bei Kindern in den höheren Klassen. Der Unterrichtsstoff ist kaum noch zu bewältigen und viele Kinder sind von ihrem geistigen Potential her überfordert. Dadurch, daß der Ausgleich zwischen Geist und Körper nicht mehr stimmt, schaltet das Gehirn einfach ab. Dieser Schutzmechanismus ist nur dazu da, um dem Betreffenden zu signalisieren, daß der Kopf voll ist und nun Zeit gebraucht wird, bis wieder Platz geschaffen ist. Die Balance zwischen Körper und Geist schafft am besten das Spiel im Freien, wie wir es noch als Kinder genießen durften.

Wenn Lehrer verspüren, daß Unruhe in der Klasse einkehrt, so liegt es nicht an ihnen oder am Stoff, sondern daran, daß die Kinder nach Bewegung flüstern. Es ist erstaunlich mit anzusehen, wie nach einigen Brain-Gym Übungen die Aufmerksamkeit in der Klasse wieder steigt. Die "verlorenen" fünf Minuten lassen sich leicht wieder wett machen.

Wird mit den geistigen Kräften Raubbau getrieben, z.B. zuviel Lesen, zuviel Computerspiele, zuviel Fernsehen, so kann es neben Augenbrennen, Augendruck, Kopfdruck und Stirnkopfschmerzen auch zu Herz- und Magenbeschwerden kommen, denn unser Körper läßt nur eine kurze Zeit eine Überforderung zu.

Sicher haben Sie bei Ihrem Kind auch schon einmal festgestellt, daß es nach einem Freundschaftsbesuch bei der Heimfahrt im Auto eingeschlafen ist und als sie ihre Tochter zu Hause aufweckten, da gab sie sich sehr barsch, bisweilen aggressiv und konnte dann nicht mehr einschlafen. So haben sie bei ihrem Kind schon einmal einen Hornbeam-Zustand erlebt.

Dadurch, daß sich zuviel Energie bei den Kindern im Kopf befindet, sind sie zwar körperlich müde, können aber nicht schlafen. Abhilfe können Sie schaffen durch kalte Wadengüsse oder durch Barfußlaufen im Schnee. Die Energie wird somit nach unten gezogen. Wir erreichen dadurch einen körperlichen Ausgleich und das Kind schläft innerhalb weniger Minuten ein.

Die Lernaufgabe im Hornbeam-Zustand ist, daß das Kind erkennen soll seine mentalen Kräfte und Fähigkeiten bewußt auf seinen eigenen Lebensrhythmus einzustellen. Selbst bei der Vervain-Überbegeisterung für eine bestimmte Sache muß dieser Rhythmus von geistiger Anspannung und Entspannung gewährleistet sein.

Impatiens

Drüsentragendes Springkraut - Impatiens glandulifera

Ungeduld, Hektik

die Geduldsblüte

Impatiens-Kinder zeigen sich leicht gereizt, ungeduldig und neigen zu überschießenden Reaktionen. Es sind die Kinder, die beim Einkaufen an der Kasse, beim Arzt im Wartezimmer, oder auf Besuch anfangen zu quengeln und einen Wutanfall bekommen, wenn es ihnen nicht schnell genug geht.

Zwar geht es Kindern nie schnell genug. Ein "Gleich!" ist für sie sofort, dies wird verständlich, wenn man sich die kindliche Psyche betrachtet, denn ein gesundes Zeitbewußtsein muß erst erarbeitet werden. Doch darüber haben wir bereits bei Clematis geschrieben. Der Unterschied zum Impatiens-Kind liegt darin, daß diese schnell mit überschießender Wut und Aggression reagieren, wenn sie warten müssen, dabei sind sie gemein zu den anderen, auf die sie warten müssen.

Ihre Ungeduld beginnt bereits vor der Geburt, es ist ein Charakterzug mit dem sie auf diese Erde gekommen sind. Denn hat sich ein Impatiens-Kind entschieden geboren zu werden, so kommt es mit Sicherheit einige Tage zu früh zur Welt. Diese Kinder haben es sich zur Aufgabe gemacht mit der Geduld zu spielen, um sie zu erlernen. Doch der Weg dorthin ist meist ein langer. So leben sie ihre Fähigkeit, schnell etwas aufzufassen und zu erledigen, voll aus. Sie achten dabei nicht auf die unnötigen Kleinigkeiten: "Gemacht ist gemacht." hört man sie nach getaner Arbeit sagen und husch, stürzen sie sich schon wieder in die nächste Aktivität.

Von Statur aus sind sie kräftig, drahtig und gewandt. So wundert es nicht, daß, in der Hetze und Eile, in der sich ein Impatiens-Kind befindet, der Mutter in brenzligen Situationen oft nur das Zudrücken der Augen übrig bleibt. Doch Dank des hohen Reaktionsvermögens bleiben sie sehr oft heil. Von diesem permanenten Bewegungsdrang können sie nicht eine Sekunde lassen. Immer muß etwas in Bewegung sein, egal ob die Füße wippen oder die Finger etwas zum Spielen brauchen, immer wird etwas bewegt. In den ersten Lebensjahren geht diese Aktivität an die Grenzen der mütterlichen Kraft. Doch hat dieser körperliche und auch seelische

Raubbau mit den Kräften auch Auswirkungen auf das Kind, das oftmals wie erschlagen auf der Couch liegt, evt. sieht es sich dann einen "tollen Film" mit muskelbepackten Schauspielern an.

Von der Schulmedizin werden sie häufig als "hyperaktiv" bezeichnet. Die Schuld wird Lebensmittelzusätzen, vor allem Zucker, gegeben. Doch sollte auch auf die seelische Verfassung geschaut werden.

Körperlich zeigt sich die Ungeduld in einer raschen Verbrennung der aufgenommenen Nahrung. Die Kinder können essen soviel sie wollen, sie werden nicht dick. Dies ist auch bei »Vervain und Scleranthus« der Fall.

Diese Überaktivität raubt ihnen jedoch nicht nur die körperlichen Kräfte, sondern auch die nervlichen. Dies zeigt sich dann in der leichten Bereitschaft zu Wut- und Gefühlsausbrüchen. Viele Mütter fürchten um ihren Sohn, wenn er dumm angeredet wird, denn dann ist er schnell mit der Faust da und eine Übermacht von 20 Kerlen spielt für einen wütenden »Impatiens« keine Rolle.

Im nervlichen Bereich finden wir auch ein Zittern der Hände oder sonstige unnormale Zuckungen von Muskeln. Es können sich jedoch auch Neuralgien, z. B. Trigeminusschmerzen einstellen. Aber auch bei allen anderen Schmerzzuständen ist Impatiens ein hilfreiches Mittel. Edward Bach meinte, daß alleine die Schmerzhaftigkeit eine Indikation für Impatiens sein kann. Er setze es sogar dort ein wo Morphium versagte. Weiter vertrat er die Ansicht, daß Grausamkeit, egal ob mental oder körperlich, unweigerlich zu Schmerzen führt.[38] So hat man bei Impatiens-Kindern immer den Eindruck als hätten sie eine Spur von Grausamkeit an sich. Dadurch, daß sie versucht sind, diese Grausamkeit in Sanftmut umzuwandeln, kommen sie durch diesen innerlichen Kampf in diese starke Ungeduld.

Edward Bach beschrieb Impatiens bei Menschen, die einsam sind. Impatiens schafft sich sich die Einsamkeit durch seine Schnelligkeit. Alle Arbeiten gehen schnell von der Hand, so nehmen sie in ihrer Ungeduld anderen die Sachen weg, um sie fertigzustellen. In ihnen entsteht so der Eindruck, daß es besser für sie ist, Arbeiten alleine zu machen, da die anderen sie behindern. Die rüde Art mit der sie oft mit anderen umgehen, wenn diese "so langsam" sind, tut ein übriges um sie in die Einsamkeit zu drängen.

Im Gegensatz zu »Hornbeam« oder »Clematis« ist »Impatiens« kein Morgenmuffel. Ihm macht das Aufstehen keine Schwierigkeiten, wird er geweckt, so ist er schnell auf den Beinen und freut sich seiner guten Gesundheit. Ausgeruht und fröhlich geht er den Tag an. Abends sieht es dann wieder ganz anders aus, alle Kräfte sind aufgebraucht und daher sind sie dann sehr unleidig, obwohl sie die Augen kaum noch aufhalten können, wollen sie nicht ins Bett, denn sie müssen noch so viel machen. Den Seufzer "Wenn er doch mittags nur ein wenig schlafen würde!" kennen sie sicher. Doch bei Impatiens braucht man viel Geduld bis die Blütenessenz in seiner vollen Wirkung zur Geltung kommt. Vielleicht hilft sich da die gestreßte Mutter selbst mit einigen Gaben Impatiens und einem Olive-Bad über die Zeit hinweg.

Eine Lernaufgabe von Impatiens ist es, zu erkennen, daß alles seine Zeit braucht bis es sich in der Gegenwart realisieren kann. Eine weitere besteht darin, seine eigene Grenze zu erkennen und diese nicht zu überschreiten. Positive Impatiens-Kinder zeichnen sich mit den göttlichen Tugenden Sanftmut, Freundlichkeit, Verständnis und Vergebung aus.

Larch

Lärche - Larix decidua

Minderwertigkeitsgefühle, mangelndes Selbstvertrauen

die Selbstvertrauensblüte

Larch ist die Blüte zur Stärkung oder Entwicklung des Selbstvertrauens und hilft die Minderwertigkeitsgefühle zu überwinden.

Im Kindergarten und in der Schule werden immer wieder kleine Aufführungen gemacht. Kinder beteiligen sich sehr gerne daran, jedoch haben manche fürchterliches Lampenfieber, hier helfen einige Tropfen Larch in einer Wasserglasanwendung. Ebenso ist es ein Balsam für die Seele, wenn Kinder vor Proben fürchterliche Angst haben.

Der Grund dieser Ängste liegt darin, daß sie immer glauben zu versagen, die Sache nicht zu können oder sich ungeschickt anstellen. Bestätigen sich diese Erwartungen dann immer wieder, so ist das Kind kaum mehr bereit etwas Neues zu tun. Es läßt sich auch nicht dazu überreden es dennoch zu versuchen. Bei Larch-Kindern liegt die Zurückhaltung aber nicht in der negativen Erwartungshaltung, wie bei »Gentian«, sondern in der Angst sich zu blamieren. So wundert es nicht, daß sie aus Mangel an Zutrauen, ähnlich wie die Mimulus-Kinder, überall ihre Eltern vorschikken, um etwas nicht tun zu müssen.

Doch woher kommen diese Ängste, dieses verlorene Vertrauen in das Selbst? Leider sind es oftmals wieder die Eltern, die durch ihr Verhalten, auch durch ihr eigenes mangelndes Selbstvertrauen, diese Charakterschwäche anerziehen. Es sind so banale Aussagen wie: "Laß es sein, dafür bist du noch zu klein!" oder "Du schaffst das noch nicht!" oder "Laß das sein, sag deinem Bruder er soll das für dich machen." oder gar, in der niedlichen Form "Na, was hat denn mein kleines Dummerle wieder gemacht?" Diese oder ähnliche Sätze, immer wieder gehört, fügen dem Kind bis tief in die Seele Schmerzen zu und setzen sich in seinem Bewußtsein fest. Es reagiert mit Schüchternheit und falscher Bescheidenheit. Amerikaner bauen ihre Kinder auf mit: "Du schaffst das!", "Du kannst das, wenn du es willst." oder "Mach weiter so! Du bist toll!" Mit diesen positiven Aufmunterungen wird das Kind, selbst bei Mißerfolgen, durch seine Eltern bestärkt stets immer wieder etwas Neues in Angriff zu nehmen.

Wie soll ein Kind gerade und aufrichtig sein können, wenn es in der Entfaltung seines noch wertefreien Lebens immer wieder gebremst wird. Götz Blome schreibt, daß das Larch-Syndrom oft zu Wirbelsäulenschäden führen kann. "Morbus Scheuermann kann bei schüchternen oder unterdrückten Kindern auftreten."[39]

In ihrer Schüchternheit hängen sich die Kinder, ähnlich wie »Heather«, wie Kletten an ihre Mütter, da sie unsicher werden, wenn sie von ihr weg sind. In der Praxis sind es die Kinder, die immer wegschauen, wenn man sie ansieht und gleich rot werden, wenn sie angesprochen werden. In diesen Fällen können sie dann auch gelegentlich zum Stottern neigen.

Eine andere Möglichkeit in den Larch-Zustand zu kommen, besteht darin, daß die Kinder zur Bescheidenheit erzogen werden. Dies wäre lobenswert, da die Bescheidenheit eine Tugend ist. Doch erziehen die meisten ihre Kinder zu Duckmausern, zu Menschen, die es nicht wert sind selbst etwas zu sein und dies führt dann zu falscher Bescheidenheit.

Wird ein Larch-Kind von jemandem verprügelt, so getrauen sie sich selbst nichts dagegen zu unternehmen. Sie gehen nicht zum Lehrer oder ihren Eltern, da sie fürchten verlacht oder verspottet zu werden. Sieht man so ein armes Larch-Kind, wie es schon seit einer halben Stunde am Kiosk ansteht und alle anderen sich vordrängen, so hat man unweigerlich den Drang, das Gefühl, ihm unter die Arme zu greifen oder es zu beschützen.

Vor Lehrern und anderen Autoritätspersonen haben sie das unweigerliche Gefühl unterwürfig sein zu müssen. Sie tun dann auch alles was ihnen von diesen aufgetragen wird. Ähnlich wie Centaury sind sie daher auch suchtgefährdet, da sie sich den Starken nicht widersetzen können. Sie getrauen sich auch nicht alleine irgendwo hinzugehen, immer muß jemand dabei sein. Werden sie ins Rektorat gerufen oder sollen sie alleine etwas wegbringen, so kommen sie oft zurück ohne den Auftrag ausgeführt zu haben, weil sie sich nicht trauten am Zimmer anzuklopfen.

Erfolgt hierauf eine Kritik oder ein Tadel, so können sie sehr heftig reagieren, das kann vom Weinen bis zum übermäßig Beleidigtsein gehen. Dies kommt wohl daher, daß sie ihren Zustand kennen, doch nicht von selbst herauskommen können. Durch den Tadel wird das Selbstvertrauen nun wieder ein bißchen mehr angekratzt. Im positiven Larch-Zustand wird Kritik als die Möglichkeit gesehen, etwas zu verbessern oder zu verändern. Larch ist die wichtigste Blüte, die wir haben, denn mangelndes Selbstvertrauen ist mangelndes Vertrauen in das SELBST in uns und dies ist der GÖTTLICHE Teil in uns. Dieses SELBSTVERTRAUEN muß jeder in sich aufbauen, damit er erkennen kann, daß er selbst bei größter Pein nicht aufzugeben braucht. Für »Larch« stellt es sich oft als Lebensaufgabe dar, dieses Selbstvertrauen zu entwickeln. Dabei verbraucht es eine Menge Energie, ohne an den eigentlichen Lebensaufgaben zu arbeiten.

Die Lernaufgabe von Larch liegt darin, zu erkennen, daß jeder im Leben eine Aufgabe zu erfüllen hat, die er mit erhobenem Haupt und gesundem Selbstvertrauen verwirklichen kann, da er alle Möglichkeiten zur Bewältigung dieser Aufgabe in sich trägt. Jeder Fehler, den ein Mensch begeht, ist dazu da, um an ihm zu lernen und zu reifen. Das Leben stellt eine Schule dar, durch die wir gehen müssen, um unsere Schwächen in Stärken zu verwandeln.

Mimulus

Gefleckte Gaucklerblume - Mimulus guttatus

Angst vor konkreten Dingen

die Tapferkeitsblüte

Furcht vor bestimmten Dingen, Nervosität, Überempfindlichkeit und Schüchternheit sind die Schlagworte für Mimulus.

In diesem Blütenbild ist vor allem die benennbare Angst vorherrschend. So bekommt das Mimulus-Kind beim Anblick eines Hundes einen ängstlichen Gesichtsausdruck und möchte von der Mutter getragen werden. Doch merkt man auch die übertriebene Empfindlichkeit gegen laute Geräusche. Das Baby schreit sofort, wenn in seiner Nähe jemand zu laut spricht. Die Kinder vertragen es auch nicht, wenn das Licht eingeschaltet wird, wenn die Mutti in der Nacht nach ihm schaut, oder ihm die Flasche oder Brust geben muß. In der Schüchternheit ähnelt es sehr dem Larch-Kind. So hängt es gerne am Rockzipfel der Mutter, um den Schutz und die Geborgenheit zu genießen. Jedes Alleinsein, sowie jede unbekannte Situation löst sofort Ängste aus.

Nach durchgemachten Krankheiten ist Mimulus, neben Walnut, eines der besten Mittel, denn es nimmt die Angst wieder in diese Situation zu fallen. Bei »Mimulus« besteht immer die Gefahr, daß es an den alten Erlebnissen festhält, so wie es dies im Äußeren an der Mutter tut. Besonders nach Knochenbrüchen haben die Mimulus-Kinder Angst das Körperglied wieder zu belasten.

Auch beim Autofahren zeigt sich die Schwäche von Mimulus. Im einfachen Verhalten ist es der baldige Drang nach einer Toilette, um Wasser lassen zu können. Im schweren Fällen muß sich das Kind erbrechen, besonders bei höheren Geschwindigkeiten. Dieses "in die Hose machen" oder "Schiß haben" zeigt sich immer wieder bei Angst.

Vor einer Verabredung oder Verpflichtung müssen diese Kinder schnell noch einmal auf die Toilette. Zu Verabredungen sind sie immer viel zu früh dran und bekommen dann wieder Angst, ob sie wohl am richtigen Ort sind, obwohl die Uhrzeit stimmt oder andere Gedanken jagen ihnen durch den Kopf. Dies kann soweit führen, daß ein Schulmädchen mit sechs Jahren eine solche panische Erwartungsangst hatte, daß sie, wenn die Schulglocke läutete, sie den Kopf zwischen die Hände nahm und sich übergeben mußte.

Im Umgang mit anderen Kindern sind sie sehr zurückhaltend, erröten leicht, bekommen feuchte Hände, eine belegte Stimme oder fangen gar zu stottern an. Edward Bach führte dazu aus:

"Dieses Mittel hilft geradezu erstaunlich Patienten, die durch andere, zu überwältigende, starke Persönlichkeiten geschwächt werden, denen gleichsam die Kraft entzogen wird, und es gibt ihnen Vertrauen und die Fähigkeit zurück, aufzustehen und sich den Schwierigkeiten des täglichen Lebens zu stellen, zugleich wird eine deutliche Verbesserung des gesundheitlichen Allgemeinzustands erreicht."[40]

Die Introvertiertheit von Mimulus sieht man auch darin, daß versucht wird die Angst vor der Umgebung zu verbergen. Bei den Kindern fällt es jedoch immer wieder deutlich auf, daß sie Angst haben, z. B. auf einen Baum zu klettern. Erwachsene hingegen können ihre Angst schon eher verbergen. Die größte Angst zeigt sich immer wieder auf erhöhten Plätzen, sie können von dort nicht hinunter schauen, denn Mimulus ist nicht schwindelfrei.

Im Volksmund sagt man "Die Angst sitzt einem im Nacken." Dieser Ausspruch ist bei Mimulus exakt zutreffend. Doch ist es nicht nur der Nacken der betroffen ist, speziell die Nieren reagieren empfindlich auf Ängste. Im energetischen Bereich ist dann der Nierenmeridian betroffen, der in seinen Energiefluß gehemmt wird. Betrachtet man nun die chinesische Akupunkturlehre etwas weiter, so entdeckt man, daß der Nierenenergie die Knochen, der Urogenitaltrakt und die Nerven zugeordnet werden. Krankheiten, die auf die Stabilität und Festigkeit der Knochen einwirken, wie z.b. Rachitis, liegen sehr häufig Ängste zugrunde. Bei Jungen kommt es immer wieder zum Hodenhochstand. Die Kräfte, die sich für die Bewegung des Hodens nach unten verantwortlich zeigen, sind zu schwach, so bleiben sie dann oftmals im Leistenkanal stecken. Bemerkenswert ist auch, daß diese ängstlichen Kinder meistens auch für ihr Alter zu klein sind, die Skelettstruktur entwickelt sich nicht altersgemäß.

Da auch die nervliche Verfassung von der Nierenenergie abhängt, fühlen sich die ängstlichen Kinder, in ihrer Sensibilität, oftmals von Geräuschen normaler Lautstärke überfordert und verlangen nach einem Abstellen dieser Lärmquelle. So läßt sich sagen, daß es vom positiven oder negativen Zustand der Mimulus-Energie abhängt, wie jemand Streß oder Geräusche erträgt. So geraten sie in einen adynamischen Zustand, in dem es ihnen an Kraft und Zähigkeit fehlt, schwierigen Lebenssituationen zu begegnen. Die Streßsituationen in der Schule zermürben gleichwohl ängstliche Kinder wie ängstliche Lehrer.

Im Äußeren kann man sie auch an den verdickten Augenlidern erkennen. Oftmals schauen sie auch älter aus als sie sind. Beim Einschlafen kann es zu Zuckungen der Arme und Beine kommen. In diesem Zustand sind sie dann nervlich nicht mehr belastbar und heulen gleich los, wenn es Probleme gibt.

Hier stellt sich natürlich wieder die Frage: Wie kann es zu diesen bewußten Ängsten kommen? Zum einen bringen diese Kinder bereits eine schwächliche Konstitution mit auf die Welt, die im Calcium-Mangel liegen kann. Daher sollte jede werdende Mutter dafür sorgen, daß sie ausreichend mit Calcium versorgt wird, z.B. mit den Schüßlersalzen Calcium flouratum D6 und Calcium phosphoricum D6, welche bereits ab dem dritten Schwangerschaftsmonat im täglichen Wechsel genommen werden sollten.

Zum anderen lassen sie sich auf einen bestimmten Umstand beim Geburtsvorgang zurückverfolgen. In jeder ähnlichen Situation erinnert sich das Unbewußte daran und reagiert mit Angst, da das damals erlebte Ereignis einen bleibenden Eindruck in der Psyche des Kindes hinterließ. Zur Weiterentwicklung eines Menschen ist es jedoch erforderlich das Vertrauen aufzubauen und zu lernen, daß jedes Erlebnis an seine Zeit und seinen Ort gebunden ist und jedem neuen Ereignis die Aufmerksamkeit geschenkt werden sollte, ohne an alten Gegebenheiten fest zu halten.

Dieses sogenannte Urvertrauen, das bei der Geburt in diese rauhe Welt verletzt wird, muß wieder voll hergestellt werden. In der Regel geschieht das sehr mühsam, doch mit der Essenz von Mimulus haben schon viele Kinder ihre Scheu verloren, die ihnen stets wie ein großes Hindernis im Nacken saß. Sie erkannten, auf die sanfte Art und Weise der Bach-Blüten, daß die Angst nur in ihrem Bewußtsein existierte und sie die Dinge von der falschen Seite her eingeschätzt hatten. Nach der Einnahme der Essenz fühlten sie sich wesentlich freier. In ihrem Denken und handeln wurden sie weitaus sicherer und zuversichtlicher als sie es früher waren.

Die Lernaufgabe von Mimulus ist es, zu erkennen, daß das Vertrauen in sich, in andere und in das Leben alle Angst tilgt. Mit Tapferkeit kann man nun vorwärtsschreiten. So sind es nicht die Ängste, die primär zu sehen sind, sondern es ist das Festhalten an alte Muster, die die Angst im Menschen erzeugten.

Mustard

Ackersenf - Sinapis arvensis
Melancholie, innere Leere, Traurigkeit
die Heiterkeitsblüte

Kinder schwelgen, hin und wieder, in traurigen und melancholischen Phasen vor sich hin und können keinen Grund für ihre Traurigkeit angeben. Mustard wird natürlich nicht so oft gebraucht wie andere Blüten, auch ist der Zustand bei Kindern oft nicht so deutlich sichtbar wie bei Erwachsenen. Doch bei einer genaueren Betrachtung fallen die großen Augen und der traurige Blick, der oft nur an den scheinbar heruntergezogenen äußeren Lidwinkeln zu erkennen ist, auf. Mit einigen Scherzen lassen sich diese Kinder jedoch bald wieder aufheitern. Alleine gelassen fallen sie dann aber wieder in den Zustand zurück. Ihr Gesicht kann dabei ausdrucks- und teilnahmslos sein. Sie werden auch geplagt von einer inneren Sehnsucht nach etwas, von dem sie nicht wissen was es ist.

In diesen Traurigkeitsphasen haben sie auch oft das Gefühl, sie gehören nicht auf diese Welt, die sich für sie so grausam und gemein darstellt. So sind sie dann auch der Meinung, daß für sie zum Überleben kein Platz in dieser Welt ist. Die letzten Zeilen gaben den tiefen inneren Zustand von Mustard wieder. Zur Verdeutlichung möchten wir hier ein kleines Beispiel anführen.

Ein kleiner Junge lag abends im Bett. Die Mutter laß ihm eine Geschichte vor. Das Zimmer war abgedunkelt. Vom Gang strahlte hell das Licht durch einen Spalt der Türe. Da sagte er plötzlich ganz traurig und wehmütig: "Mama siehst Du das Licht dort. Da gehöre ich hin. Dort sind meine Aufgaben, nicht hier."

Bi den Mustard-Kindern ist es die Sehnsucht nach der Geborgenheit, die sie im Mutterleib genossen und die sie in den ersten Tagen und Wochen nach der Geburt erfahren haben. So sind sie immer auf der Suche nach Erholung, Träumereien und hängen ihren Sehnsüchten nach.

Aus diesen Worten hört man bereits heraus, daß dieser Zustand dem der Blüte Clematis sehr ähnlich ist und in der Tat findet man beide Zustände meist beisammen. Bei Clematis steht der mangelnde Realitätsbezug im Vordergrund. Im Mustard-Zustand ist es dann die Sehnsucht nach einer heilen und problemlosen Welt. Stimmt nun die Realität mit diesen Vorstellungen nicht überein, so stellt sich dieses undefinierbare Verlustgefühl ein, das dann als Depression betitelt wird.

Mustard-Kinder sind schnell zu Tränen gerührt. In ihrer Sensibilität haben sie sehr nahe an das Wasser gebaut. Kaum tritt etwas Leidvolles oder Trauriges in ihre Umwelt ein, so werden sie von den Tränen überrollt. Dabei ist es egal, ob sich dies tatsächlich bei ihnen ergibt oder ob sie es nur im Fernsehen sehen. Trotzdem neigen sie dazu sich gerne Liebesfilme oder ähnliches anzusehen.

Es gibt aber auch noch eine andere Ursache für die Mustard-Traurigkeit: Werden Kinder, weil sie so schwach sind, nach der Geburt in den Brutkasten oder das Wärmebettchen gelegt, so fehlt ihnen die wichtige körperliche Berührung zu ihrer Mutter. Es kann dadurch dazu kommen, daß das Kindlein es nicht registriert, daß zwischen dem Innen (der schützenden Höhle der Mutter) und dem Außen (durch die Geburt) eine Wende vollzogen wurde.

Auch durch den Kaiserschnitt wird die Entwicklung eines Mustard-Zustandes begünstigt. Da die Schwierigkeit des Geburtsvorganges umgangen wurde, fehlt es den Kindern an der Kraft schwierige Situationen anzugehen oder es fehlt an der Zähigkeit diese durchzustehen. Sie drükken sich also vor aufkommenden Problemen und Schwierigkeiten und wollen nicht hören. Hier kann man dann auch beobachten, daß sie sich die Ohren zuhalten und weglaufen. Doch die Probleme holen sie immer wieder ein, so werden sie dann tief traurig, weil sie die Realität anders gesehen hatten. Mustard und Clematis lassen sich also oft nicht voneinander trennen. Clematis träumt sich eine heile Welt und Mustard ist traurig, weil die Welt in der Realität so ungemütlich und unfreundlich ist und sie nichts Freudvolles finden können.

Kinder, die immer wieder in einem Mustard-Zustand sind, berichten von Träumen, in denen sie aus großer Höhe, das kann ein Berg oder ein Flugzeug sein, in die Tiefe stürzen. Diese Tiefe wird gelegentlich auch als schwarzes Loch gesehen. Ebenfalls haben Water-Violet Kinder diese Träume.

Manchmal, in der Anfangsphase des Mustard-Zustand, kann man Kinder jedoch nur daran erkennen, daß sie urplötzlich ärgerlich sind. Schimpfend und schreiend kann dann schon mal das Spielzeug in die Ecke fliegen. Einen Grund können sie dann nicht angeben. So schnell wie der Anfall kam, so schnell ist er dann auch wieder verflogen.

Die Lernaufgabe von Mustard ist es, zu erkennen, daß nach jedem Tief wieder ein Hoch kommt. Alle auftretenden Gemütsschwankungen stellen nur eine vorübergehende Phase dar, der keinerlei Beachtung geschenkt werden sollte; denn jedes Kind ist so ausgerichtet, daß es die Welt im positiven Lichte sehen darf und kann.

Des weitern bringt Mustard die Erfahrung, daß Probleme gestellt werden, um an ihnen zu wachsen und zu reifen. So wie die Blütenblätter unermüdlich gegen die Deckblätter der Knospe drücken, damit eine wunderbare Rose unser Auge erfreut und uns mit ihrem herrlichen Duft betört, so wird das Kind durch die Einnahme der Essenz von Mustard sich unermüdlich den Problemen der "realen" Welt stellen und Hindernisse überwinden. Danach steht das Kind mit leuchtenden Augen, als ein gutgelaunter, sympathischer und fröhlicher Mensch vor uns. Genauso wie der Ackersenf, der früher die Äcker, ähnlich den heutigen Rapsfeldern, mit seiner herrlich leuchtenden gelben Farbe erhellte, so läßt sich der positive Zustand von Mustard ebenfalls beschreiben. Sehr fröhlich heiter und selbst bei größten Schwierigkeiten nicht aus der Ruhe zu bringen.

Oak

Eiche - Quercus pedunculata

übertriebene Härte und Verantwortung

die Entspannungsblüte

Diese Essenz, die aus den Blüten der Eiche gewonnen wird, trägt diesen Charakter, den man im Volksmund mit: "Er steht wie eine deutsche Eiche." bezeichnet.

Oak ist wieder eine der Blüten, die bei Kindern eher selten gebraucht wird. Doch hilft sie den Kindern, die ein sehr hohes Verantwortungsgefühl haben. Diese überzogenes Verantwortungsbewußtsein hegen sie sowohl gegen sich, als auch anderen gegenüber.

Deutlich zeigt sich dieses Pflichtbewußtsein, gegen sich, wenn sie einmal, was selten vorkommt, krank geworden sind. Es ist für sie das Schlimmste, an das Bett gefesselt zu sein, denn sie haben immer das Gefühl von ihren Freunden gebraucht zu werden. "Ohne mich können die anderen doch die Schneeburg nicht bauen." solche oder ähnliche Sätze hört man dann von ihnen. Sie fordern, daß alles gemacht wird, nur daß sie bald wieder auf den Beinen sein können. Kaum haben sie die Medizin eingenommen, fragen sie in ihrer Ungeduld, die Impatiens ähnelt, schon ob sie wieder aufstehen können, oder wie lange es noch dauert, bis das Mittel wirkt. Diese Kinder rühmen sich auch oft, daß sie noch keinen Tag in der Schule gefehlt haben und die Muttis sind ganz stolz, daß ihr Sohn, ihre Tochter, noch keine Kinderkrankheiten bekommen hat.

Auch Agrimony-Kinder können es nicht leiden krank zu sein und wollen schnell wieder gesund werden, doch geht es ihnen darum, die innere Harmonie wieder herzustellen.

Oak-Kinder kämpfen bis zum Umfallen. Dies sieht man besonders im Sport. Verbissen versuchen sie den verlorenen Ball noch zu erreichen, gegen einen schnelleren Läufer zu gewinnen. In ihren Kämpfen geht es ihnen somit nicht um das Spiel, sondern nur um das Gewinnen um jeden Preis. Somit überschreiten sie ihre Leistungsgrenze immer wieder. Kommt es aus dieser Überforderung zu Schwächeeinbrüchen, so ärgern sie sich über ihren so laschen Körper.

So hart Oak-Kinder auch gegen sich selber sind, so würden sie doch niemals anderen Vorwürfe machen. Dies ist auch bei »Pine« so. Doch Pine-Kinder sind beherrscht von Schuldgefühlen, so suchen sie für alles die Schuld bei sich und nehmen sogar die Schuld der anderen auf sich. Bei Oak ist dies etwas anders. Sie machen sich einen Vorwurf nur deshalb, weil sie, ihrer Meinung nach, diese Sache selbst hätten in die Hand nehmen und sie nicht anderen überlassen sollen. Aus dieser Erfahrung heraus nehmen sie immer mehr Verantwortung auf sich, erledigen immer mehr, bürden sich immer mehr Arbeit auf. Bach beschrieb »Oak«, zusammen mit »Olive« und »Gorse«, in ihren äußeren Kennzeichen als blasse Typen auf Grund dieser Last.

Edward Bach zitierte: "Oak ist für jene, die sich sehr bemühen, die hart kämpfen, um gesund zu werden. Sie sind sich selbst gram, weil sie krank sind und dieses sie abhält, ihre Arbeit zu verrichten. Obwohl sie fühlen, daß nicht viel Hoffnung auf Genesung besteht, werden sie alles daran setzen, was in ihren Kräften liegt, um wieder gesund zu werden."[41]

An anderer Stelle schrieb er: "Krankheiten dieses Typs sind jene, bei denen viel aus dem Gleichgewicht ist, im Gemüt sowie im körperlichen. Mentale Leiden, wie Nervenzusammenbrüche oder jene Arten von Geistesgestörtheit, die man als völlig aus dem Gleichgewicht geraten bezeichnen könnte (wo die Kontrolle weitgehendst verloren ist); und das gleiche im körperlichen, wo der Patient die Kontrolle über Teile seines Körpers oder dessen Funktionen verliert."[42]

Geben Oak-Kinder ihr Wort, so kann man sich voll darauf verlassen, daß sie es auch halten. Ebenso verhält es sich mit Aufgaben, die man ihnen anvertraut hat. Sie vergessen es nicht die Blumen zu gießen, den Abfalleimer wegzutragen oder ähnliches. Selbst wenn es über ihre Kräfte hinaus geht, so hört man sie nicht klagen oder schimpfen über die ihnen anvertraute Sache. Da schleppt der 12-jährige Junge mit verbissenem Gesicht und hochrotem Kopf einen Sack Zement und das 8-jährige Mädchen jätet noch immer Unkraut, obwohl ihr der Rücken schon fürchterlich schmerzt.

Manchmal kommt es aber auch vor, daß der Oak-Zustand erst hervortritt, wenn dem Kind eine Aufgabe übertragen wurde. Waren die Kinder z. B. in der Klasse immer locker und leger, so werden sie, wenn sie zum Klassensprecher gewählt wurden, hart. Die auf sie übertragene Aufgabe sehen sie als sehr verantwortungsvoll an und nun wollen sie ihr auch gerecht werden. Dabei schießen sie über das Ziel hinaus, nehmen alles übergenau, bisweilen übertreiben sie es auch. Dies kann besonders dann geschehen, wenn der Lehrer aus der Klasse gerufen wird und nun er auf die Klasse aufpassen muß. Er wird genauestens notieren, wer was gemacht hat. Exakter und härter als es ein Lehrer macht, sorgen sie für Ordnung. Doch scheinen sie unter der, für sie übermächtigen, Verantwortung erdrückt zu werden.

Die Lernaufgabe von Oak ist es, zu erkennen, daß das Leben in sich schon eine große Verantwortung trägt, der man sich im Spielraum der eigenen Leistungsgrenze stellen muß. So wird man durch die Einnahme von Oak von dem inneren Verantwortungszwang entbunden und erkennt die natürlichen Grenzen seiner Kraft und Ausdauer. Dadurch macht Sport wieder Spaß, weil man nicht unbedingt Erster werden muß. Sie können abschätzen, daß gewisse Aufgaben ihre Fähigkeiten überfordern und diese guten Gewissens abgeben. Diese Erkenntnisse werden nicht durch gutes Zureden der Eltern oder Lehrer erreicht, sondern sie werden durch die überströmende Liebe der Eichenblüte geschenkt, die den Kindern wieder die notwendige Frische gibt, die sie benötigen um Spaß und Gefallen am Leben zu finden.

Olive

Olive - Olea europaea
körperliche, geistige und seelische Erschöpfung
die Erfrischungsblüte

Alle Kinder rennen herum und toben sich an ihren Spielen aus, nur der Olli nicht. Der sitzt da, schaut den anderen zu und beobachtet, was die anderen gerade alle so treiben. Den Aufforderungen der anderen Kinder: "Komm spiel doch mit!" entgegnet Olli in seinem Olive-Zustand nur: "Habe keine Lust." Bei näherem Betrachten fällt auf, daß seine Haut sehr blaß ausschaut und sich sehr trocken anfühlt, bisweilen ist sie auch runzelig. Er sieht sehr erschöpft aus und auch einige Pfunde trägt er zuviel mit sich herum.

Bei dem Bild der spielenden Kinder fragt man sich, wie es denn zu so einem so traurigen Bild wie bei Olli kommen kann, daß er aus dieser Erschöpfung heraus keine Lust mehr verspürt mit den anderen zu spielen, wo doch Kinder sich nach Anstrengungen schnell wieder regenerieren und in ihrem Bewegungsdrang schon so manchen Vater fertig gemacht haben.

Nun zum einen kann man die genetische Seite dafür verantwortlich machen. Das heißt, daß von Haus aus nicht genügend Energie vom Körper bereitgestellt wird und auch zu geringe Kraftreserven vorhanden sind. Zum anderen kann es aber auch an der denaturierten Nahrung liegen, daß man so energieschwache Kinder in der Familie hat. So tue man gut daran, sorgfältigst darauf zu achten, daß die Ernährung überwiegend aus vegetarischer Rohkost besteht. Damit dem Körper die größtmögliche Energie zugeführt wird. Das heißt z.B. als Pausensnack Obst, Salate als Vorspeise usw.

Dr. Bircher-Benner ging davon aus, daß die Pflanzen die Energie des Sonnenlichts zum Aufbau ihrer Zellen verwenden. So wird die Sonnenenergie als ruhende chemische Energie in der Pflanze gespeichert, welche bei der Verdauung wieder freigesetzt werden. Jede Erhitzung zerstört diese Energie. Unsere Zellen sind sind jedoch auf diese Energie angewiesen.[43]

Aus der Erfahrung läßt sich sagen, daß bei Fleischverzehr und anderen behandelten Produkten der Körper gezwungen wird, die aufgenommen und entstehenden Giftstoffe wieder auszuscheiden. Wie schwer er sich dabei tut sieht man an den vielen Hauterkrankungen in der heutigen Zeit. Doch hierzu möchten wir wieder Dr. Edward Bach zu Worte kommen lassen.

"Innere Reinlichkeit hängt von der Ernährung ab, und wir sollten all das auswählen, was sauber und naturbelassen ist und so frisch wie möglich, vor allem Obst, Gemüse und Nüsse. Tierisches Fleisch sollte man auf jeden Fall vermeiden, weil es viele Stoffwechselgifte im Leib entstehen läßt..."[44]

Wird bei einem Olive-Kind die Ernährung nicht umgestellt, so beginnt im Körper ein verzehrender Ausscheidungskampf gegen die unbrauchbaren Stoffe. Wie jeder Kampf benötigt auch dieser viel Energie, die dann dem restlichen Organismus fehlt.

Die Aussage "Habe keine Lust!", die Olli machte, ist nicht wirklich die Lustlosigkeit, die er vorgibt, sondern eine große Schwäche, die man auch in seinem Gesichtsausdruck sehen kann. Die Mattigkeit und Müdigkeit ist in jede einzelne Faser seiner Mimik geschrieben. Mit Schokoriegeln und zuckerhaltigen, oft sogar aufputschenden Getränken versuchen sie die Müdigkeit zu übergehen, denn dadurch scheint wieder Energie in den Körper zu gelangen. Doch je mehr von diesen Getränken konsumiert wird, desto öfter fallen sie in ein körperliches Tief hinein, denn der Zucker kompensiert die Müdigkeit nur. So läßt sich sagen, daß die Eltern diese Müdigkeitsphasen bei ihren Kindern weit häufiger sehen könnten, gäbe es diese schnellen "Zuckerpuscher" nicht.

Dauern dies Tiefphasen über einen längeren Zeitraum an, so manifestieren sie sich auch auf der seelischen Ebene, auch geistig erscheinen die Kinder dann müde. So kommt es häufig vor, daß man einen Olive-Zustand mit einem Hornbeam-Zustand verwechselt.

Doch bei Hornbeam liegt die Müdigkeit, wie bereits beschrieben, in der geistigen Überanstrengung, wie z. B. in der Schule. Durch ihr Lieblingsspiel oder mit einem Besuch im Schwimmbad schafft man wieder einen körperlichen Ausgleich zur mentalen Erschöpfung und die Müdigkeit ist wie weggeblasen. Dies ist bei einem Olive-Zustand nicht möglich. Die Erschöpfung wird nur noch größer.

Bei Olive wurde eben nicht auf den ausgleichenden Rhythmus von Anstrengung und Erholung geachtet. Auch wenn die Kinder nur kurze Phasen der Erholung benötigen, um sich wieder zu regenerieren, muß man darauf achten, daß sie diese nicht mit Süßem verkürzen und so über ihre energetischen Verhältnisse leben.

Olive und Hornbeam sind unsere besten Mittel, um bei beginnender Grippe die nötigen Abwehrstoffe zu mobilisieren. In der Grippezeit sollte man schon beim geringsten Verdacht auf Fieber diese beiden im Wasserglas anwenden.

Die Lernaufgabe von Olive ist es, zu erkennen, daß man nur eine gewisse Menge an Energie besitzt und daß man versuchen sollte diese Energie nie zu tief abfallen zu lassen. Die Erkenntnis, daß jeder ein individuelles Enegiepotential zur Verfügung hat und man anderen gegenüber gelegentlich mehr Ruhepause braucht, wird durch die Einnahme von Olive stärker ins Bewußtsein rücken.

Somit wird nicht nur die Blüte des Olivenbaums den Kindern helfen, sondern auch die Macht des Unbewußten kann so zu seiner Entfaltung kommen und dem Kind zeigen, was es verändern muß um diesen Phasen der Erschöpfung zu entgehen.

Pine

Kiefer - Pinus sylvestris

Schuldgefühle, schlechtes Gewissen

die Verzeihensblüte

Die Schuldgefühle, welche das Bild von Pine beherrschen, entstehen dadurch, daß man sich seine eigenen Fehler nicht verzeihen kann. Daher kommt es dazu, daß man sich die Unzulänglichkeiten anderer auf die Schultern lädt. Dies trifft im gleichen Maße bei Kindern und Erwachsenen zu.

Bei den Kindern werden die Schuldgefühle hauptsächlich durch ihre Religion, den Schleier der Sexualität und anderen manipulativen Eingriffen von außen erzeugt.

> "Wir können beruhigt sein, daß es nur eine Sünde gibt: nicht den Geboten des Göttlichen in uns zu folgen. Das ist Sünde gegen Gott und den Nächsten."[45]
>
> *Edward Bach*

Beginnen wir mit der Religion. Jeder Religion liegen notwendige Regeln zum Zusammenleben von Menschen zu Grunde. Leider werden diese, in überzogenen Moralvorstellungen, dazu benutzt um bei den Menschen ein Bild einer falschen Sittlichkeit zu erzeugen. So wird jeder, der sich an den Rand der rigiden Moral begibt, als Sünder bezeichnet. Da jedoch nicht alles was ein Mensch tut an das sichtbare Tageslicht kommt, wird ihm gesagt: "Gott hört und sieht alles, auch das was du denkst!" Kinder sind noch nicht in der Lage den tiefen Sinn dieses Satzes zu verstehen. Er erzeugt in ihnen bei jeder Tat und bei jedem schlechten Gedanken Schuldgefühle gesündigt zu haben und dafür bestraft zu werden. Durch dieses bewußte Einimpfen von Schuldgefühlen wird der Mensch kontrollierbar. Eine junge Frau wurde sehr im kirchlichen Glauben erzogen und von ihrem Vater wie ein Stück Dreck behandelt. Doch durch die falsche Moral bekam sie zu den blauen Flecken noch Schuldgefühle hinzu, wenn sie dachte, daß ihr Vater gemein und böse sei. Sie bat Gott in ihren Gebeten darum, ihr die Gedanken zu verzeihen. Noch heute ist dieses Schuldprogramm tief in ihrem Inneren. Sie hat nicht nur Probleme mit

Männern, sondern auch Schwierigkeiten sich mit ihren männlichen Anteilen auseinander zu setzen.

> "Wir haben nicht das geringste Recht, uns in das Leben irgend eines Kindes Gottes einzumischen. Jeder von uns hat seine eigene Aufgabe. . . . Krankheit ist also das Resultat von Einmischung: Einmischung in das Leben eines anderen oder Zulassen, daß andere uns selbst stören."[46]
>
> *Edward Bach*

Bei diesen Worten wird deutlich, daß zu diesem Spiel immer zwei gehören. Der eine ist der gutmütige Centaury-Typ, der es jedem recht machen möchte und um Anerkennung zu bekommen, sich von anderen in seiner geistigen Entwicklung stören läßt. Der andere ist derjenige, der sich gerne in die Angelegenheiten anderer einmischt, um diese dann zu manipulieren, zu formen und das aus ihnen zu machen, was er gerne möchte, bei uns Chicory Typ genannt.

Diese beiden lassen sich bei spielenden Kindern immer wieder beobachten. Die einen, »Chicory«, sind immer am Machen um bei den anderen Schuldgefühle zu erzeugen, um sie sich dann nach ihrem Willen gefügig zu machen. "Du bist schuld, weil du . . ." oder "Du darfst nicht mehr zu mir kommen, wenn du das nicht machst!" Durch diese emotionalen Erpressungen läßt sich ein Centaury-betontes Kind leicht beherrschen, da es sich schuldig fühlt und diese Schuld tilgen will. Centaury und Pine sind zwei Blüten, die wir fast immer gemeinsam antreffen. In der Therapie ist es wichtig zuerst die Schuldgefühle zu tilgen.

Doch finden wir dieses Spiel "Chicory - Pine" nicht nur zwischen den Kindern, auch die Eltern arbeiten häufig mit Zuckerbrot und Peitsche. So vertragen Chicory-Eltern, in ihrer Neugierde, keine verschlossenen Türen. Geheimnisse gibt es in der Familie nicht. Alles was die Kinder betrifft, wird offen auf den Tisch gelegt. Sie möchten vor jedem Schritt ihrer Kinder gefragt werden, damit diese ja nichts Falsches tun, denn sie meinen es ja nur gut mit ihrem Kind. Doch steht unbewußt dahinter, daß durch dieses Überwachen das Kind immer ein schlechtes Gewissen hat, denn damit läßt es sich bis zu einem gewissen Alter leichter erziehen.

Wird nämlich der elterliche Druck auf die Kinder zuviel oder sie erkennen daß die Eltern geistig oder körperlich stärker werden, beginnen sie sich dieser Manipulation zu entziehen. So kommt es immer häufiger zu

Auseinandersetzungen zwischen den Kindern und den Eltern. Diese stehen dann oft ratlos da und sagen: "Ich wollte doch immer nur das beste für mein Kind und jetzt tut es mir das an? Es ist so stur und läßt sich überhaupt nichts sagen!"

Für viele Eltern ist es schmerzhaft zu erkennen, daß sie durch ihren Erziehungsstil, den sie von ihren Eltern abgeschaut haben, Macht auf ihre Kinder ausübten und alles versuchten, daß ihr Kind das machte, was sie wollten.

Ja, mit Schuldgefühlen und Angst lassen sich ganze Nationen kontrollieren und regieren. Wie leicht geht dies dann auch in der kleinen Familie?

Wenden wir uns nun der Sexualität zu. Viele Frauen und Männer haben Probleme mit der Sexualität und es stellt sich immer wieder heraus, daß die Ursachen dafür in der Kindheit gelegt wurden. Im massivsten Falle waren es sexueller Inzest, bei dem den Kindern schwerste Schuldgefühle aufgeladen wurden. Aber auch ein emotionaler Mißbrauch führt zu diesen Schuldgefühlen. Wie soll ein Kind damit zurecht kommen, wenn sich die Mutter wegen den lieblosen Vater, bei ihm ausweint? Was soll eine Tochter davon halten, wenn der Vater sich über die Mutter beschwert? Welche Gefühle soll ein Kind entwickeln, wenn es immer wieder hört: "Eigentlich wollten wir ja lieber einen Jungen." Selbst die Gedanken, die Eltern während der Schwangerschaft hegen, schlagen sich bei dem Kind nieder.

So konnte bei einem halbjährigen Kind eine Hautirritation, die seit Geburt bestand und die in einer Pinezone[47] am Bein war, mit der Essenz von Pine und einer Pinecreme geheilt werden. Über die Lage dieses Ekzems kam ich auch auf die Hintergründe der Entstehung. Weder die Mutter noch der Vater konnten sich mit der Schwangerschaft abfinden. Das Kind hatte nun Schuldgefühle, weil es diese beiden Menschen so störte. "Entschuldigt, daß ich geboren bin." wollte das Kind damit wohl sagen. Auch wenn die Eltern das Kind nach der Geburt innig lieben, bleibt die Verletzung erhalten bis sie z.B. mit der Blütenessenz von Pine geheilt wird.

Immer wieder kommt es bei manchen kleinen Mädchen zu dem Wunsch einen Penis zu haben. Sie stellen sich zum Pinkeln wie Jungen hin oder halten sich etwas Penisartiges vor, um wie ein Junge zu sein.

Hier erfuhren wir immer wieder, daß die Eltern einen ausgesprochenen Wunsch nach einem Jungen hatten.

Wie mag es im Innersten des Jungen aussehen, der im Charakter anders ist als seine beiden Brüder, die sehr brav und ordentlich sind, und er deshalb öfters zu hören bekam: "Nimm Dir ein Beispiel an Deinen Brüdern! Wenn Du nicht braver wirst, werden wir Dich verkaufen!"? All diese Taten, Worte und Gedanken prägen das Leben des Kindes für sein ganzes Leben.

Im Alter von etwa sechs oder sieben Jahren beginnt die sexuelle Energie in den Kindern zu erwachen und in ihnen hochzusteigen. Das Interesse am anderen Geschlecht wächst an. Um nun im Äußeren alles zu untersuchen, gibt es seit eh und je das Doktorspiel. Besonders der Genitalbereich bedarf hier der genauesten Inspektion. Werden die Kinder nun dabei von den Eltern erwischt, so ist der Aufruhr groß und es wird versucht mit Strafen dieses Vorgehen zu unterbinden. Doch welche Verletzung bleibt bei den Kindern zurück? Wie werden sie sich verhalten, wenn sie ihren Lebenspartner gefunden haben? Diese Unterdrückung wird sich an einer anderen Stelle einmal zeigen. Es wäre doch gut, wenn sich die Eltern so verhalten könnten, wie sie es sich selbst, damals als sie so alt waren, gewünscht hätten und dieses Thema nicht unter Strafandrohung stellten.

Welche Schuldgefühle, seiner Intelligenz gegenüber, muß ein Junge wohl haben, der zu hören bekommt: "Wenn du onanierst, wirst du blöd!" Der Drang kommt in jedem hoch, doch was soll er dann machen? Tut er es, hat er Schuldgefühle, tut er es nicht, so sucht sich die Energie andere Wege. Kaum jemand nennt seinen Kindern Auswege, wie sie mit dieser Energie umgehen können, weil sie es selbst nicht gelernt haben.

So leiden diese Kinder, auch in ein Mädchen, an den Gefühl nicht verstanden zu werden. Dies kann bis zum völligen Ignorieren sexueller Gefühle gehen.

Immer wenn wir mit anderen Menschen nicht zurecht kommen, versuchen wir sie uns mit Schuldgefühlen wieder gefügig zu machen. So braucht man sich nicht wundern, daß auch in der Schule viel mit Erzeugen von Schuldgefühlen gearbeitet wird. Kinder, die sich auf das Spiel "Chicory - Pine" nicht einließen, mußten häufig, entgegen dem Grundsatz der Rechtsprechung "Im Zweifel für den Angeklagten.", die schlechtere Zeugnisnote hinnehmen.

Doch nicht nur die Lehrer üben diese Manipulationen auf die Kinder aus, viel mehr sind es die Eltern, die von ihren Kindern besonders gute Noten erwarten. Damit sie diese auch bringen, wird sehr viel unternommen: Bezahlung der Noten, Fernsehverbot, Geschenke, Hausarrest, Urlaub, zusätzliche Lernstunden usw. Dann wundern die Eltern sich, wenn die Kinder ihre schlechten Schulaufgaben nicht zuhause herzeigen und die Unterschrift fälschen, oder wenn sie in der Schule bei schlechten Noten weinen.

Aus den beschriebenen Beispielen läßt sich erkennen, daß das schlechte Gewissen und die Schuldgefühle bei Kindern selten von Haus aus vorhanden sind. Sie wurden fast immer von den Eltern, der Kirche und der Schule erzeugt. Doch ist es nicht notwendig zu derartigen Mitteln der Erziehung zu greifen. Wer die Folgen dieses generationenlangen Konfliktes kennt, wird versucht sein andere Wege in der Erziehung zu finden. Doch dazu müssen meist erst mit geeigneten psychologischen Methoden die alten Programme durchbrochen werden. Ebenso gilt es die sturen Gewohnheiten einer fehlgeleiteten Moral abzulegen und sich dem Kind und seiner Erziehung mit der notwendigen Flexibilität in der Erziehung zu nähern, um die Individualität des Kindes zu bewahren.

Die selbstzerstörerischen und masochistischen Züge im späteren Alter lassen sich immer wieder darauf zurück führen, daß den Kindern immer wieder gesagt wurde, wie schlecht oder böse sie sind. Die Bestrafung, die diesen Äußerungen folgte, wird dann zu einem Verlangen danach bestraft zu werden, was wiederum dazu führen kann, daß Schmerz als Lust erlebt wird.

Bei dieser Blüte möchten wir dringend auf die Lernaufgabe der Eltern und Erzieher hinweisen, denn bevor sie sich nicht von allen Schuldgefühlen befreit haben, können sie ihren Kindern gegenüber keine freudvolle Erziehung einschlagen, da die Schuldgefühle ihrerseits immer wieder zu manipulativen Mitteln greifen.

So sollen Sie lernen, daß jedes Kind entsprechend seinen individuellen Fähigkeiten und Fertigkeiten geführt und geleitet werden soll; daß jeder Machtanspruch aus der Erziehung zu streichen ist, da Machtausübung immer einen anderen einengt. Ebenso muß erkannt werden, daß es für die Entwicklung eines Kindes schädlich ist, wenn ihm bei Vergehen Schuldgefühle einsuggeriert werden. Hier möchten wir betonen, daß Fehler erst dann Fehler sind, wenn sie ein zweites Mal begangen werden, ansonsten waren es Erfahrungen, die zur Entwicklung dienen sollten. Edward Bach vertrat die Meinung, daß etwas Schlechtes nur etwas Gutes am falschen Platz ist.

So lassen Sie uns am Abschluß dieser Blütenbeschreibung noch sagen, daß wir uns hier nicht als neue Moralapostel aufspielen möchten und Ihnen schon gar keine Schuldgefühle aufzwingen wollen. Es geht uns darum Ihnen all das aufzuzeigen, um Sie in ihren guten Seelenqualitäten zu stärken, den Kreislauf von Schuld und Sühne zu durchbrechen und der neuen Generation von Kindern den Weg in eine glückliche Zukunft, mit Ihrer Hilfe, zu ebnen.

Red Chestnut

Rote Kastanie - Aesculus carnea

Angst und Sorge um andere

die Vertrauensblüte

Edward Bach erkannte in Red Chestnut den negativen Charakterzug der Sorge und Angst um andere. Im Kleinkindalter kommt dies fast nie vor, da sich die Gedanken der Kinder vorwiegend um sie selbst drehen. Auch im Kindergarten ist der Red Chestnut - Zustand selten zu beobachten.

Anders wird es dann in der Schule. Die Kinder zeigen sich sehr betroffen, wenn der Lehrer oder eines der Kinder nicht in die Schule kommt. Sie müssen dann nachfragen, was mit ihnen los ist und ob sie schwer krank sind und wann sie wieder in die Schule kommen. Sie überlegen auch was denn sein wird, wenn sie schlimm krank sind oder gar ins Krankenhaus kommen. Über all diesen Überlegungen kann es dann auch immer wieder passieren, daß das Red Chestnut-Kind in seiner Sorge um den anderen plötzlich zu weinen beginnt.

Diese Angst und Sorge um den anderen treibt sie dazu, den Erkrankten zu besuchen oder ihm zumindest zu schreiben, wenn ein Besuch nicht möglich ist.

Diese Trauer um andere zeigt sich auch häufig in einem starken Mitleid. So leiden sie und weinen sie mit einer Freundin mit, wenn diese eine schlechte Note bekommen hat und weint. Sie drängen anderen, denen es schlecht geht, ihre Hilfe förmlich auf, um diese aufzuheitern. Da sie sich in ihrer eigenen Persönlichkeit nicht abgrenzen können, empfinden sie den Schmerz anderer, die sich verletzt haben, ebenso mit, beginnen dann zu weinen, obwohl der andere den Schmerz gar nicht so arg empfindet. Dieses Mitleid muß in Mitgefühl und Barmherzigkeit umgewandelt werden, um die Grenze der Persönlichkeit zu wahren und um angemessen helfen zu können.

In diesem Denken von Sorge und Angst um andere geht das Bewußtsein für sich selbst verloren. So werden sich Krankheiten einstellen, durch die sich das Kind wieder mit sich und der Entwicklung seiner Persönlichkeit beschäftigen muß.

Da in der Familie oftmals eine symbiotische Verbindung besteht, läßt sich Red Chestnut dort auch am deutlichsten sehen. Diese Verbindung wird in den ersten Lebenstagen gebildet, wo der Säugling ohne seine Eltern nicht überleben könnte. Auch die Mutter lebt emotional durch den Säugling. Zwischen vielen Müttern und Kindern bleibt diese innige Verbindung aber zu lange bestehen. Die seelische Nabelschnur wurde nicht durchtrennt.[48] Ein Vorgang, der bei den Naturvölkern im Ritual zur Aufnahme in die Gemeinschaft vollzogen wird.

Im normalen täglichen Leben werden wir den negativen Seelenzustand von Red Chestnut überwiegend bei den Müttern finden. Als Mutter sollte man sich deshalb immer vor Augen halten, daß alles was man seinen Kindern gegenüber tut oder unternimmt um sie zu beschützen und zu behüten, sich zum Guten und Schlechten entwickeln kann. Fühlen die Kinder sich durch die Überbesorgnis in ihrer freien Entfaltung eingeengt, so folgt automatisch ein Gegendruck. Hat der Sohn z.B. ein neues Motorrad und lädt seine Mutter zu einer Probefahrt ein, so wird er ihr durch rasantes Fahren Angst einjagen, dies geschieht dadurch, weil er die Angst der Mutter spürt. Er tut das nicht absichtlich, sondern will damit zeigen, daß sie keine Angst zu haben braucht, wenn er damit fährt.

Sie kennen sicher noch die Angst Ihrer Eltern, wenn Sie mal abends aus waren und nicht gleich zum ausgemachten Zeitpunkt zuhause waren. Auch erinnern Sie sich noch an die Standpauke, die Sie erhielten, weil Ihre Eltern deshalb nicht schlafen konnten.

Wir sehen es auch bei den Großmüttern, die Todesängste ausstehen, wenn der kleine Enkel über die Straße läuft. Das sind die Mütter, die nicht ins Bett gehen, ehe der Sohn nicht anruft und sagt, daß er gut im Urlaubsort angekommen ist. Es sind auch die Mütter, die ihren Kindern einschärfen, ja jeden Abend aus dem Schullandheim anzurufen um ihnen zu sagen wie es ihnen geht. Manchmal schicken sie ihren Lieben dann auch kleine Naschpakete nach, weil sie so um das Wohl ihrer Kinder besorgt sind. Ich kenne eine Mutter, die bereits bei Schulschluß, daheim am Fenster steht und unruhig und angstvoll wartet, bis ihre Tochter von der Schule kommt. Es kann sogar soweit führen, daß sie in der Schule anrufen und fragen, was los ist, weil ihr Kind nicht kommt.

Wer sich so in diesen Ängsten verliert, der braucht dringend Red Chestnut um das verlorene Gottvertrauen wieder zu gewinnen. Gott sorgt in seiner unendlichen Liebe für alle seine Kinder und durch eine Erziehung zur Selbständigkeit sind die Kinder in den Armen Gottes geborgen.

So haben wir es schon des öfteren erlebt, daß Mütter, die ihre Kinder gerade vor einer vermeintlichen Gefahr gerettet hatten, diese schlugen oder arg ausschimpften, weil sie nicht aufgepaßt hatten. Die Kinder konnten dieses Vorgehen der Mutter nicht verstehen. Es war ja auch nicht gegen sie gerichtet, sondern nur eine Selbstbestrafung wegen der eigenen Unachtsamkeit, die nicht nötig wäre, wüßte das Kind um die Gefahr. Hier ist der Moment um dem Kind das Gefahrenmoment bewußt vor Augen zu halten. Es ist nicht die Zeit in Angst und Panik zu geraten, denn der Augenblick ist schon Vergangenheit. Die Gegenwart läßt sich für die Zukunft nutzen.

Geben wir den Müttern den Rat, den Kindern ihre Ängste nicht so spüren zu lassen, so antworten sie: "Wenn man sie nicht ermahnt und dauernd auf sie aufpaßt, dann kennen sie überhaupt keine Vorsicht mehr." Hierin sieht man wie tief sich dieser Aberglaube über Generationen hinweg bereits in die Köpfe der Menschen eingenistet hat. Nur dadurch, daß wir Erwachsenen uns verändern, können wir mit der Hilfe der liebenden Blüten der Roten Kastanie diesen Kreislauf durchbrechen.

Im Vertrauen auf Gott liegt auch das Vertrauen in seine Apotheke der Natur. Selbst wenn eine Mutti sich mit naturheilkundlichen Präparaten versorgt, so ist sie bei einer Empfindungsstörung ihres Kindes eher geneigt zu allophatischen Mitteln zu greifen, da sie der Meinung ist. "Es könnte ja sonst zu spät sein!" Viele Kinderärzte geben aus diesem Grund heraus, auch wegen der Angst, viel zu oft Antibiotika, was wörtlich übersetzt »Gegenleben« heißt. Wer das Vertrauen in Homöopathie, Schüßlersalze, Pflanzenheilkunde und Bachblüten hat, wird weitgehendst auf andere Mittel, auch auf Impfungen, verzichten können.

So leiden die Kinder unter den Ängsten der Eltern und unter den Nebenwirkungen, die viele Impfungen in sich bergen.

In Familien, in denen Konflikte immer wieder auftreten, leiden die Kinder ebenfalls sehr. Sie sorgen sich darüber was sein wird, wenn z.B. der Vater wieder betrunken nach Hause kommt, wenn sich die Eltern scheiden lassen. Sie weinen mit der Mutter mit, wenn diese vom Vater geschlagen wird. In der Schule befürchten sie, daß er evt. zu Hause der Mutter etwas tun könnte. Die Polypen, welche bei solchen Kindern immer wieder zu finden sind, lassen sich mit der Essenz von Red Chestnut behandeln, ebenso andere Affektionen der Nase. Doch sind in massiven Konflicktfällen auch die Blüten Pine, Rock Rose, Agrimony und Centaury zu bedenken.

Sind liebe Angehörige im Krankenhaus oder schwer krank, so sind Red Chestnut-Kinder mit den Gedanken stets bei diesen und wirken so unkonzentriert, bisweilen auch traurig, was manchmal an Mustard oder Clematis denken läßt.

Dic Lernaufgabe von Red Chestnut liegt für die Eltern darin, daß sie erkennen müssen, daß sie ihre Kinder nicht vor allen Gefahren beschützen können. Die Kinder von Gefahren fernhalten heißt für diese, daß es keine Gefahren gibt, daher ist es immer besser auf Gefahren hinzudeuten und wenn nötig tapfer mit den Kindern durch die Gefahr gehen. Eine Mutter erzählte mir einen Traum, den sie öfter träumte: "Mein Kind ertrank im See. Es streckte mir die Hand, doch ich konnte diese nie fassen, immer fehlte noch ein kleines Stück." Nach dem Hinweis, ihrem Kind mehr Freiraum einzuräumen und Vertrauen in das Kind zu fassen, war der Traum verschwunden.

Das Ertrinken im Traum kann auch dafür gestanden haben, daß das Kind sich im Gefängnis der Angst nicht weiterentwickeln kann. Nur durch die Erfahrungen des Lebens können wir uns zu eigenständigen Persönlichkeiten entwickeln.

Die Lernaufgabe für die Kinder liegt darin, daß sie erkennen, daß sie durch die Wahrung ihrer Persönlichkeit die Fähigkeit erlangen, für jemanden der in Krankheit oder Not ist, positiv zu denken.

Rock Rose

Gelbes Sonnenröschen - Helianthemum vulgare

akuter Schreck, Angst, Todespanik

die Gelassenheitsblüte

In der Bach Blütentherapie sind Rock Rose-Erlebnisse, zusammen mit denen von Cherry Plum die traumatischsten Gemütssymptome. Das heißt, daß Rock Rose-Zustände, also Furcht, Panik, akuter Schreck oder sogar Todesangst, eine überaus starke seelische Belastung für das Kind darstellen. Im ersten Moment wird man denken, daß dies bei Kindern, Gott sei Dank, äußerst selten der Fall ist. Doch betrachten wir uns das Bild dieser Zustände einmal näher und beginnen bei der Geburt des Kindes.

Für die meisten Frauen sind nach der Geburt, wenn sie ihr Baby auf dem Bauch haben, alle Qualen und Schmerzen vergessen. In ihrem Glücklichsein ist alles nur noch wunderbar, doch dem ist nicht so. Unserer eigenen Statistik zu Folge verlaufen 80% aller Geburten in Rock Rose-Symptomen ab. Es sind vor allem die Komplikationen, welche die Kinder in diese Todesängste stürzen, die sie nachts schreiend aus dem Schlaf erwachen lassen. Wir dürfen nie vergessen, daß unser Unbewußtes alles speichert was in unserem Leben gedacht, gesprochen oder erlebt wurde! Die für uns traumatischen Geschehen müssen verarbeitet werden, sollen sie uns nicht weiter behindern.

Beginnen wir mit der akuten Sauerstoffnot. Stellen sie ich vor jemand hält ihnen mit Gewalt den Kopf unter Wasser und sie bekommen keine Luft. Können sie sich die Panik ausmalen, die sie dadurch erfaßt? Bei der Geburt kann dies nun auf verschiedene Art geschehen.

Die Nabelschnur kann sich um den Hals legen, so kommt es zum Gefühl der Strangulierung, eine der traumatischsten Komplikationen. Diese Kinder vertragen später keine Enge am Hals, kein Kettchen, keinen Rollkragenpullover, da sie immer das Gefühl haben sie würden ersticken. Dies wird um so mehr deutlich, als sich die Nabelschnur meist nicht erst zur Geburt um den Hals legt, sondern dies schon weit vorher der Fall ist.

So richtig in Sauerstoffnot kommen sie aber, wenn sich die Nabelschnur knickt. Dabei kann es bis zur Blaufärbung des Babys kommen. So eine Unterbrechung der Zufuhr über die Nabelschnur kann z.B. entstehen, wenn das Kind im Geburtskanal für eine Zeit stecken bleibt. Welches Drama dies für das Kind darstellt, läßt sich von jenen nachspüren, die bereits einen Herzinfarkt hinter sich brachten. Die Todesangst ist das vorherrschende Gemütssymptom.

Kaum hat sich das Kind aus dem Geburtskanal befreit, so wartet oftmals bereits das nächste Trauma, die Abnabelung. Durch diese wird das Baby von seiner Versorgungsleitung abgetrennt. Nun muß die selbsttätige Atmung beginnen, sonst erstickt das Kind.

Auch dies gestaltet sich schlimmer als wir es uns vielleicht vorstellen. Die Lungen befinden sich in einem zusammengefalteten Zustand, wie ein Luftballon. Sie wurden noch nicht zum Zwecke der Sauerstoffaufnahme durchblutet. Erst durch die einsetzende Atmung bläst sich die Lunge allmählich auf und nimmt ihren Platz ein. Hat nun die Lunge ihre Funktion noch nicht aufgenommen und es wird bereits abgenabelt, so kommt das Kind nicht nur in Sauerstoffschuld, sondern, durch den ersten Schrei, bläht sich die Lunge nun unter Schmerzen schnell auf.[49]

Was passiert dann im Seelenleben der Kinder und an welchen Symptomen kann man erkennen, daß sie eine traumatische Geburt hinter sich haben? Es sind vor allem die Schreikinder, die die Mütter jede Nacht aus dem Schlaf holen. Schlafen sie ein, so werden sie nach zwei Stunden schreiend wach und lassen sich kaum beruhigen. Auch wenn die Mutter sie beschützend in den wohlbehütenden Arm nimmt, lassen sie erst nach einer Weile mit dem Gebrüll nach. Werden sie dann wieder in das Bettchen gelegt, schreien sie wieder.

Was sind die Gründe für dieses Verhalten? Die Nacht und vor allem der Schlaf stellen den Gang in unser Unbewußtes dar. In ihm sind jedoch die traumatischen Erlebnisse der Geburt und evt. der Schwangerschaft gespeichert und warten darauf verarbeitet zu werden, denn diese Erlebnisse stellen eine starke Belastung dar, wenn sie weiterhin vom Unbewußten unverarbeitet mitgetragen werden. In diesem Alter ist der Traum der einzige Weg, sich mit belastenden Ereignissen auseinander zu setzen und sie zu verarbeiten. Moderne Therapieformen haben gezeigt, daß man auch bei Erwachsenen durch bewußte Traumbilder hervorragend alte Traumata auflösen kann. Den Kindern erscheint die Aufgabe, die dort auf sie wartet, zu übermächtig. Sie versuchen sich mit aller Kraft dieser Konfrontation zu entziehen. Dies ist nur möglich, wenn sie wach bleiben, also halten sie sich wach, auch wenn sie noch so müde sind. In diesem Falle hilft Rock Rose (wegen der panischen Angst) gemeinsam mit Agrimony (wegen der mangelnden Bereitschaft zur Konfrontation mit dem traumatischen Erleben).

An dieser Stelle sei auch noch erwähnt, daß manche Schreikinder mit harter Bauchdecke durch Blähungen dringend eine Sanierung der Dickdarmflora benötigen, da dies nichts mit Rock Rose zu tun haben muß.

Doch muß es nicht unbedingt ein Schreikind sein, wenn es nachts schreiend aus einem Alptraum aufwacht. Es handelt sich hier um das Aufarbeiten schwieriger Situationen. Wir können den Kindern mit tröstenden Worten, einem Lieblingslied und der Liebe des Gelben Sonnenröschen in einer Teeflaschenanwendung helfen.

Im Zusammenhang mit Dickdarm- und Hautproblemen möchten wir hier auch noch den Kaiserschnitt erwähnen, der in seiner Problematik nach Dr. Verny[50] gleich nach einer Zangengeburt anzusiedeln sei. In manchen Fällen, z.B. wenn das Becken der Mutter zu klein ist, ist er sicher angebracht, doch wird er in den meisten Fällen unbesonnen durchgeführt. Das Kind wird ohne irgend eine Vorbereitung, aus seinem friedlichen Dämmerzustand abrupt herausgerissen. Ohne die vorbereitenden Massagen, welche es im Geburtskanal bekommt, wird es von zwei Händen gepackt. Dies wird dann eben als ein akuter Schock erlebt.

Des weiteren wird der sterile Darm nicht mit den notwendigen Bakterien des Dickdarms, welche in ähnlicher Zusammensetzung in der Vaginalflora vorkommen, besiedelt, sondern mit den in der Luft befindlichen Bakterien überschwemmt, was einen Mikroschock auslösen kann.

Weitere Komplikationen sind Zangengeburt, Einleiten der Geburt aus verschiedensten Gründen, Platzenlassen der Fruchtblase aber auch die Steiß- und Frühgeburt gehört dazu.[51]

Wir möchten behaupten, daß jede von der Norm abweichende Vaginalgeburt ein Trauma darstellt. Es liegt an der Bereitschaft des Kindes sich dieser Konfrontation zu stellen, ob später einmal massive Rock Rose-Symptome auftreten oder nicht.

Die Geburt ist wohl das einschneidenste Erlebnis, das ein Mensch in seinem Leben hat, selbst wenn er sich nicht bewußt daran erinnern kann. In vielen Rückführungen von Erwachsenen z.B. Rebirthing kam es zu

Schreikrämpfen oder traumatischen Erlebnissen, die auf die Geburt zu-
rückzuführen waren. Da wir zu 90 % aus unserem Unbewußten leben, das
unsere gesamten vitalen Lebensvorgänge steuert, wird klar wie sehr uns
derartige Belastungen im Unterbewußtsein schaden können.

Auch während der Schwangerschaft ist das Unterbewußtsein bereits
aktiv, somit werden vom Kind auch alle Erlebnisse der Mutter aufgezeichnet, denn das Kind lernt die Gefühle der Mutter wie seine eigenen
zu behandeln. Der Schreck, die Panik, die eine Schwangere bei einem
Bombenabwurf im Luftschutzkeller erlebte, sitzt vermutlich noch tief in
dem heute erwachsenen Menschen drinnen. Als körperliche Anzeichen
findet man bei 80% der Männer und Frauen in diesem Alter Blasen- und
Drüsenschwäche, bei den Männern eine vergrößerte Prostata und bei den
Frauen wird die Diagnose Inkontinenz gestellt.

So stellt ein drohender Abort, der Drang nach einer Abtreibung oder ein
Unfall der Mutter für das werdende Kind eine lebensbedrohliche Situation dar.

In meiner Praxis hatte ich einmal ein Kind, das unter Epilepsie litt. Die
Anfälle konnten durch kein Medikament gebessert werden. Im Gespräch
kam heraus, daß sich in den Anfällen der gleiche Abwehrreflex zeigte,
den die hochschwangere Mutter ausübte, als ihr betrunkener Ehemann sie
vergewaltigen wollte. Sie griff in ihrer Not einen Kerzenständer und
schlug damit auf ihn ein. Genau dieser krampfhafte Kampf zeigt sich in
den Anfällen wieder.

Klagen Mädchen über sehr starke Schmerzen bei der Regel, hier ist besonders auf die erste Regel zu achten, so sollte unbedingt mit Rock Rose
gearbeitet werden.

Rock Rose erkennen wir auch am zerwühlten Bett, das am Morgen wie
ein Schlachtfeld aussieht. Auch sehen sich diese Kinder gerne Aktionfil-
me mit den üblichen brutalen Szenen an. Natürlich darf das Kriegsspiel-
zeug nicht fehlen. Auch wenn versucht wird dieses von ihnen fernzuhal-
ten, so machen sie aus jedem gebogen Holzstück eine Pistole, ein Messer
oder sonst ein Mordinstrument. Dies alles sind Hinweise auf die innere
Auseinandersetzung mit dem Tod. Auch sind sie äußerst schreckhaft. Sie
zucken gleich zusammen, wenn etwas Unvorhergesehenes geschieht und
wirken allgemein etwas nervös.

Dr. Verny gibt an, daß nach einer statistischen Untersuchung Geburten mit Komplikationen mit der Bindung, dem Geliebtsein der Mutter zum Kind in einem engen Zusammenhang stehen. Mütter, die mit Freuden und ohne Probleme ihre Kinder austragen, haben auch bei der Geburt selten Probleme zu befürchten.

Bei all dem Gesagten sollte nun aber nicht vergessen werden, daß auch nach der Geburt traumatische Erlebnisse auf das Kind einwirken können. So soll man auch immer nachforschen, ob irgend welche Unfälle evtl. sogar mit Gehirnerschütterungen oder Schädelbruch vorlagen. Doch können wir den Maßstab über die Schwere des Schocks kaum anlegen, denn jeder Mensch reagiert anders auf Erlebnisse, so ist auch immer anzudeuten, daß es auch etwas sein kann, daß gar nicht so schlimm aussah.

Rock Rose ist ein bißchen mit Star of Bethlehem verwandt. In den Auswirkungen jedoch geht Rock Rose in den ganzen Seinsbereich hinein. Star of Bethlehem als "kleiner Bruder" dringt in körperliche und oberflächliche seelische Schichten ein. Auch kann man sagen, daß die Traumen, welche nach Star of Bethlehem verlangen von außen auf das Kind eindrangen, während es bei Rock Rose mit der vollen Palette seiner Emotionen innerlich beteiligt war.

Die Lernaufgabe von Rock Rose ist es, zu akzeptieren, daß im Leben traumatische Situationen erlebt wurden. Zum anderen erkennt man auch, daß man sich gegen die aufkommenden Bilder nicht zu wehren braucht, weil man stark genug ist sie zu verarbeiten, wenn man sich ihnen stellt. Aus dieser entwickelten Gelassenheit heraus kann das Kind nun gefährliche Situationen bewußt miterleben, ohne Schaden zu leiden. Somit hilft Rock Rose die erlebten Gefühle und Emotionen nicht mehr als Belastung anzusehen, da die Erkenntnis reift, daß alles seine Bestimmung und seine Gesetze hat.

Rock Water

Wasser aus heilkräftigen Quellen
Starrsinn, Prinzipienreiter
die Disziplinblüte

Rock Water-Kinder zeichnen sich durch auffallende Disziplin und einem Hang zum Perfektionismus aus. Dabei verleugnen sie viele ihrer vitalen Bedürfnisse und können sich erst nach getaner Hausaufgabe am Spiel erfreuen. Dies zeigt, daß sie mitunter sehr hart zu sich selber sind, wenn es darum geht ihre hohen Ideale zu erreichen.

Diese Blütenqualität ist im Kleinkinderalter wieder sehr selten zu sehen, was uns zeigt, daß dieser negative Seelenzustand häufig ein Produkt der Erziehung ist. Besonders in Familien mit festen und starren Strukturen, die aus dem beruflichen, sozialen oder religiösen Bereich übernommen werden können, fällt das Rock Water-Kind immer wieder auf.

Schauen wir uns zunächst den beruflichen Bereich an. Baut sich ein Mann einen kleinen Betrieb oder eine Firma auf, so ist es sein Wunsch, daß der Betrieb von seinem Sohn fortgeführt wird. Dabei ignorieren die Eltern vollkommen die Neigungen und Fähigkeiten des Jungen. Für sie zählt nur das Fortbestehen des Betriebs. Der Bub muß nun seine Fähigkeiten unterdrücken, um das Ziel seiner Eltern zu erreichen, denen gar nicht bewußt ist, daß ihr Kind eigene Wünsche und Vorstellungen hat. Er muß lernen und den Drang zum Spiel unterbinden. So siegt der Verstand über das Herz.

Doch nicht nur Betriebe sollen fortgeführt werden, vielfach findet man über Generationen hinweg immer die gleichen Berufe in der Familie. Wieviel Wissen und Können dadurch verloren ging, können wir uns wohl kaum vorstellen. Das innere Leid, das die Seele dabei trägt können wir wohl erahnen, wenn wir die speziellen Erkrankungen, welche alle mit Starre und Unbeweglichkeit zu tun haben, betrachten.

Häufige Konfliktsituationen, die wir auch schon bei Chicory angesprochen haben, zwischen Eltern und Kindern entstehen dadurch, daß die Eltern andere Vorstellungen hinsichtlich der Entwicklung ihrer Kinder haben als diese selbst. Dies läßt den Schluß zu, daß die Verantwortung der Eltern nicht darin liegt, die eigenen Vorstellungen auf die Kinder zu übertragen, sondern darin besteht, dem Kind gemäß seinen Anlagen zu helfen und es darin, mit allen Kräften, zu unterstützen alle diese Fähigkeiten und Neigungen zur Reife zu bringen.

Jede starre Vorstellung, die auf andere übertragen wird, stellt eine Vergewaltigung der Seele dar. Lassen Kinder diese fixen Ideen ihrer Eltern über sich ergehen, so fühlen sie sich nicht ganz wohl, weil sie durch das Annehmen dieser fremden Gedanken ihre eigenen Bedürfnisse unterdrücken müssen. Die Aufrechterhaltung des übernommenen Gedankengutes bedarf einer Selbstkasteiung, die ihnen die Lebensfreude und den Lebensmut nimmt. Sie werden so auch sehr intolerant gegenüber anderen Ideen, um sich nicht noch mit mehr fremden Einflüssen beschäftigen zu müssen.

Der zweite Punkt in dem man sich von seinen Bedürfnissen abbringen läßt und sie zu Gunsten anderer Vorstellungen unterdrückt, ist der soziale Bereich.

Hier haben wir an erster Stelle wieder das Elternhaus, ihm folgt der Kindergarten und die Schule. Durch die strenge Erziehung werden Kinder zum einen gezwungen Dinge zu tun, die ihnen zu wider sind. Zum anderen stellen diese Eltern ihre Kinder immer wieder vor "entweder - oder" Entscheidungen. Bei diesen Entscheidungen wird sich das Kind immer "lieber" für einen schmerzfreien Ausgang entscheiden. Ob es aber die Entscheidung ist, die das Kind wirklich wollte ist zu bezweifeln. Scheinbar weiß das Kind nach einiger Zeit was es nun will, oder besser was die Eltern von ihm wollen. Um nun solche Auseinandersetzungen zu vermeiden, beginnt das Kind immer mehr Entscheidungen aus dem Kopf heraus zu treffen. Die Herzensimpulse werden unterdrückt. Die daraus resultierenden Probleme, in Form von erhöhtem Cholesterinspiegel, Arteriosklerose oder Rheuma, treten dann im Erwachsenenalter, scheinbar aus dem Nichts, auf.

Es sind dann diese Kinder von denen ihre Eltern sagen: "Ich versteh das nicht, zu Hause ist er so brav, aber wenn er fort ist, ist er genau das Gegenteil." Doch es ist ganz klar, jeglicher Druck erzeugt Gegendruck. Da das Kind gelernt hat zu Hause die Spielregeln, Rituale und Konventionen einzuhalten, kann es sich nur außerhalb abreagieren.

Dazu eine Geschichte: Ein Kind wurde von seinen Eltern sehr streng und untolerant erzogen. Die Eltern gaben zwar nach außen hin ein gutes

Familienbild ab. Jeder Außenstehende bezeichnete es als vorbildlich. Doch wurde in der Familiengemeinschaft jedes Ausreißen aus dem Gefüge der festen Prinzipien mit Bestrafungen geahndet. Erst später, als der Sohn vierzehn wurde, kam es mit ihm zu Schwierigkeiten. Er machte genau das Gegenteil von dem, was seine Eltern lebten. Er rauchte wie ein Schlot, verwandelte sein Zimmer in eine Müllhalde, auch war er hin und wieder einmal für einige Tage verschwunden. Selbst vor kriminellen Handlungen schreckte er nicht zurück.

Rock Water-Kinder befolgen bereits in jungen Jahren, auf Grund irgendwelcher Erlebnisse, feststehende Dogmen: "So wie meine Mutter will ich nie werden!" oder "So einen Mann wie meinen Vater werde ich nie heiraten!" oder "Ich heirate nur einen reichen Mann!" aber auch in Bezug auf die Ernährung fassen sie ihre Beschlüsse: "Was ich nicht kenne, das esse ich auch nicht!" So halten sie an ihrer Lieblingsspeise fest. Es spielt für sie keine Rolle ob das gesund ist oder nicht, Hauptsache ist sie bleiben ihrer Vorstellung treu.

Wird ein Elternteil durch Tod oder Scheidung verloren, so sorgen die Rock Water-Kinder dafür, daß so leicht kein anderer in die Familie hinein kommt. Sie stellen sehr rigide und festgelegte Ansprüche an den neuen Vater oder die neue Mutter.

Auch die Erziehung in der Schule ist an feste und starre Strukturen gebunden. Hier finden wir einen harten Erziehungsstil und Regeln, die eingehalten werden müssen. Alle Ausbrüche aus dem System werden bestraft, so lernt das Kind sich entweder zu beugen oder bestraft zu werden. Besonders die Klosterschulen engen den Freiraum der Kinder erheblich ein und nehmen ihnen jegliche eigene Entscheidung ab. Am gefährdetsten sind Kinder in Internaten, denn durch die festgelegten Essens-, Schlafens- Lern- und Spielzeiten werden sie in einen Rhythmus hineingepreßt, der kaum dem ihren entspricht. "Iß oder hungere!", egal ob Hunger vorhanden ist oder nicht, zur Essenszeit wird gegessen. Nur wer sich anpaßt überlebt. Doch zu welchem Preis?

Kommen wir zum letzten Punkt, der Rock Water-Zustände in sich birgt oder dazu neigt, diese anderen anzuerziehen, zur Religion. Die Liebe zu jedem Menschen, ja zu jeder Kreatur, ist der Grundkern aller Religionen. Dadurch, daß wir die Individualität eines jeden einzelnen Menschen berücksichtigen, achten und respektieren, sind wir in der Lage den Menschen und jedes Lebewesen in der Natur besser zu verstehen. Weiter noch können wir in allem die Wirkungskraft und den Liebesstrom Gottes spüren und mit dem Herzen begreifen. Als zusätzliches Geschenk kommt die Gottesliebe in uns immer stärker zum tragen.

Doch vielen Glaubensvertretern fehlt diese Liebe im Herzen, so kam es zu den verkorksten Glaubensvorstellungen vieler Eltern. Wenn diese nun ihren Glauben, ohne die Herzensliebe, an ihre Kinder weitergeben, so muß dies unweigerlich zu einem Rock Water-Zustand führen. Dabei spielt es keine Rolle welcher Religion man angehört, denn wir haben nur einen Himmel, egal wie man zu ihm auch sagen mag.

Ein krimineller Mann erzählte, wie er in diese Machenschaften kam. Er stammt aus einer sehr strengen und religiösen Familie. Der Vater war evangelischer Pastor. In der Kirche predigte er, daß wir uns lieben sollten, so wie Jesus es uns vorgelebt hatte. Doch hat er seine eigen Kinder bei jeder Kleinigkeit gleich verprügelt. Auf der einen Seite predigte er immer, daß seine eigenen Kinder allen vergeben sollten, auf der anderen hielt er seinen Kindern immer die Fehler vor und sagte ihnen wie schlecht sie seinen. Die Menschen der Gemeinde bewunderten ihn, daß er ein so ein guter Vater sei, doch war er nur intolerant, stur und sehr streng.

So wie er das Leben bei seinem Vater sah, wollte er nicht leben, denn das war eine Lüge. Vor ihm stand ein Vater, den alle als rechtschaffen einstuften, doch vom inneren seines Herzen kam ein anderer Impuls. Was der Vater tat konnte nicht richtig sein, so trieb der Sohn in seiner Orientierungslosigkeit dem Gegenteil zu. Heute weiß er, daß es falsch war, doch konnte er sich damals nicht anders entscheiden.

In der Schule erkennt man diese Kinder daran, daß sie ihre Aufgaben immer sehr genau nehmen. Sie reißen eine Seite aus dem Heft, weil sie ihnen nicht schön genug ist. Nach ein paar Pinselstrichen fangen sie das Bild neu an. Alles was sie machen muß exakt passen und makellos sein. So zeigen dann auch Warzen an, daß man eben nicht ganz ohne Makel ist.

Sie sind in der Regel recht still, wenn es darum geht etwas Besonderes zu tun. Sie wollen als das Vorbild in der Klasse gelten. Eifern ihnen die anderen Kinder nicht nach, dann stört es sie nicht: "Die werden schon sehen wo sie bleiben, wenn sie es nicht so machen wie ich." Sie sind nicht in der Lage, die natürlichen Bedürfnisse der anderen Kinder zu verstehen, da sie aus dem Verstand heraus leben und ihr Herz nicht zu sich sprechen lassen.

Doch gibt es noch zwei weitere Blüten, die eine starke Intoleranz in sich tragen. Dies ist zum einen Beech, dem es Spaß macht andere zu kritisieren und sie so auf die Palme zu bringen. "Das hat der schon lange mal gebraucht." rechtfertigen sie ihre Taten. Durch die innere Abwertung anderer haben diese Kinder von vornherein eine ablehnende Haltung gegen über jedem und allem.

Die andere Blüte ist Water Violet. Aus seiner Überheblichkeit heraus ist es ihm egal was andere machen, Hauptsache sie lassen ihn in Ruhe. Um seine Bequemlichkeit zu behalten, zieht er sich bei Auseinandersetzungen zurück. Wird er durch andere zu arg bedrängt, so schlägt er mit herablassenden Worten um sich, egal ob er damit jemanden verletzt oder nicht.

So lange man über Themen spricht, die »Rock Water« nicht interessieren ist er sehr tolerant, doch wenn es darum geht seine vorgefaßte Meinung zu verteidigen, kann »Rock Water« ebenfalls sehr verletzend sein.

Die Lernaufgabe von Rock Water liegt darin, daß man erkennt, daß man auf die Stimme des Herzen hören muß, um das Leben mit Liebe genießen zu können. Weiter läßt es uns erkennen, daß nur durch Bewegung das Leben erhalten werden kann. Nur mit Milde und Nachsicht läßt sich ein freudvolles Leben gestalten.

Edward Bach drückte es so aus: Rock Water "verhilft zu der Erkenntnis des Unterschieds zwischen - Sein und Tun - in uns selbst nämlich eine Wiederspiegelung des Großen zu sein und nicht versuchen, unsere eigenen Vorstellungen über andere zu stellen."[52]

Scleranthus

Einjähriger Knäuel - Scleranthus annuus

innere Zerrissenheit

die Standhaftigkeitsblüte

Der negative Charakterzug von Scleranthus läßt sich mit folgenden kurzen Worten beschreiben: Unentschlossenheit, Unsicherheit, Zögern, Unausgeglichenheit und Sprunghaftigkeit.

Die positive Anlage der Flexibilität, die es dem Menschenkind ermöglicht alles von beiden Seiten zu betrachten, wird übertrieben. Damit wird in allem etwas Erstrebenswertes gesehen. Es wird kaum noch möglich sein sich zwischen zwei Sachen zu entscheiden. So springen die Kinder gedanklich zwischen beiden hin und her.

Manchmal sind sie wie der Esel zwischen den zwei Heuhaufen. Wendet er sich dem linken zu, so denkt er, daß der rechte stehen bleibt. So dreht er sich zum rechten und denkt an den linken. Verwirrt und unentschlossen verhungert er in der Mitte von diesem herrlichen Heu. Sie sehen meist sehr drahtig oder schlaksig aus, ähnlich wie Impatiens, doch der ist muskulöser.

Beim Einkaufen sieht man, daß diese Kinder bald etwas gefunden haben. Nachdem sie es genau betrachtet haben, greifen sie nach etwas anderen. Am Schluß kaufen sie beides oder legen beide Dinge wieder ins Regal zurück und schauen am nächsten Tag noch einmal nach.

Ihre Sprunghaftigkeit, oder besser ausgedrückt ihre innere Unausgeglichenheit, zeigt sich bei den Kindern darin, daß sie kaum in der Lage sind, eine für ihre Altersstufe angemessene Zeit, an einem Spiel teilzunehmen. Bereits vor dem Spiel können sie sich nicht entscheiden was sie spielen wollen. Sie fragen nicht wie »Cerato« andere um Rat, sondern wollen selbst zu einer Entscheidung finden. Wenn der entnervte Vater nicht bestimmt, was gespielt werden soll, so steht »Scleranthus« noch lange unentschlossen da. Ist das Spiel dann ausgepackt und die Figuren alle aufgestellt, wollen sie schon wieder etwas anderes spielen.

Wenn es darum geht, daß sie sich etwas zu Weihnachten oder zum Geburtstag aussuchen sollen, dann überlegen sie oft tagelang was sie möchten oder nicht möchten. Schaut man dann mit ihnen einen Prospekt oder Katalog an, dann wissen sie anfänglich ganz genau was sie wollen, plötzlich heißt es dann: "Nein lieber doch das Auto! - Und den Bagger - und am liebsten die ganze Seite!" Hier sieht man es ganz deutlich. Zuerst wird innerlich abgemacht, was man möchte, dann bei der Entscheidung findet man an allem etwas Gutes, so daß man sich nicht entscheiden kann.

Wie wir vorher bereits bei Rock Water gezeigt haben, kann dieser Zustand durch das Entweder-Oder unbewußt anerzogen werden. Wie oft fragt man sein Kind ob es lieber einen Apfel oder einen Pfirsich haben möchte. Aus der eigenen Unsicherheit heraus oder weil man das Kind zu eigener Entscheidungsfähigkeit erziehen möchte fragt man dann auch: "Willst du heute lieber zum See oder ins Freibad fahren?" - "Möchtest du Minigolf spielen oder zum Kegeln gehen?" Da man durch diese Fragen das Kind zwingt sich zwischen zwei Möglichkeiten zu entscheiden, erzieht man sich den Scleranthus-Zustand. Wird das Kind erwachsen, so ist dieses Entscheiden zwischen zwei Möglichkeiten bereits eine Lebensphilosophie.

Um nun solchen Entscheidungen zu entgehen, fassen diese Kinder einen festen Entschluß. Sie mögen nur noch Äpfel und spielen nur noch Minigolf. Sie antworten dann auf die Fragen der Eltern: "Du weißt doch, daß ich nur Äpfel esse!" Sie befinden sich nun im Rock Water-Zustand, der ihnen augenscheinlich Schutz und Sicherheit gibt.

Ein möglicher Tagesablauf eines Scleranthus-Kindes: Am Morgen können sich die Kinder nicht entscheiden ob sie ein Brötchen oder ein Müsli wollen. Sie sind sich unschlüssig, ob sie Marmelade oder Käse auf das Brot möchten. Auch stellt sich die Frage, ob sie lieber Tee oder Orangensaft trinken sollen. In der Schule können sie sich nicht stillhalten, d.h. sie können sich nicht für eine bestimmte Körperhaltung entscheiden, so daß sie immer ermahnt werden müssen. Beim Mittagessen benehmen sie sich dann wie der Zappelphillip und durch ihre unkontrollierten Bewegungen fällt dann schon mal ein Glas um. Auch wundert sich so manche Mutter, daß ihr Kind alle Noten von einer Eins bis zu einer Sechs schon nach Hause gebracht hat. Erzählen sie dann von der Schule, so ist der Vater verwirrt, da er dem Durcheinander in der Erzählung nicht folgen kann. Auch die Aufsätze zeigen diese innere Zerrissenheit. Sätze hören ohne Schluß auf und der nächste Satz folgt zusammenhanglos zum

vorher geschriebenen. Abends sind sie von einer Sache begeistert und am
nächsten Tag wollen sie von der Sache nichts mehr wissen. So kommt es
auch vor, daß sie häufig ihre Entscheidungen wieder zurücknehmen.

Im Gemüt zeigt sich der Scleranthus-Zustand auch darin, daß sie him-
melhoch jauchzend im einen Augenblick und dann gleich wieder zu Tode
betrübt im anderen Moment sind. Körperlich zeigt er sich mit immer wie-
derkehrenden Schwindelgefühlen, Schwanken beim Gehen, unkontrollierten Bewegungen der Arme und im Körper umherziehenden Beschwerden.
Doch beschränkt sich ihre Unsicherheit nicht nur auf Dinge, auch im
zwischenmenschlichen Bereich zeigte sich ihre innere Zwiespältigkeit.
Entweder sie finden keine Freundin oder sie haben zwei zur gleichen
Zeit. Heute ist er noch der tollste »Boy« und morgen schaut sie ihn nicht
mehr an. Es sind auch die Menschen die, wenn sie verheiratet sind, immer wieder Kontakt mit der ehemaligen Freundin oder dem Freund aufnehmen.

Edward Bach fragte zu Scleranthus: "Gehörst Du zu jenen, denen es
schwerfällt, Entscheidungen zu fällen oder sich eine Meinung zu bilden,
wenn widersprüchliche Gedanken in den Sinn kommen, so daß es schwer
wird den richtigen Kurs zu bestimmen? Wenn Unentschlossenheit Deinen
weiteren Weg versperrt und Dein Vorankommen verzögert; scheint Dir
dann das eine richtig und dann das andere? Dann bist Du dabei, rasches
Handeln unter erschwerten Umständen zu lernen, richtige Meinung zu
bilden und Dich konsequenter daran zu halten, der kleine grüne einjährige
Knäuel vom Felde wird Dir dabei helfen."[53]

So liegt nun die Lernaufgabe von Scleranthus darin, zu erkennen, daß
alles im Leben seine zwei Seiten hat. Doch bevor unser Herz nicht die
Größe erlangt hat beide Seiten zu umfassen, sollten wir uns konsequent
einer der beiden zuwenden. Selbst wenn wir dadurch einen Fehler begangen haben, so war dies doch nur ein Hinweis, daß wir unsere Entscheidung noch einmal überdenken sollen und uns neu entscheiden müssen.
Solange wir, ohne uns zu bewegen, nicht beide Seiten einer Sache betrachten können, müssen wir uns immer für eine entscheiden. Das Sitzen
zwischen zwei Stühlen ist nicht nur unbequem, es führt auch unweigerlich zum Fall.

Den Kindern verhilft der Einjährige Knäuel dazu, klare Entscheidungen
zu treffen und sich ein klares Bild vom Leben zu machen. So erkennen

sie ihre Fähigkeiten und Talente an und können sich konsequent und ohne Zwang auf ihrer Lebenslinie vorwärts bewegen. In dem Bewußtsein ihren Weg zu kennen verlieren sie die Scheu, Entscheidungen zu treffen, da sie wissen, daß sie sich bei einer Fehlentscheidung jederzeit der anderen Seite der Medaille, die sie in der Hand haben, zuwenden können.

Star of Bethlehem

Doldiger Milchstern - Ornithogalum umbellatum

seelische Verletzung, Schock, Trauma

die Seelentrostblüte

Schocks, traumatische Erlebnisse körperlicher oder geistiger Art, wurden nicht verkraftet, da sie innerlich nicht verarbeitet werden konnten. So leidet das Kind, doch auch viele Erwachsene, unter den Nachwirkungen die das schockierende Erlebnis in der Seele zurückließ.

Der erste Einsatz von Star of Bethlehem sollte gleich nach der Geburt erfolgen, denn für die Neugeborenen ist es ein wahrer Seelentröster. Die komplikationslose Geburt stellt für das Kind den ersten Schock dar, den es erlebt. Es wird aus dem wohlbehüteten, warmen, weichen und abgedunkelten Mutterleib unter schmerzverursachendem Druck in eine kalte, grelle und laute Welt gepreßt. Dort angekommen wird es von fremden Menschen gepackt, gewaschen, gekämmt, dann wird ihm auch noch etwas in die Augen geträufelt,[54] anschließend wird es genau untersucht und geimpft.

Es bietet sich hier förmlich an dem Kind einige Tropfen Star of Bethlehem, wegen des Schocks, und einige Tropfen Walnut, wegen den Umwälzungen, die nun auf das Kind zukommen, in das erste Badewasser zu geben. Da dies leider kaum geschieht, ist es immer notwendig zuerst diese Schockerlebnisse aufzulösen, indem man in die erste Mischung immer Star of Bethlehem hineingibt. Doch sollte hier die Mutter nicht vergessen werden, die ihr Kind mit Schmerzen zur Welt brachte und für die ebenfalls eine größere Umstellung in ihren Lebensgewohnheiten ansteht.

Wir möchten an dieser Stelle noch einmal an Rock Rose erinnern, das bei Geburtskomplikationen den Vortritt hat, da es ja in tiefere Schichten der Persönlichkeit eindringt. Wie wichtig es ist diese seelischen Schocks, sei es der Geburtsschock oder Schocks und Ereignisse des Lebens, die unser energetisches System derart erschüttern, daß es zu Blockaden kommt, sehen wir immer wieder in der Praxis in Form von therapieresistenten Erkrankungen.

Eine Mutter klagte einmal, daß ihre Tochter fast kein Essen mehr zu sich nimmt, seit ihr Pferd gestorben ist. Sie konnte sich von dieser schlimmen Nachricht erst wieder nach längerer Einnahme von Star of Bethlehem erholen und wieder normal essen.

Es sind besonders die von Mimulus geprägten sensiblen Kinder, die eine negative Nachricht oder schlimmes Ereignis als einen Schock erleben. Je mehr solche Verletzungen so ein Kind hinnehmen muß, desto verletzlicher wird es. Die alten Wunden werden wieder und wieder aufgerissen. So wundert es nicht, daß sie im Erwachsenenalter immer wieder von den schrecklichen Erlebnissen erzählen. Ihr einziger Schutz, den Schlägen des Lebens auszuweichen, liegt häufig darin sich zu isolieren, sich aus den möglichen Gefahren zurückzuziehen.

Wir möchten hier eine kleine Metapher erzählen wie wir die Blüte Star of Bethlehem sehen: Betrachten wir einen Ritter, der mit Schwert und Schild im Kampf des Lebens steht. Das Schild, das ihm zur Verteidigung dient, wird in jedem Kampf seine Beulen abbekommen. Ist der Ritter nicht in der Lage seinen Schild in den Pausen des Kampfes zu reparieren, wird er sich mit ihm nicht mehr so gut verteidigen können, ja, das Schild wird über kurz oder lang ganz zu Bruch gehen und unser Ritter steht dann schutzlos da. Um zu überleben, kann er sich nur noch zurückziehen.

Die liebenden Energien der Blüte Star of Bethlehem geben nun einen neuen Schild zurück, mit dem man dann wieder sicher mitten im Leben stehen kann. Doch wenden wir uns nun den Kindern zu und schauen woran der Zustand von Star of Bethlehem erkannt werden kann.

Sie lassen sich z. B. nicht trösten, wenn sie sich verletzt haben, wehren sich sogar gegen die trostspendenden Worte der Mutter. Nach einem aufregenden Erlebnis erzählen sie, was sie noch alles hätten sagen sollen oder wie sie es anders hätten machen können.

Wird ihnen etwas Unangenehmes mitgeteilt, so müssen sie erst einmal schlucken, dann antworten sie mit belegter Stimme oder bringen gar keinen Laut heraus. Das kann bis zur sprichwörtlichen Sprachlosigkeit gehen.

Wird der Jugendliche unerwartet in seiner Liebe zu seinem Partner enttäuscht, so ergibt er sich seinem untröstlichen Kummer und denkt, daß nun die Lebensbedingungen für ihn unerfreulich sind. Werden sie aus irgendeinem Grund heraus angeschrieen, so trifft sie das so stark, daß sie gleich zu weinen anfangen. Nach so einer Standpauke wirken sie auch kraftlos, selbst nach einer schlechten Nachricht fangen ihre Knie an zu zittern und sie haben das Gefühl als wollten ihre Beine sie nicht mehr tragen.

Wichtig für die Indikation von Star of Bethlehem erscheint, daß der Umstand von außen an sie herantritt oder daß sie das Erlebnis beobachten konnten.

So getraute sich ein achtjähriges Mädchen nicht mehr die U-Bahn zu benützen, weil sie sah, wie sich ein Selbstmörder vor den Zug warf. Ein fünfjähriger Junge weigerte sich mit dem Auto mitzufahren, weil er einen schweren Verkehrsunfall mit ansah.

Hatte das Kind einen Fahrradunfall, so sollte es gleich wieder versuchen mit dem Rad zufahren, um sich so mit der Situation wieder auseinanderzusetzen. Denn jedes Ereignis enthält auch viele positive Anteile in sich, die man sich nutzbar machen muß.

Es kommt häufig vor, daß nach der Einnahme von Star of Bethlehem die Schocksituationen bewußt im Traum wieder erlebt werden müssen. So können diese Kinder dann schon mal mitten in der Nacht schweißgebadet vor dem Bett stehen. Ja manchmal zwingen uns die Bachblüten, Dinge selbst noch einmal bewußt zu betrachten oder zu durchleben um sie dann zur Auflösung zu bringen, dies kann auch bei jeder anderen Blütenessenz geschehen.

Auf die Frage an die Eltern, ob ihr Kind schon einmal einen Schock erlebt hat, antworten diese häufig: "Das kann ich jetzt so nicht beantworten, denn solche Situationen hat es bisher immer gut weggesteckt." Hier muß man hellhörig werden, denn eine der größten Schutzblüten für unseren Seelenfrieden ist Agrimony. Wird häufiger bei diesen Kindern etwas unter den Teppich gekehrt, so muß man auch an diese Blüte denken.

Nach einem Unfall sieht es natürlich häufig so aus, als würde das Kind dieses Erlebnis gut wegstecken. Doch handelt es sich hier nur um eine Schutzfunktion, den positiven Agrimony-Zustand. Das Ereignis wird im Augenblick vom Erleben ferngehalten, später jedoch muß es aufgearbeitet werden. Nichts geht spurlos an uns vorüber. So wird die Erkrankung des Kindes z.B. nach einem Autounfall nicht mehr mit diesem in Verbindung gebracht. Denn was hat für den Nichtwissenden eine Erkältung mit diesem Unfall zu tun?

Die Lernaufgabe von Star of Bethlehem ist es, zu erkennen, daß wir immer wieder mit Schocks, schlechten Nachrichten oder Unfällen konfrontiert werden, mit denen wir uns auseinander zu setzen haben. Es gibt für jeden von uns die Zeit der Heilung, wir müssen sie uns nur zugestehen. So erlangen wir seelische Kraft und können zukünftige Ereignisse leichter verarbeiten.

Sweet Chestnut

Eßkastanie oder Edelkastanie - Castanea vulgaris

tiefste Verzweiflung

die Trostblüte

Sweet Chestnut beschreibt sich kurz als totale Ausweglosigkeit, Hoffnungslosigkeit und tiefste Verzweiflung.

So gesehen ist es keine Blüte, die im allgemeinen bei Kindern anzutreffen ist. Wir finden sie höchstens in Waisenhäusern oder bei Kindern mit total zerrütteten Familienverhältnissen. Doch sollten wir daran denken, daß auch in scheinbar glücklichen Familien so manches Kind immer wieder mit Situationen konfrontiert wird, die es für sich als ausweglos erachtet. Auch die permanente Bevorzugung eines Kindes kann beim anderen Sweet Chestnut-Symptome produzieren.

Sichtbare Symptome sind kaum zu beobachten, doch scheint es mir, als zeigt der Drang nach alkoholischen Getränken, den so manche Kinder immer wieder haben, die innere Ausweglosigkeit an. Das Bild von Sweet Chestnut baut sich über Jahre hinweg auf. Oft kommen die Auswirkungen erst im Erwachsenenalter zum tragen, wenn die Fassade der selbst gestellten Durchhalteparolen nicht mehr aufrechterhalten werden kann.

Dazu die Geschichte eines 21-jährigen Mannes:
"Unsere Eltern waren Alkoholiker. Jede Mark setzten sie in Alkohol um. Wir Kinder bekamen fast jeden Tag Prügel. War mein Vater betrunken, so schlug er uns, einen nach dem anderen, völlig ohne Grund. Erzählte ich ihm etwas und es hat ihm nicht gefallen, was ich sagte, so schlug er auf mich ein.

Meiner Schwester ging es da nicht anders. Einmal hatte sie einen so blauen Hintern, daß sie nicht mehr sitzen konnte. Mit der Zeit hatten wir uns mit diesem Zustand abgefunden. Doch waren wir sehr verzweifelt, da sich an unserer Lage nichts verändern konnte.

Dann erzählte mir meine Mutter auch immer wieder, daß sie uns gar nicht haben wollte. Bei mir hat sie sogar eine Abtreibung versucht. In die normale Volksschule konnten wir auch nicht gehen, schon nach der ersten Klasse steckten sie mich in die Sonderschule. Später faßte ich den

Beschluß LKW-Fahrer zu werden, damit ich möglichst weit von alldem wegfahren konnte."

Dieser junge Mann erlebte in seiner Kindheit immer wieder Schocks und Traumata. Gemeinsam mit seiner Schwester nahm er den verzweifelten Kampf ums Überleben auf. Immer wieder sagten sie sich: "Wir schaffen das schon!" Dieser Wille zum Überleben ist bei Sweet Chestnut noch vorhanden, auch wenn eine Hilfe von außen, wie im Gorse-Stadium, nicht erwartet wird. »Wild Rose« hingegen, das ebenfalls eine Ähnlichkeit mit »Sweet Chestnut« hat, hat resigniert, innerlich aufgegeben, kapituliert und hängt oft Selbstmordgedanken nach. Die oben aufgeführte Kindheit führt immer wieder zu Verbitterung, der Blüte Willow, in der man sich als Opfer des Schicksals sieht und anderen das vermeintlich bessere Schicksal mißgönnt. Diese drei Blüten stellen immer wieder unüberwindliche Hindernisse in einer Therapie dar, wenn sie nicht erkannt werden.

Eine andere Geschichte handelt von einem jungen Mann, der als 13-jähriger von zu Hause ausriß:

"Ich wurde niemals von meinen Eltern verstanden. Sie hatten auch nie Zeit für mich. Alle meine Probleme mußte ich immer alleine lösen. Besonders arg setzte mir zu, daß meine Mutter immer wieder fremde Männer nach Hause brachte. Ich wurde dann geschlagen, wenn ich keine Ruhe gab und nicht still war. Sie drohte mir auch mit Schlägen, wenn ich dem Vater etwas sagen würde. In dieser Rolle fühlte ich mich ganz unglücklich. So hatte ich nur zwei Möglichkeiten: Entweder ich gehe an dieser Ausweglosigkeit in mir kaputt oder ich reiße aus. So ging ich auf die Straße und fühlte mich dort richtig wohl."

Wie wir bereits bei Star of Bethlehem ausführten, tritt bei schlimmen Situationen immer die Verdrängung in Form von Agrimony in Aktion. Diese Kinder bräuchten nur jemanden an den sie sich anlehnen und mit dem sie sich aussprechen könnten, denn damit wird der seelische Druck bald gemindert. Ist das nicht der Fall, wird der Leidensdruck zuviel. Somit bricht etwas auf in ihnen, von dem sie sich Befreiung aus sich selbst erhoffen. Das kann das Ausreißen sein, wie auch das nächste Beispiel zeigt.

"Ich wurde von meiner Mutter zur Adoption frei gegeben. Dann hatten meine Pflegeeltern Schwierigkeiten mit mir. Sie steckten mich in ein

Waisenhaus. Dort wurde ich immer wieder mißhandelt. Ich hatte nur die beiden Möglichkeiten, entweder die machen mich dort fertig oder ich hau ab. Leider fanden sie mich immer wieder und sperrten mich dann ein. Ich hatte dann mit dem Leben abgeschlossen. All meine Hoffnungen je wieder Eltern zu finden, die sich um mich kümmern, hatte ich begraben."

In solchen Zuständen weiß man nicht mehr wie es weitergehen soll. Es muß etwas geschehen. Doch weiß man nicht was das sein soll. Nur eines ist gewiß, so wie die Situation jetzt ist, kann es nicht mehr weitergehen. Edward Bach nannte diesen Zustand von Sweet Chestnut "Die Nacht der Seele." So denken die Kinder am Abend:

"Wenn ich doch morgen nicht mehr aufwachen würde." Es besteht keine Gefahr des Selbstmordes, wie das bei Wild Rose der Fall ist, denn in ihnen brennt noch ein ganz kleiner Funken Hoffnung, auch wenn das Vertrauen in Gott oder eine höhere Macht nicht mehr besteht.

Vielleicht ist dies auch der Grund, warum diese Menschen so geläutert werden. In ihrem Denken vergessen sie Gott und vertrauen nur noch auf sich selbst. Doch ohne die Führung Gottes führt uns der Weg in die Finsternis. So spüren Kinder, nach der Einnahme von Sweet Chestnut, z. B. eine Befreiung auf der Brust oder sie berichten von einem Traum im dem sie ein Licht sahen, dem sie folgen mußten. So ähnlich erging es einer 35-jährigen Bekannten, die eine schlimme Kindheit hinter sich hatte und auch in ihrem späteren Leben leiden mußte. Seit einiger Zeit befaßte sie sich mit Esoterik und Tarot. Als sie immer wieder die Karte 41 »Scheitern« aus dem Osho-Neo-Tarot Deck zog fragte sie mich, was damit gemeint sein könnte, denn sie konnte mit der Karte nichts anfangen. Doch bevor ich weiter schreibe, hier einige Auszüge aus dem Begleitheft:

"Wenn du das, was du tust, allein tun willst, getrennt vom Ganzen, wirst du scheitern. Erfolg ist in Gott und mit Gott. . . . Hast du es noch nicht in deinem eigenen Leben beobachtet? Alles, was du tust, scheitert immer wieder. . . . Du findest immer wieder neue Erklärungen dafür, warum du scheiterst, aber niemals triffst du den wahren Grund deines Scheiterns.

Kabir sagt: 'Scheitern heißt: du minus Gott. Du als du ist die Grundwurzel des Scheiterns. Erfolg entsteht in Gott und mit Gott."[55]

In einigen Gesprächen, die wir führten, wurde ihr bewußt, daß sie diesen Zustand, dieses Scheitern, immer wieder erlebte. Selbst der Titel des Buchs "Auf der Suche nach Gottvater", das ihr eine Freundin schenkte, war ihr noch nicht Fingerzeig genug. Sie las auch verschiedene Bücher über Engel. Durch diese verstand sie, daß sie immer ohne Verbindung zu ihren Engeln und Gott lebte. Gott war zwar da, doch in ihren Gedanken nicht für sie. Im Laufe der Zeit wurde sie durch eine negative Nachricht in einen massiven Sweet Chestnut-Zustand versetzt. Einige Tage hinweg nahm sie die Essenz ein. Als ihr bald darauf das Buch "Warum Engel fliegen können" in die Hände fiel, erkannte sie, daß jeder, auch sie, Anspruch auf direkten Kontakt mit Engelwesen hat. So schrieb sie einen Brief an die Engel und ein Abenteuer begann für sie. Mehr und mehr stellte sich wieder Freude in ihrem Leben ein, auch ihre sehnlichsten Wünsche gingen nach und nach, ohne ihr Zutun, in Erfüllung. So wuchs ihr Vertrauen in die Existenz Gottes von Tag zu Tag.

Die Blüten der Edelkastanie tragen eine mächtige Liebe in sich, denn sie verhelfen dem Menschenkind sich selbst zu veredeln, wie bereits ihr Name schon sagt. Doch um diese höhere, edlere Schwingung zu erreichen, muß man zuerst sehr tief in sich gehen, bis an die Grenzen seiner Seele. Alle Helden der großen Epen mußten diesen Weg der Einweihung gehen. Es liegt am einzelnen Menschen sich seiner Herkunft bewußt zu werden, dann kann er werden wie sie.

Die Lernaufgabe von Sweet Chestnut ist demnach eine höhere als wir es uns vielleicht bewußt sind. Es ist die Erkenntnis, daß wir ohne Gott, ohne den Glauben an ihn und seine Kraft nichts sind, als ein Sandkorn am Strand seiner Meere.

Wer sich aus dieser Tiefe, mit dem Glauben an Gott, befreit hat kann ein wahrer Helfer für die Menschen werden, da er weiß was Leiden heißt.

Vervain

Eisenkraut - Verbena officinalis
Überbegeisterung, Fanatismus
die Herzensblüte

Vervain-Kinder zeichnen sich dadurch aus, daß sie bei bestimmten Dingen in Überbegeisterung verfallen. Das kann eine neue Kassette sein oder das neue T-Shirt, aber auch das Haustier, das sie sich schon lange wünschten. Jedoch liegt alles nach einiger Zeit in der Ecke und wird nicht mehr beachtet. In ihrem Übereifer wollen sie ihre Ideen und Kenntnisse anderen aufzwingen, dabei ist es ihnen egal ob das den anderen interessiert oder nicht. Wenn es sein muß werden sie immer lauter und vergewaltigen den anderen einfach auf diese Art. Vervain birgt in sich die kindliche Neugierde und Begeisterungsfähigkeit für alles Neue. So kommen sie ganz aufgeregt von einer Wanderung mit dem Vater heim und erzählen mit leuchtenden Augen und rotem Kopf von dem, was sie alles gesehen und erlebt haben. Bringt die Tante etwas mit, so wird es mit voller Begeisterung angenommen. Vervain schenkt diesem Mitbringsel die volle Aufmerksamkeit. Erzählt man ihnen, daß man am Sonntag zu einem Erlebnispark fahren möchte, können sie es kaum erwarten bis es soweit ist. Bis zu einem gewissen Grad ist das für die Kinder ein ganz normaler Zustand und sollte auf keinen Fall gebremst werden.

Wir bezeichnen Vervain als die Herzensblüte, da Vervain nicht nur mit dem Verstand bei der Sache ist, sondern sein ganzes Herz an eine Sache verliert oder sein Herz an jemanden verschenkt. Im positiven Vervain-Zustand trägt man "Das Herz am rechten Fleck" im negativen bezeichnet man es als "Das Herz am falschen Ort".

Sie tragen es z. B. auf der Zunge. So erkennt man die Vervain-Kinder daran, daß sie immer von ihrem Lieblingsthema reden können ohne sich zu bremsen. In der Schule plappern sie stets dazwischen, da sie es nicht erwarten können, bis sie aufgerufen werden. Auch sind sie dann beleidigt, wenn sie nicht dran kommen, daher verschaffen sie sich mit Fingerschnalzen Gehör.

In ihrem Redefluß zu "ihrem" Thema sind sie oft nur durch ihr eigenes Stottern zu bremsen, das ihnen anzeigen soll, etwas langsamer zu machen. »Schweigen ist Gold, Reden ist Silber« diese Redensart sollte sich Vervain ins Herzen schreiben, denn wenn man durch vieles Reden, jedermann freimütig alles von sich erzählt wird man lenk- und manipulierbar. Durch die Schweigsamkeit jedoch wird man offen für weitere neue Ideen.

Im Überreden sind sie wahre Meister, durch ausgeklügelte logische Schlußfolgerungen schaffen sie es fast immer ihre Eltern herum zu kriegen. Im Unterricht stecken sie ihre ganze Herzenskraft in ihr Lieblingsfach. Hier lernen sie und schreiben gute Noten. Die anderen Fächer, die sie nicht mögen, lassen sie schleifen. Ja es kann sogar so weit gehen, daß sie in einzelnen Fächern nur an bestimmten Dingen Interesse haben. So mögen sie z.B. von Mathematik nur die Geometrie, im Sportunterricht strengen sie sich nur im Schwimmen an, es scheint als ob sie darin Weltmeister werden wollen.

Speziell bei Herzensangelegenheiten neigt der verliebte Vervain dazu sein Herz voll und ganz zu verschenken. In dieser starken Liebesbeziehung lauert dann auch schon die Gefahr, denn wer sein Herz verliert oder verschenkt ist mit den Gedanken nicht mehr bei sich, richtet sich voll und ganz nach der Persönlichkeit des anderen aus.

So schön das erste Verliebtsein auch sein mag, sollte man doch immer auf sein Herz achten. Das Herz ist das vitalste Organ. *Es schlägt unermüdlich und transportiert fünf Liter Blut in der Minute und in Ruhe, das sind am Tag 7200 Liter. Unter Belastung kann es bis zu 30 Liter in der Minute befördern.*

Im Geistigen trägt es die höchste Potenz der Liebe in sich, ohne die kein Wesen existieren kann. Geht diese Beziehung auseinander oder »bricht das Herz«, dann glaubt Vervain nicht mehr leben zu können und verzehrt sich in seinem Kummer und Gram.

Erholen Vervain-Menschen sich dann wieder, sind sie bedacht, daß ihnen dies nicht wieder geschieht. Kühl und berechnend gehen sie oftmals eine neue Beziehung an. Sie investieren keine Leidenschaft mehr in ihren Partner, wichtig ist, daß die Äußerlichkeiten wie Geld, Besitz und Aussehen stimmen. Auf innere Werte wird kaum geachtet. Es scheint als hätten sie ein Herz aus Stein. Eine Mutter berichtete über ihre Tochter, die ihren Freund nur herumkommandierte und dieser ließ es sich auch noch gefallen. Hier sind wohl Vervain und Centaury zusammen gekommen.

Da Vervain-Kinder mit ganzem Herzen bei der Sache sind, nehmen sie alles mit sehr viel Gefühl auf. Dies gilt für Lob genauso wie für Tadel. Werden sie wegen ihres missionarischen Auftretens öfter getadelt, entsteht in ihnen der Eindruck die ganze Welt sei grausam. So geben sie sich dann hin und wieder Tagträumereien hin, in denen sie die ganze Welt verbessern möchten oder sie in ihrer ganzen Schönheit sehen. Auch Clematis hat ähnliche Träume, doch handeln diese von der eigenen schönen Zukunft.

Lob scheint das Benzin für ihre unermüdlichen Unternehmungen, die sie begeistern, zu sein. Erhalten sie es nicht, bleibt alles einfach liegen. Damit dies nicht eintritt, fordern sie Lob und Anerkennung, es erscheint einem so als könnten sie ohne diese Bestätigungen nicht leben. Darin ähneln sie den Heather-Kindern, doch diese wollen nur im Mittelpunkt stehen und sich nicht allein gelassen fühlen. Für Vervain ist es die Energie, die sie brauchen um ihre Vorhaben zu verwirklichen. So kommt ein Vervain-Kind auch immer wieder unter Streß und bei fehlenden Zuneigungen zu Kummer. Hier kann es dann plötzlich zu Selbstgesprächen kommen.

Vervain-Kinder stellen die höchsten Ansprüche an sich selbst. So wirken sie meist sehr ernst und zurückhaltend. In der Angst das Herz an jemanden zu verlieren tun sie sich schwer enge Freundschaften zu schließen. In Gesprächen steigen sie immer sehr tief in die Materie hinein. Oberflächliche Gespräche versuchen sie zu vermeiden. Da solche Unterhaltungen häufig nur mit älteren Kindern oder Erwachsenen möglich ist, sind sie oft mit diesen beisammen und spielen wenig mit Gleichaltrigen.

Aus diesem Grund sind sie den gleichaltrigen Schülern in ihrer Reife weit voraus. Ist Vervain positiv entwickelt und kommen noch die positiven Auswirkungen von Water Violet und Rock Water hinzu, so steht ein Kind mit einer sympathischen und angenehmen Persönlichkeit vor uns. Später wird es sich, vor allem die jungen Frauen, einen viel älteren Lebenspartner suchen.

Sie haben auch das Gespür zu etwas "Höherem" berufen zu sein. Als Berufswünsche geben sie z.B. Pilot (hoch hinaus wollen), Banker, Arzt oder einen anderen Beruf an, der ihrer Meinung nach eine hohe Achtung in unserer Gesellschaft hat. Durch ihre Beziehung zu älteren haben sie gute Umgangsformen, eine strenge Selbstdisziplin und können sehr ernst sein.

Dadurch nehmen sie sich jedoch die Möglichkeit das Leben von der unbeschwerten und heiteren Seite zu betrachten. Ihre Ziele stecken sie sich häufig immer etwas höher, so sind sie gezwungen hart zu arbeiten um sie, in ihrem Traum vom großen Geld, zu erreichen.

Die Selbstdisziplin und Einseitigkeit läßt an die Blüte Rock Water denken. Doch erkennt man Vervain leicht an seinem selbstsicheren Auftreten und dem missionarischen Ton in der Stimme, der zu einem Thema nie zu erlöschen vermag.

Ein weiteres Merkmal von Vervain ist sein ausgeprägter Gerechtigkeitssinn. So scheuen sie sich nicht einen Mitschüler gegenüber ihrem Lehrer zu verteidigen, wenn sie denken, daß dieser ihn ungerecht behandelt. Es scheint als wäre die Gerechtigkeit ihr höchstes Ideal. Werden sie oder andere ungerecht behandelt und stoßen bei dem Versuch die Gerechtigkeit herzustellen auf Widerstand, so neigen sie in ihrer feurigen Leidenschaft zu Zornesausbrüchen. Diese Wutausbrüche sind nicht mit denen von Cherry Plum, Holly oder Impatiens zu verwechseln. Hier geht es nur darum mit aller Gewalt der Gerechtigkeit zum Sieg zu verhelfen.

Sie haben sich immer unter Kontrolle und greifen andere nicht tätlich an, wie es Cherry Plum oder Impatiens machen. Zwar zerbrechen sie Gegenstände die sie greifen können, ähnlich Holly, doch haben sie nicht diese Wut im Bauch.

Die Kinder klagen nicht nur über Oberbauchschmerzen, sondern auch über nicht genau definierbare Herzschmerzen. Häufig leiden sie auch an Kopfschmerzen, besonders der Stirn. Die hitzigen Symptome lindern sich bei Abkühlungen wie Schwimmen oder kalten Duschen, bei den Kleinen reicht oft schon ein Eis. Einen besonderen Schwachpunkt bilden bereits in frühen Jahren die Augen.

Abends sind sie nur schwer ins Bett zu bekommen. Der Kopf ist überhitzt, doch die Hände sind kalt. Da sie immer in Aktion sind, haben sie oft den ganzen Tag keine Zeit zur Toilette zu gehen, so kommt es dann immer wieder vor, daß sie im Schlaf das Bett einnässen. Dies kommt aber auch bei Impatiens, Oak, Cherry Plum und Chicory vor.

In der ersten Klasse gehen sie mit Feuereifer daran das Schreiben zu lernen, dabei halten sie den Bleistift ganz fest und drücken derart auf, daß sie mehrere Seiten durchdrücken. In Nachschriften findet man dann die Fehler überwiegend in der zweiten Hälfte, da die Begeisterung nachläßt und sie mit ihrer mentalen Kraft erschöpft sind. Dies liegt, wie oben beschrieben, daran, daß sie während des Diktats keine positive Rückmeldung erhalten.

Es scheint ihnen einen besonderen Spaß zu machen mit schweren, laut polternden Schritten eine Treppe hoch zugehen, so daß es im ganzen Haus zu hören ist.

Die Lernaufgabe von Vervain ist es, zu erkennen, daß jeder Mensch sein Recht auf eine eigene Meinung hat, die man nicht ohne weiteres verändern muß, da die Wahrheit eines anderen Menschen ebenfalls eine Wahrheit darstellt. Durch diese Akzeptanz wird Vervain immer mehr in die Lage versetzt, die Dinge in einem größerem Ganzen zu sehen.

Edward Bach sah die Lernaufgabe wie folgt: "Das Eisenkraut, das zierliche Pflänzchen mit violetten Blüten, das in unseren Hecken wächst, wird dir zu den Eigenschaften verhelfen, die du brauchst, um Freundlichkeit zu deinen Mitmenschen und Toleranz den Meinungen anderer gegenüber zu entwickeln. Es wird dir helfen zu erkennen, daß die großen Dinge im Leben ruhig und sanft und ohne Spannung und Belastung vollbracht werden."[56]

Vine

die Weinrebe - Vitis vinifera

Herrschsucht, Machtgier, Rücksichtslosigkeit

die Autoritätsblüte

Bei positiver Entwicklung ist Vine der geborene Führer, der in der Lage ist in Krisenzeiten mit Großherzigkeit und Einfühlungsvermögen anderen Menschen mit seinem Einsatz zu helfen.

Der innewohnenden Kraft des Weins wurde im alten Griechenland der Gott Dionysos geweiht, der durch den Rausch der Verzückung seine Anhänger über das Menschliche erhebt.[57] Der Genuß von Wein betäubt die feineren, metaphysischen Sinne des Menschen, die ihn mit dem Kosmos und dem Höheren Selbst verbinden und führt ihn in die Tiefen der Stofflichkeit und der eigenen animalischen Triebe.[58]

Die tiefwurzelnde Weinrebe bringt Energien aus dem dunklen Reich der Erde empor. Durch den Genuß von Wein nimmt man diese Energien auf, dadurch verstärken sich die Egokräfte und so kapselt sich unsere Persönlichkeit von unserer Seele ab. Wein vertritt aber auch das Geistprinzip, wie es im Christentum in der Kommunion zum Ausdruck kommt.

So fand Edward Bach das passende Heilmittel für diese von Ehrgeiz und Machtansprüchen durchsetzten Persönlichkeiten in der Blüte des Weinstocks, die sich noch zum Kosmos hin ausrichtet und so die mildtätige Kraft der Sonne aufnimmt, mit der sich alle Härte und Grausamkeit, die der vergorene Saft, im Gegensatz dazu, in sich birgt, in Liebe und Verständnis zu transformieren.

Es sind die Kinder die sich nichts sagen lassen und nur andere herumkommandieren wollen. Auch den Eltern gegenüber scheren sie sich nichts, im Gegenteil sie sagen den Eltern was sie tun sollen, im Extremfall können sie diese sogar regelrecht tyrannisieren.

Im Streit schlagen sie brutal zu. Um ihren Willen durchzusetzen gehen sie mit allen, die ihnen im Weg stehen, rücksichtslos um. Es macht ihnen Spaß alle Lebewesen leiden zu sehen. Sie reissen Fliegen die Flügel aus, zerschneiden Regenwürmer oder schießen auf Vögel. Ebenso gehen sie auch mit Menschen um. Fanden wir in Pine den Masochisten, so haben wir in Vine den Sadisten.

Noch vor einigen Jahren war der Vine-Zustand bei den Kindern selten zu sehen. Doch der Drang der Erwachsenen, ihre inneren Rock Rose-Erlebnisse aufzuarbeiten, läßt sie im Außen nach schrecklichen Geschehnissen suchen. Die Fernsehmacher haben dies erkannt und liefern in Nachrichten und brutalen Filmen die entsprechenden Szenen. Auch in den Zeichentrickfilmen für die Kinder setzt sich die Gewalt immer mehr durch.

Das edle Ziel des Helden läßt sich in diesen Filmen nur mit roher Gewalt erreichen. Diese Grundidee setzt sich in den Kindern fest, da diese in ihrem Urteilsvermögen noch nicht zu unterscheiden vermögen, was für sie gut ist oder nicht. Kinder richten sich stark nach dem Lob und dem Tadel, den sie erhalten, denn darin erfahren sie was Gut und Böse ist. Aus ihrer inneren Unsicherheit identifizieren sie sich mit dem Helden und wollen es ihm gleich tun. So lernen sie, daß sie sich nur mit Rücksichtslosigkeit gegen die feindliche Welt behaupten können. Daher schlagen sie alles nieder, was ihren Ideen und Vorstellungen im Weg steht.

Es läßt sich immer wieder beobachten, daß Vine seine Helfer hat. Meist sind es Schwächeblüten wie Centaury und Cerato-Kinder, die seine Stärke suchen. So läßt es sich erklären, daß zwei Kinder einen Ausländer festhalten, während »Vine« skrupellos auf ihn einschlägt. Diese Gefühllosigkeit anderen gegenüber, die in diesen Jugendlichen vorherrscht, ist von den Meinungen der Medien geprägt. Leider wird die Ausländerfeindlichkeit dadurch und durch den Stammtisch geschürt.[59]

So hört der Junge immer wieder die falschen Parolen, z.B. Ausländer nehmen uns Arbeitsplätze weg, usw. Er übernimmt diese Meinungen und meint nun etwas Gutes zu tun, wenn er dazu beiträgt, daß die Ausländer Deutschland verlassen.

In Gruppen neigt »Vine« dazu, sich zum Bandenchef zu machen. So fällt es ihm leichter, mit einigen Helfern im Rücken, sich über die bestehenden Gesetze hinwegzusetzen. Sie glauben sich immer im Recht und mit aller Macht verschaffen sie sich es auch. In einem Streitfall lassen sich Blütencharaktere wie Beech, Chicory oder Rock Water durch gutes Zureden doch noch überreden einzulenken. Vine hingegen beharrt uneinsichtig und stur auf »seinem Recht«.

Vine

Des weiteren liebt »Vine« es Untertanen zu haben, die ihm willenlos folgen und hart bestraft werden, wenn sie nicht spuren. Die Bandenmitglieder müssen auch immer wieder Mutproben bestehen.

Das stärkt sein Image und befriedigt seine sadistische Ader. Auf die Frage warum sie die anderen so stark unterdrücken, antworten sie: "Es macht mir Spaß!", "Ich will es halt so!", "Die brauchen das!" oder "Die sind doch viel zu dumm, die kleinen Scheißer!" Hier zeigt es sich wie sie sich über andere Menschen erheben.

Es gibt noch eine andere Blüte, die sich gerne in Führerpositionen schiebt, Water Violet. Doch ist er der Gentlemen unter den Ganoven. Er macht sich die Hände nicht dreckig, agiert nur aus dem Hintergrund und läßt die anderen die Schmutzarbeit machen. Bei strafbaren Handlungen wird er daher auch nie erwischt, im Gegensatz zu Vine, der in seinem Matchogehabe immer ganz vorne steht.

Die Stärke, die diese Kinder zeigen, ist nicht in ihnen. Sie stellen sich bewußt in den Vordergrund und suchen sich Opfer, die schwächer sind als sie, damit sie sich in ihrer Stärke bestätigt sehen. So nehmen sie kleineren Kindern das Pausenbrot weg oder erpressen sich von ihnen Geld. Bevorzugt machen sie sich da an Centaury-Kinder heran. Eine Mutter berichtete, daß ihr Sohn jeden Tag von einem Mitschüler schikaniert wurde. Nach einigen Tagen Einnahme einer Bachblüten Mischung, bei der Centaury die Basis bildete, kam die Mutter in die Praxis und meinte: "So schlimm hätten sie es auch nicht machen brauchen mit meinem Sohn. Jetzt bekommt er jeden Tag Strafarbeiten, weil er beim Raufen erwischt wird." Er erkannte nun seine Stärke und ließ sich nichts mehr gefallen. Leider war er in seinem Verhalten etwas ungeschickt, doch wurde er nun von den anderen Kindern respektiert.

Die Vine-Kinder lieben auch Sportarten in denen es hart zu geht, doch nicht jedes Kind das z.B. Fußball spielt ist ein »Vine.« Es sind die Kinder, die immer wieder sehr rücksichtslos in den Mann gehen und in brenzligen Situationen, ohne auf die Gesundheit des anderen zu achten, auf die Beine schlagen.

In mehreren Familien habe ich es schon gesehen, daß sich der Sohn zu einem ausgesprochenen Vine-Typen entwickelte. Im Gespräch stellte sich heraus, daß man sich schon lange einen Sohn wünschte. Daß man diesen dann auch zu einem solchen erzog, liegt klar auf der Hand, besonders wenn man auch alle nicht bewußten Gedanken mitberücksichtigt, welche mit einem strammen Jungen assoziiert werden. Häufig wird er von den Eltern auch wie ein kleiner Pascha verwöhnt, was dann ebenso einen Vine-Typus entstehen läßt.

Mädchen, die Söhne hätten werden sollen und dann auch wie Jungen erzogen werden, zeigen ebenso die harten Züge und haben die Tendenz zu Vine. Auf Grund der innewohnenden weiblichen Empfindsamkeit jedoch selten so massiv, wie es bei den Jungen der Fall ist. Dieser Zustand kommt meist erst im Erwachsenenalter, in Form der starken und rücksichtslosen Karrierefrau, heraus.

Dieser Vine-Zustand der Kinder führt zu häufigen Streitigkeiten zwischen den Eltern, die sich gegenseitig Vorwürfe wegen der Entwicklung ihres Sprößlings machen. Denn niemand will zugeben, daß er zu schwach war. Dies ist auch der Grund warum häufig nicht direkt vom eigentlichen Problem gesprochen wird, so ist dann Vine leicht mit Chicory zu verwechseln.

Jungen neigen dazu ihrem Vater nachzueifern. Benimmt dieser sich wie ein Haustyrann, so wird sein Sohn diesen negativen Charakterzug übernehmen, wenn er nicht aus sich heraus Liebe und Mitgefühl entwickeln kann.

Diese Kinder brauchen eine konsequente, strenge Erziehung, die jedoch von der Liebe geleitet sein muß. Im anderen Fall kann es ihnen sonst so ergehen, wie der allein erziehenden Mutter, die ins Nervenkrankenhaus mußte, weil sie die Gewalt ihres Kindes nicht mehr aushielt.

Das Verhalten dieser Kinder ist ein Hilfeschrei und stammt aus einer inneren Unsicherheit und Hilflosigkeit heraus. Es sind keine schlechten Kinder, sondern nur unverstandene Kinder, die noch keine Ordnung und Orientierung in ihrem Inneren gefunden haben.

Die Lernaufgabe von Vine ist es, zu erkennen, daß man die Fähigkeit zur Führerrolle in den Dienst der Menschheit stellen muß. Da jeder Dienst am Nächsten, der ohne selbstsüchtige Gedanken, ausgeführt wird ihm, sowie den anderen, verhilft in seinem geistigen und spirituellen Wachstum rascher voran zukommen. Die Kinder erfahren, daß sich ihre Ziele einfacher durch gegenseitige Achtung und Liebe erreichen lassen.

Walnut

Walnuß - Juglans regia

Unentschlossenheit, Verunsicherung, Wankelmut

die Neubeginnsblüte

Als Edward Bach im April 1934 das kleine Haus "Mount Vernon" bezog und fast sein ganzes Geld verbraucht war, begann er nach eigenen Skizzen und Entwürfen Möbel aus Ulmen- und Kiefernholz zu fertigen. Er liebte diese Arbeit mit dem Holz und beizte seine Möbelstücke nur mit dem Saft der Walnuß.[60]

Vom Herbst 1928 bis zum Frühjahr 1934 fand er neunzehn seiner Blüten. Nun war es Zeit für ihn etwas auszuruhen und Kräfte zu sammeln, denn in der Zeit vom März 1935 bis zum August des selben Jahres entdeckte er die zweite Hälfte seiner Seelenmedizin, die überwiegend aus den Blüten von Bäumen gewonnen wurde. Es war eine neue Art die Blütenenergien zu finden. Er erlitt am eigenen Leib die jeweiligen körperlichen und seelischen Qualen. Ebenso brauchte er nun eine neue Art der Gewinnung der edlen Energien, die Kochmethode.

So wie es uns mit den liebenden Energien der Walnußblüte leicht fällt, sich von Altem zu lösen und sich dem Neuen hinzugeben, so arbeitete Edward Bach sein ganzes Leben für die Entwicklung einer neuen Spiritualität im Menschen und einer Abkehr vom materalistischen Denken.

Betrachtet man die Signatur der Walnuß, so fällt die Ähnlichkeit mit unserem Kopf auf. Die grüne Schale als Kopfhaut, die harte Schale der Nuß als Schädelknochen, das Häutchen um die Nuß als Hirnhaut und schließlich die Nuß selbst mit ihrem Aussehen, das wahrlich an das menschliche Gehirn erinnert. Der Kopf ist der Sitz des weltlichen Verstandes, mit ihm verbinden wir uns mit die Materie und wollen nicht loslassen von allem Alten. So scheint es als öffne uns die liebende Essenz von Walnut, dem Geiste der neuen Zeit.

Edward Bach nannte sie einen Bannbrecher, der all die einprogrammierten Konventionen, die absoluten Einprägungen aus Elternhaus, Lehranstalten und Medien, welche uns verzaubern und in bestimmte Gesinnungen und Anschauungen bannen, aus unserer Seele zu lösen vermag.[61]

Die größten Hindernisse, um Fortschritt zu machen liegen bei Kindern und natürlich auch bei den Erwachsenen in der Gewohnheit und Bequemlichkeit. Erkennt man in seinem Herzen etwas als richtig, so hindern diese beiden uns oft, uns gegen bestehende Konventionen durchzusetzen. Daher ist Walnut die Blütenessenz, die immer dann zum Einsatz kommt, wenn es im Leben zu Veränderungen und neuen Lebensumständen kommt.

Dies beginnt bereits mit der Geburt und setzt sich mit Kindergarten, Schule, Pubertät, Lehre, Freundschaften, Ehe, Umzügen und Tod fort. Die Veränderungen im Leben können also menschlicher, sozialer, schulischer, religiöser oder auch finanzieller Art sein. Frau Mechthild Scheffer schrieb: "Diese Blütenessenz nimmt unter den 38 Blütenessenzen eine gewisse Sonderstellung ein, denn sie wird vorwiegend in Lebenssituationen gebraucht, in denen sich essentielle Veränderungen anbahnen."[62]

Bei den Kindern ist die Geburt wohl die größte und zugleich erste Veränderung, den hier wird ein Wechsel von innen nach außen vollzogen. Neben Star of Bethlehem und Clematis sollte Walnut immer nach der Geburt gegeben werden, um besser mit der veränderten Situation zurecht zukommen. Ebenso wenn die Zähne einschießen, sollte Walnut nicht vergessen werden. Ist das Zahnen noch mit Schmerzen verbunden, so verabreicht man noch Clematis und Impatiens dazu. Durch die Ausbildung der Zähne wird ja angezeigt, daß das Kind von der Brust wegkommt und sich selbständig ernähren kann. Somit tritt mit dem Abstillen eine Trennung ein.

Eine weitere, weitaus grassere Trennung erfolgt dann mit dem Gang in den Kindergarten. Hier wird das Kind zum ersten Male allein gelassen und muß dort auch die Verantwortung für sein Tun tragen. Kommt ein Kind mit diesen veränderten Lebensumständen nicht zurecht und hat dann Schwierigkeiten im Kindergarten oder später in der Schule, so liegt es meist daran, daß es emotional zu stark mit der Mutter verbunden ist, was auf Chicory bei beiden schließen läßt, oder, daß es mit seinem Bewußtsein die neue Situation noch nicht erfaßt oder registriert hat und somit Walnut benötigt um mit der Veränderung fertig zu werden.

Der Eintritt in die Schule ist nicht nur eine äußere Veränderung, sondern stellt auch einen Eintritt in einen neuen Lebensabschnitt dar. Daher läßt es sich wohl erklären, daß beim Austesten der Lebenslinien[63] der

Punkt des sechsten Lebensjahrs sehr häufig extrem empfindlich ist. So möchten wir davon ausgehen, daß die Einschulung vor dem vollendeten siebenten Lebensjahr, entsprechend der Lehre Rudolf Steiners,[64] weitaus traumatischer verläuft als es im Äußeren den Anschein hat.

Jeder Mensch vollzieht alle sieben Jahre einen Zyklus, sei es bewußtseinsmäßig oder körperlich. Die körperliche Veränderung sieht man am deutlichsten in der Pubertät und im Klimakterium.

In der Pubertät ist die Blüte Walnut genauso wichtig wie die Blüten Clematis und Crab Apple. Die Pubertätsakne zeigt dann an, daß die jungen Frauen und Männer zum einen den körperlichen, hormonellen Wechsel nicht angenommen (entspricht Walnut) haben und zum anderen mit der aufkommenden Sexualität nichts zu tun haben wollen bzw. sie als etwas Schmutziges und Unreines (entsprechend Crab Apple) sehen. Manchmal können sie auch aus religiösen Schuldgefühlen (Pine) entstehen. Jedoch können sie auch einen Schutz darstellen, um sich nicht mit der Energie des Sexus auseinander setzen zu müssen, was Clematis entsprechen würde.

In diese Zeit fällt auch die Berufswahl. Oftmals wird den Kindern spontan klar, was sie erlernen wollen, doch leider haben die Eltern häufig andere Pläne mit ihren Sprößlingen. Die Kinder lassen sich von ihnen verunsichern, so wie sie es immer wieder mit den Einflüssen von außen machen. Daher darf es dann auch nicht wundern, wenn die Kinder mit ihrer Lehre nicht zurecht kommen. Hier hilft dann auch nicht Walnut, um am Arbeitsplatz glücklich zu werden. Es ist der Konflikt zwischen unserer inneren Notwendigkeit und dem Zwang von außen, der zu den Symptomen von Walnut führt, wie Götz Blome schrieb.

Somit hilft Walnut den Kindern bei bevorstehenden Veränderungen in ihrem Leben die inneren Impulse in die Wirklichkeit umzusetzen. Mit jeder neuen Entscheidung oder mit jeder neuen Lebenssituation, wird der Mensch neue Bewußtseinsschritte vollziehen. Daher bringt uns jede Veränderung, egal ob wir sie positiv oder negativ auslegen, einen Schritt auf unserem Lebenspfad weiter. So sollte man versucht sein, die Kinder nicht mit alten Dogmen oder Gewohnheiten zu belasten, denn dadurch werden die Kinder in ihrer Aufwärtsentwicklung gehemmt. Denn am meisten lernt das Kind durch die Erfahrungen, die Veränderungen mit sich bringen.

Alle Erkrankungen, besonders die üblichen Kinderkrankheiten, bringen eine Bewußtseinsveränderung für das Kind mit sich. Daher hat es sich in diesen Fällen bewährt den Kindern, unabhängig sonstigen Ursachen, Walnut in die Mischung zu geben. Der Verlauf der Erkrankung wird gekürzt, die Veränderung die sich im Kinde vollzogen hat, hebt sich deutlich von den Veränderungen der Kinder ab, die ohne Gabe von Walnut auskommen mußten.

So kommt Walnut häufig zum Einsatz wenn ein Wechsel stattgefunden hat und dieser vom Verstand noch nicht verarbeitet wurde. Dies kann z.B. ein Klassenwechsel sein, an eine andere Schule in einem anderen Ort oder in eine höhere Schule, aber auch in die nächst höhere Klasse mit einem neuen Lehrer, dies besonders dann wenn man in die Lehrerin verliebt war. Zusammen mit Chicory hilft es den Kindern mit hoher Intelligenz, die wegen des Verlustes ihrer Freunde nicht auf ein Gymnasium gehen wollen.

Walnut ist auch geeignet für Kinder, die den Verlust ihres Freundes, sei es, weil die Freundschaft aus war oder wegen eines Umzuges, nicht überwinden konnten. Auch wenn Vater oder Mutter wieder heiraten wollen, fällt es den Kindern schwer diese neuen Umstände zu akzeptieren.

Der Walnußbaum wurde von jeher mit der Wandlungsphase des Todes und der Geburt in Beziehung gesetzt. "Im Nahen Osten gilt er durchwegs als Totenbaum, den man in Friedhöfe pflanzt. In Nordeuropa dagegen wird er gelegentlich bei der Geburt eines Kindes gepflanzt."[65]

Viele glauben, daß wenn wir sterben es den Tod bedeutet. Doch das ist nicht korrekt. Die kleinen Tode, die wir sterben, finden im täglichen Leben statt. Jede Veränderung bedeutet loslassen, sei es familiär, beruflich oder finanziell, damit stirbt etwas in uns, doch nur so kann sich Neues aufbauen und entwickeln. Jedes Festklammern an das Alte, weil es so bequem und gewohnt ist, wird nie einen Fortschritt bringen. Stillstand in unserem Leben bedeutet bereits Rückschritt.

Die Lernaufgabe von Walnut ist es, zu erkennen, daß das Festhalten an alten Dogmen und Vorstellungen hindert vorwärts zu schreiten. Es läßt auch erkennen, daß es durch den Blick in die Gegenwart keine Behinderung aus der Vergangenheit und keine Ängste vor der Zukunft gibt. Somit kann das Kind das Hier und Jetzt akzeptieren und Veränderungen freudig annehmen.

Water Violet

Sumpfwasserfeder - Hottonia Palustris

Stolz, Überlegenheit

die Demutsblüte

Diese Kinder wirken arrogant, bei Streitigkeiten verschwinden sie auf ihr Zimmer und schreien: "Laß mir meine Ruhe!" Anderen Kindern gegenüber begegnen sie oftmals von oben herab. "Mit dem kann man doch nicht spielen."

Während »Centaury« brav die Spielsachen wegräumt, hat »Water Violet« "wichtigeres" zu tun. So sieht man Water Violet am häufigsten.

Die vorherrschenden Gemütssymptome sind Hochmut und Stolz. Sie geben sich hochnäsig, eingebildet und bisweilen unnahbar. Anfänglich wird das bei den Kindern als angenehm empfunden. Jedoch können sie sich nach und nach zu sehr schwierigen Kindern entwickeln. Davon können vor allem diejenigen berichten, die näher mit »Water Violet« zu tun haben.

Die negativen Gemütssymptome von Water Violet sind bereits vielen Kindern in die Wiege gelegt, zu dem werden sie auch noch gefördert. Bereits im Mutterleib wollen sie sich nicht vor dieser Erde beugen. Um einer Steißgeburt, oder dem dadurch drohenden Kaiserschnitt, vorzubeugen ist es ratsam, daß die Mutter zur gegebenen Zeit Water Violet einnimmt und einige Tropfen aus der Einnahmeflasche auf dem Bauch verreibt.

Alles was sie machen, muß hundertprozentig sein, sonst sind sie nicht mit sich zufrieden. Wir finden dies zwar ebenso bei Crab Apple und Vervain, auch Rock Water bemüht sich darum, doch bei Water Violet liegt der Anspruch in sich selbst, im Ego. So können sie sehr unangenehm, bis hin zur äußersten Wut, werden, wenn sie auf ihre Fehler aufmerksam gemacht werden. In ihrem Kopf schwebt die Vorstellung: "Niemand hat das Recht mich zu kritisieren."

Diese Einstellung, des makellosen Ichs, greift in der heutigen Zeit immer mehr um sich, nicht nur bei den Kindern, sondern auch bei den Erwachsenen. Am deutlichsten sieht man dies an der wachsenden Isolation.

Auch das isolierte Denken und Handeln führt dazu, daß ein großer Teil der Kinder in ihren Anlagen gefördert und ein weiterer dazu erzogen wird.

Eine bevorzugte Behandlung führt nun dazu, daß man sich als etwas Besonderes sieht und glaubt sich von der Masse abzuheben. Dies können die Kids aus Beverly Hills oder die reichen Meiers von nebenan, der Sohn des Bürgermeisters oder einer anderen angesehenen Persönlichkeit sein. Andere beginnen, der Mensch ist ein "Herdentier", aufzuschauen, so wird dieses Kind als Führer, anerkannt. Water Violet findet Gefallen an seiner Rolle, und Gefallen daran andere zu dirigieren. Doch entsteht so sehr leicht das Gefühl, die anderen seien etwas weniger wert, minder bemittelt, finanziell und geistig wird dabei gleichgesetzt. Sieht man die Kinder, so denkt man, sie wären glücklich und zufrieden. Doch wird man von diesem äußeren Bild getäuscht. Abgehoben, über den anderen, fühlen sie sich bald einsam und allein, langsam beginnen sie die anderen zurückzuweisen, ziehen sich innerlich zurück und distanzieren sich dann schließlich auch äußerlich von ihrer Umwelt. Die Computer mit ihren Spielprogrammen unterstützen diesen Vorgang erheblich. Diese Distanziertheit zur Umwelt zeigt sich auch darin, daß sie mit der Haut sehr empfindlich auf die Reize der Umwelt reagieren. So reagieren sie extrem kitzlig auf Berührungen. Sie gehen zwar gerne ins Freibad oder an den See, doch findet man sie selten im Wasser; es wird einfach als zu unangenehm empfunden.

Klassenkameraden oder Nachbarskinder geben an, daß sie überheblich oder arrogant wären, da sie mit ihnen nicht spielen. Doch findet man einen näheren Zugang zu ihnen, so erkennt man in ihnen einen guten Freund, der alles für einen tut.

In seiner Besonderheit und Überheblichkeit kann man bei Water Violet drei Gesichter erkennen. Wir möchten diese drei Typen im einzelnen beschreiben:

Es sind zum einen die begnadeten Kinder, die alles schnell begreifen und in der Schule mit ihren überdurchschnittlichen Leistungen glänzen. Von allen deswegen gelobt, werden sie sich der Rolle des Klugen und Weisen voll bewußt. In ihrem überzogenen Selbstbewußtsein sagen sie frei heraus was ihnen nicht gefällt. Das kann eine sensible Lehrerin oder einen sensiblen Lehrer fertig machen, vor allem wenn Water Violet mit ihnen nicht zurecht kommt.

Eine Lehramtsanwärterin hielt in einer zweiten Klasse einige Stunden Unterricht. Bei einer Tafelanschrift unterlief ihr, in ihrer Aufregung, ein Leichtsinnsfehler. Die hervorragende Schülerin Viola meldete sich daraufhin und machte sie auf den Fehler aufmerksam. Das Verhalten der Lehrerin paßte Viola nicht, daher versuchte sie zukünftig der jungen Lehrerin Fehler nachzuweisen, was ihr auch gelang. Manchmal war die Lehrerin am Ende der Stunde dem Heulen nahe.

Diese Kinder können die ganze Klasse durcheinander bringen mit ihren Sticheleien gegen den Lehrer. Es ist ihnen auch egal ob sie selbst oder die anderen darunter leiden müssen, ihnen geht es nur darum, daß sie bekommen was sie wollen. Oftmals haben die Mitschüler sogar Mitleid mit dem Lehrer.

Erhalten sie eine Probe mit einer schlechten Note zurück, so sind sie kaum mehr zu beruhigen. Denn Fehler und Schwächen kann Water Violet überhaupt nicht vertragen, geschweige denn zugeben.

Die Unnachgiebigkeit ist noch größer als die von Rock Water-Kindern. Diese versuchen sich an ihre festen Vorstellungen zu halten und werden so in gewisser Weise uneinsichtig. Bei Water Violet-Kindern ist der unbeugsame Wille besonders auf den Eigenwillen gerichtet. Für sie muß es immer etwas Besonderes geben. Haben andere das Gleiche oder machen das Gleiche, so sind sie enttäuscht. Sie brauchen am Mittagstisch etwas anderes zum Essen, ein anderes Besteck oder ein extra Gewürz. In Bayern sagt man: "Dem muaß ma doch ollaweil a Extrawurscht bron." Auch streben sie immer etwas Außergewöhnliches an, etwas was andere noch nicht gemacht haben. Es ist die Extravaganz, die für ihn zählt.

Auch das Lügen kann man in diesem Bild finden. Um etwas, was sie sich in den Kopf gesetzt haben zu erreichen, fangen sie zu lügen an, wenn es nicht nach ihrem Plan funktioniert, um dann doch noch ihren Willen durchzusetzen. Erwischt man sie bei einer Lüge, so streiten sie vehement ab diese Aussage gemacht zu haben.

Probleme mit Eltern und Lehrern kommen daher, daß sie es nicht ertragen können Belehrungen anzunehmen. Sie wollen befehlen und immer Recht behalten. Um dies zu erreichen, setzen sie ihren Willen auch mit Gewalt durch. Es ist aber nicht die rohe Gewalt, die wir von Vine-

Kindern kennen, sondern die feine Art. Sie halten sich gerne im Hintergrund und lassen andere für sich die Arbeit machen. So halten sie andere an, dem Lehrer einen Streich zu spielen und sind immer fein raus, da sie ja nicht erwischt werden.

Gehorsam ist für Water Violet ein Fremdwort, von dem es weiß wie es geschrieben wird, aber dessen Sinn es nicht erfaßt hat. Daher verzweifeln so manche Eltern mit ihren Kindern, weil sie sich nur mit äußerster Härte bei ihnen durchsetzen können. Bei diesem Kampf blieb schon so manche Ehe auf der Strecke, da die physische und psychische Belastung für die Eltern zuviel war. Diese Kinder werden auch oft in ein Heim für schwer Erziehbare gesteckt, da es niemand schafft mit ihnen zurecht zu kommen.

In ihrem unbeugsamen Willen lassen sie sich in der Schule lieber einen Verweis geben, als daß sie sich den Regeln des Unterrichts beugen würden. Bei manchen kommt es sogar vor, daß sie ihre Schultasche nehmen und gehen wollen, weil ihnen der Unterricht nicht gefällt. Selbst Bestrafungen sind kein Mittel ihren Willen zu beugen. Ja man erreicht damit eher das Gegenteil.

So manches Kind verbringt auf Grund dieses Starrsinns, trotz hoher Intelligenz, seine Schulzeit auf einer Sonderschule, da es sich weigert zu lesen oder zu lernen. "Was ich nicht will, das tue ich auch nicht!" scheint ihr Motto zu sein. Auch die Bequemlichkeit spielt dabei eine große Rolle. Alles was mit Anstrengung zu tun hat, ist Water Violet ein Dorn im Auge.

Aus diesem Grund heraus sollte diese Blütenessenz bei allen Erkrankungen, die mit geistigen und psychischen Störungen zu tun haben, eingesetzt werden.

Water Violet-Kinder grenzen mit ihren Begabungen schon manchmal an das geniehafte. Doch die Grenze zwischen Genie und Schizophrenie (eine sehr spezielle psychische Erkrankung schwerer Art) ist sehr klein.

Sie haben die Vorstellung etwas besonderes tun zu müssen oder etwas zu erfinden. Ein Junge, der sich von seinen Freunden zurückzog, da er sich von ihnen nicht verstanden fühlt, sagte im Gespräch aus: "Ich bin ein verkanntes Genie."

Hier hört man, daß sie sich ihrer Intelligenz und ihrer Fähigkeiten vollkommen bewußt sind und sich darauf auch etwas einbilden. Besonders jungen Frauen gegenüber wird immer wieder mal erwähnt, daß sie sich sehr eingebildet verhalten. Was ihnen ja nicht schwer fällt, denn sie sind, wie auch die entsprechenden Water Violet-Jungen, von schönem und elegantem Aussehen. Daher fällt es den Mädchen leicht die Jungen um den Finger zu wickeln. Bisweilen spielen sie wie Katzen mit ihnen. Sie machen ihnen auf der einen Seite Hoffnungen auf mehr, doch dann wird es ihnen zu eng und sie weisen sie ab. Es macht ihnen Spaß ihre Überlegenheit und Schönheit zu demonstrieren. Daher geht es dem stolzen Water Violet-Jungen häufig nur darum ein Mädchen ins Bett zu bringen. Dem Sexuellen sind sie ohnehin sehr aufgeschlossen. Entdeckt ein »Water Violet« die Masturbation, so kann er nicht von ihr lassen. Er braucht diese Art der Selbstbefriedigung, um die auf ihn einströmenden sexuellen Reize zu verarbeiten.

Wenden wir uns nun dem zweiten Gesicht von Water Violet zu, es ist nicht so leicht zu erkennen. Die Eltern sind glücklich ein solches angenehmes und pfegeleichtes Kind zu haben. Es ist ruhig und still, auch weiß es sich am Tisch zu benehmen. Sie sind stolz darauf, daß ihr Kind schon so selbständig ist und so schön sprechen kann. Es kommt sehr gut mit sich alleine zurecht, wenn es nur Spielsachen hat, die es fordern. Sonst spielt es nur mit älteren Kindern, wo es sich gut einfinden kann. Auf die Frage: "Warum spielst du nicht mit deinem jüngeren Bruder?" antworten sie: "Mit ihm zu spielen ist viel zu langweilig, das macht doch keinen Spaß."

Im Kindergarten stürzen sie sich auf Spiele, die ihre geistigen Fähigkeiten fordern. Die "normale" Kindergartenarbeit ist ihnen häufig zu langweilig, so äußern sie dann auch immer wieder: "Im Kindergarten ist es mir zu langweilig. Ich möchte in die Schule!" Dieses "Das ist langweilig." oder "Du langweilst mich." sind typische Aussagen von Water Violet, jedoch finden wir sie auch bei Wild Oat.

In der Schule dann sind sie sehr still und zurückhaltend. Sie sprechen kaum ein Wort und wenn, dann nur wenn sie gefragt werden. Doch selbständig tun oder sagen sie kaum mal etwas. Beanstandungen von seiten der Lehrer oder Eltern gibt es also nicht. Im Zeugnis finden wir vielleicht die Bemerkung. "Im Unterricht könnte er/sie mehr mitarbeiten." oä. Ihre Begabungen liegen vor allem in den Hauptfächern, auch in den Sprachen haben sie immer hervorragende Noten. Es könnte durchaus vorkommen, daß sie eine Klasse überspringen. Ein Vater berichtete: "Mein Sohn gehörte eigentlich in die nächsthöhere Klasse. Sobald es um leichte Aufgaben geht, macht er viele Leichtsinnsfehler, doch bei schweren Aufgaben hat er alles richtig." Beruflich werden sie sich etwas suchen, das mit Führen von Menschen oder mit Meinungsbildung zu tun hat.

Auffällig ist nur, daß sie wenig Freunde haben und sich viel mit sich selbst beschäftigen. Die Hilfe anderer lehnen sie ab. Hilfe wird von den Eltern gesucht, weil sie befürchten, daß ihr Kind sich zum Eigenbrötler entwickelt und so mal keine Freundin bekommt.

Die dritte Version von Water Violet ist im ersten Moment nicht zu erkennen. Vor allem bei den Kindern wird sie übersehen.

Es sind Kinder, die schon einiges abbekamen in ihren jungen Jahren. So wurden sie körperlich, emotional und seelisch mißbraucht. Sie wurden geschlagen, eingesperrt oder von den Eltern verlassen. Im Elternhaus durften sie recht wenig sagen oder tun, weil sie sonst den Jähzorn des Vaters oder der Mutter zu spüren bekamen. In ihrer Schwäche wurden sie später von anderen Kindern ausgenutzt, gehänselt und verprügelt.

Instinktiv wissen diese Kinder, daß die Kraft zum Überleben alleine in ihnen steckt, so ziehen sie sich in sich zurück. Jedoch finden die meisten nicht zur Quelle ihrer Kraft. Daher bauen sie sich einen emotionalen Schutzpanzer auf, der diese Schläge puffert und dafür sorgt, daß die Verletzungen nicht zu tief eindringen. Somit wird die Körper-Seele-Geist Einheit zusammengehalten und vor Traumen geschützt. Dieser Schutzpanzer besteht im Geistigen als Gefühl der Überlegenheit und im Weltlichen als Distanzierung von der Umwelt.

Hier sieht man häufig nur die Blüten wie Rock Rose, Mimulus oder Willow und doch sollte man hier nicht die negativen Auswirkungen von Water Violet vergessen. Denn die Einsamkeit an der sie später als Erwachsene leiden, birgt viel Leid in sich. Die Gesichter können auch wechseln oder kombiniert auftreten.

Fassen wir daher die drei Water Violet-Zustände noch einmal zusammen:

Der erste zeigt sich in den angeborenen, überdurchschnittlichen Fähigkeiten. Sie lassen es jedem spüren, daß sie etwas besseres sind, speziell den Kindergärtnerinnen und Lehrkräften gegenüber. Sie sind kleine Genies und lernen sehr leicht. Sie bilden sich auf ihr tolles Aussehen viel ein und haben es gerne, bewundert zu werden. Sie wollen die Führerrolle übernehmen und sich von niemanden etwas sagen lassen. In allem wollen sie besser sein und alles besser wissen. Daher lassen sie auch keine andere Meinung gelten und können keine eigenen Fehler zugeben.

Der zweite ist der eher ruhige und in sich gekehrte Typ. Er braucht es nicht Führer zu sein, denn er liebt mehr die Ruhe und Bequemlichkeit und zieht sich lieber zurück. Andere setzt er nur in Gedanken herab ohne es je zu äußern.

Der dritte entsteht auf Grund der Schläge des Lebens. Sei es körperlich in Form von Prügeln oder psychisch in Form von vernichtenden Aussagen wie: "Du bist doch nichts und du kannst auch nichts." Um an diesen Hieben nicht zu zerbrechen, schützen sie sich durch Zurückgezogenheit und Isolation. Mehr oder wenig tiefe Depressionen können daraus resultieren.

Bei allen Variationen von Water Violet beginnt sich das "Ego" mehr und mehr zu entwickeln. So kommt es zu einem Ausgrenzen aus der Einheit und einem Zuwenden zu sich selbst. Die Eigenliebe wird allem anderen voran gestellt. Edward Bach schreibt dazu: "Wir sprachen von dem einen grundsätzlichen Fehler, den der Mensch machen kann und der darin besteht, gegen die Einheit zu handeln; dies geschieht aus Eigenliebe." Gibt es keine Abkehr von dieser Eigenliebe von sich aus, so wird das Schicksal "Hochmut und Stolz zu Fall bringen".

Daher liegt die Lernaufgabe von Water Violet darin, zu erkennen, daß das Ego, dieses laut schreiende Ich, dem DU oder dem Wir weichen muß. Es gilt zu erkennen, daß die Talente, die man erhielt, eingesetzt werden sollen, um mit Mitgefühl und Barmherzigkeit die Menschen zu führen und in Gemeinsamkeit mit ihnen dem einen Ziel zu zustreben. Weiter erkennt man, daß die Fähigkeiten, die man hat, ein Geschenk des Himmels sind und nicht als eigener Verdienst zu werten sind. Durch diese Erkenntnis werden sie zu liebeswürdigen und angenehmen Kindern, die in ihrer Ausstrahlung selbst weinende Menschen wieder zum Lachen bringen können.

In dieser Transformation wird »Water Violet« der verantwortungsbewußte Führer, der das Wohlergehen der anderen im Sinn hat. Hilfsbereit wird er einem schwächeren Kind bei der Hausaufgabe helfen, ohne sich dabei als etwas Besseres vorzukommen. Mehr und mehr wird er von den anderen als Führer akzeptiert.

Daß sich Dienen und Demut immer mehr in diesen Kindern ausbreitet sieht man auch daran, daß sie immer mehr Respekt gegenüber der Natur entwickeln. So sieht man Kinder, die zuerst recht brutal zu Tieren und Pflanzen waren, wie sie sich ihnen nach der Einnahme von Water Violet liebevoll nähern können.

Doch ist es nicht leicht die erworbenen oder angeborenen negativen Water Violet - Symptome umzuwandeln. Oftmals braucht es Monate bis sich die ersten positiven Eigenschaften durchsetzen. Denn je größer das Ego geworden ist, desto länger dauert es bis sich das Du durchzuringen vermag.

Die Blütenessenz der Sumpfwasserfeder wird den Kindern helfen, ihre Stärke in den Dienst der Mitmenschen zu stellen. Sie lernen den Respekt und die Toleranz gegenüber anderen. Dadurch daß sie sich nicht mehr als etwas Besonderes betrachten verschwindet ihre Einsamkeit; sie gehen auf die anderen zu und erkennen, daß im Geben das Glück des Menschen inbegriffen ist.

Die hohen Werte, die im positiven Water Violet liegen, machen es so schwierig diese Lernaufgabe zu meistern. Um den Hochmut in Demut zu wandeln bedarf es leider oft vieler Schicksalsschläge, bevor ein Menschenkind anfängt an sich zu arbeiten.

White Chestnut

Roßkastanie oder weiße Kastanie - Aesculus hippocastanum

Gedankenkreisen, Konzentrationsschwäche

die Konzentrationsblüte

Die Kinder werden beherrscht von schweren, immer wieder kehrenden Gedanken, die unaufhörlich im Kopf kreisen und die sie nicht los werden. So können sie am Abend nicht einschlafen, weil sie immer noch an etwas denken müssen. Das kann die Schulaufgabe am nächsten Tag sein. Das kann ein Erlebnis vom Spielen am Nachmittag sein. Es kann sich aber auch um eine Szene aus einem Film handeln, die noch nachklingt. So erzählen sie der Mutter noch sehr viel was alles los war am Tag, dann lesen sie noch in einem Buch, lassen sich eine Geschichte vorlesen oder hören Musik, da sie nicht abschalten können.

Der White Chestnut-Zustand kommt bei den Kindern sehr selten vor und wenn dann meist nur in einer vorübergehenden Form. Die oben angeführten Beispiele lassen aber erkennen, daß sich White Chestnut sehr gut als Kombinations- oder Ergänzungsmittel eignet. Wichtig für die Indikation ist, daß sich die Gedanken an eine Sache, ein Erlebnis oder einen Menschen unaufhörlich in den Vordergrund schieben, daher können sie sich nicht auf die Dinge konzentrieren, die sie gerade machen. Besonders häufig findet man es mit Pine und Vervain vergesellschaftet.

Einige sichere Hinweise zur Entdeckung des White Chestnut-Zustandes gibt es dennoch. Am Morgen hörten sie im Radio ein Lied, als sie dann aus der Schule heim kommen summen oder pfeifen sie es immer noch. "Das Lied ist ein richtiger Ohrwurm." sagen sie evt. auch noch und ziehen trällernd in ihr Zimmer um das Lied anzuhören.

Es kann sich aber auch um ein Wort oder einen Satz handeln, den sie in der Schule gehört haben. "Weißt du, ich bringe diesen 'Horribillikribifax' einfach nicht mehr aus dem Kopf."

Lauschen sie einem Gespräch, so sind sie später noch in der Lage genau zu sagen wer was gesagt hat, da die Worte immer wieder in das Bewußtsein geholt werden. So zeigen sie im positiven Zustand ein gutes Gedächtnis für alles Gesprochene. Nur der Opa bringt durcheinander wer was gesagt hat, aber einer hat das gesagt.

Im negativen White Chestnut-Zustand entwickeln sich so innere Dialoge, die bis zum Selbstgespräch führen können. Manchmal kann man Kinder beobachten, die alleine spielen, doch tun sie so als wäre noch jemand da mit dem sie sich unterhalten. Sie stellen Fragen und beantworten sie sich selbst.

Solange sie nicht in die Schule gehen, fällt es kaum auf, schwierig wird es dann, wenn sich das Kind nicht auf den Unterricht konzentrieren kann. Es strömen viele Worte und Erlebnisse auf die Kinder ein, die alle irgendwie verarbeitet werden müssen. Bleibt es dabei an einem Gedanken haften, so ist es nicht mehr in der Lage das Restliche aufzunehmen. Der Lehrkraft wird dies bald auffallen und die Eltern darüber informieren, doch helfen wird dem Kind keine Drohung, sondern in diesem Fall nur die Liebe von White Chestnut.

Die ärgsten Probleme treten jedoch während Proben auf. Es scheint ihnen schier unmöglich zu sein sich auf die Fragen und deren Beantwortung zu konzentrieren. Immer wieder schieben sich andere, oft quälende Gedanken in den Kopf.

Es gibt auch noch andere Blüten, die bei Unkonzentriertheit angezeigt sein können. Chestnut Bud, die Knospe der weißen Kastanie, spinnt den Gedankengang des Lehrers voraus. Red Chestnut, die rote Kastanie, die sich Sorgen um die kranke Mutter macht. Honeysuckle, die immer noch an den schönen Urlaub denken muß. Doch Clematis kommt am nächsten heran; sie träumt jedoch in einer Phantasiewelt, während White Chestnut sich mit erlebten, gehörten oder gesehenen Dingen beschäftigt, die nochmals und nochmals ins Bewußtsein gebracht werden.

Die stets wiederkehrende Gedankenflut versuchen die Kinder nicht selten durch stundenlange Gespräche loszuwerden. Hier ähneln sie der Blüte Heather, die jedoch erzählt nur von sich, das Ich steht im Vordergrund. White Chestnut erörtert immer und immer wieder das Erlebte. So stehen die Kinder in der Pause beisammen und sprechen die eben geschriebene Probe immer und immer wieder durch, um zu erkennen was sie alles richtig haben.

Die Lernaufgabe von White Chestnut ist es, zu erkennen, daß in der Kontrolle der Gedanken eine unheimliche Macht zur Meisterung des Lebens steckt. Durch zielgerichtete Gedanken läßt sich das Leben positiv

beeinflussen. Es liegt in der Hand des Einzelnen aufbauende oder zerstö-
rende Gedanken zu pflegen.

Für die Erziehung der Kinder ist es daher enorm wichtig, die Reizflut,
die auf uns alle einströmt, weitmöglichst einzudämmen. Nur so sind die
Kinder in der Lage die Eindrücke angemessen zu verarbeiten.

Die Krönung der Gedankenschulung ist das Freisein von jeglicher Gedanken, bzw. die Konzentration auf das Nichts zwischen den Gedanken.
"Unsere geistigen Ratgeber, unsere wahren Ärzte und nahen Freunde
sollten uns helfen können, ein wahrheitsgemäßes Bild von uns selbst zu
gewinnen, aber die optimale Methode, Klarheit zu finden, ist ruhiges
Nachsinnen und Meditation. Wir begeben uns dabei in eine Atmosphäre
des Friedens, so daß unsere Seele durch die Stimme des Gewissens und
der Intuition zu uns sprechen kann und uns nach ihren Wünschen anzulei-
ten vermag." schrieb Edward Bach.[66]

Wild Oat

Waldtrespe - Bromus ramosus

Ziel- und Orientierungslosigkeit

die Bewußtseinsblüte

Solange die Kinder im beschützenden Elternhaus sind, ist diese Blüte kaum angezeigt. Es zeigt sich höchstens darin, daß Wild Oat-Kinder sich immer mit vielen verschiedenen Dingen gleichzeitig beschäftigen. Im Wohnzimmer bauen sie Lego, im Kinderzimmer haben sie die Rennbahn aufgebaut, in der Küche helfen sie der Mutter und der Vater, der ihnen einen Basketballkorb bastelt, wartet im Keller auf die Schrauben, die sie gerade in der Garage holen sollten.

Erst wenn die Zeit kommt sich für einen Beruf oder eine Ausbildung zu entscheiden, zeigt so mancher Jugendliche die Orientierungslosigkeit, wegen der er sich nicht entscheiden kann. Auch die Wahl eines Partners kann dann schwer fallen, denn die Auswahl ist ja so groß. So ist Wild Oat eines der meistgebrauchten Blütenessenzen, wenn die Kinder aus der Schule kommen oder das Abitur vollendet haben. Im Alter von 14 bis 21 Jahren ist also die Hauptindikation.

Stellt man ihnen die Frage: "Welchen Beruf möchtest Du denn einmal ausüben?" antworten sie: "Ich weiß es nicht." Diese Aussage ist für Wild Oat-Kinder ganz typisch, denn ihnen fehlt die innere Zielstrebigkeit. Sie sind sehr vielseitig interessiert und können von da her in der Schule gute Noten haben.

Es sieht so aus, als wüßten sie was sie tun wollen, denn sie haben schon viele verschiedene Dinge angefangen, doch noch nie brachten sie etwas wirklich zum Abschluß. Das kann ein Hobby sein oder nur ein Puzzle. Auch waren sie schon in fast jedem Verein oder Jugendgruppe im Ort, immer gab es etwas, was sie dazu veranlaßte den Verein zu wechseln. Sie tun sich leicht in eine Gruppe hineinzukommen, doch fühlen sie sich nie richtig dazugehörend. Fragt man sie, warum sie in der Gruppe aufhören wollen, so antworten sie häufig: "Ich weiß nicht, aber . . ." Es ist wieder das gleiche, sie können das Ziel der Gruppe nicht erkennen oder sie glauben wo anders etwas zu versäumen.

In der Kombination mit Larch und Walnut verhilft Wild Oat diesen Kindern zielgerichtet die richtige Entscheidung, entsprechend ihrer inneren Berufung, bezüglich ihres Berufes oder Studiums zu treffen. Besonders bei Kindern mit schlechten Noten ist es oft schwierig die Begabungen herauszufinden, daher ist es gerade hier wichtig mit dieser Blüte zu arbeiten. Über einen längeren Zeitraum hinweg eingenommen hat sie sich schon oft als sehr segensreich erwiesen. Es werden sich nämlich bei Wild Oat nicht sofort Ergebnisse zeigen. Nach einigen Wochen bis Monaten, jedoch stellen sich in mehreren Fächern plötzlich bessere Noten ein. Die Kinder erkennen ihre Begabungen, können sich auf diese konzentrieren und bei der Sache bleiben.

In dem genannten Alter sind die Kinder ständig auf der Suche nach einer Beschäftigung, führen diese aber nur halbwegs aus und beschäftigen sich dann wieder mit etwas anderem. Zwischen den Phasen der Aktivität stellt sich häufig eine Langeweile ein, in der sie sich dann etwas zum Essen gönnen. Als eine Tochter in dieses Alter kam und sich diese Langeweile zeigte, klagte sie auch immer wieder über einen komischen Magen und dem ewigen Bedürfnis etwas essen zu müssen. Nach einigen Tagen der Wasserglasanwendung war der Spuk vorüber. Heute reicht es wenn sie bei Bedarf ein Gläschen mit Wild Oat trinkt.

So sitzen Wild Oat - Kinder gerne vor dem Fernseher. Mit der Fernbedienung läßt sich dann leicht zwischen den Programmen hin und her schalten, da entweder alles langweilig ist, oder zwei "gute" Filme zur gleichen Zeit kommen. Zu bedauern ist, daß durch den Fernsehkonsum der Zustand sich mehr und mehr verfestigt. Mehr und mehr werden sie innerlich leer und unerfüllt.

Manche Eltern nehmen das nicht so ernst. Sie sagen: "Ach es ist noch ein Kind, das nicht weiß was es will." Diese falsche Einstellung zeigt, daß manche Erwachsene noch in dieser Zeit und diesem Zustand verhaftet sind und so nicht erkennen, daß diesen Kindern geholfen werden muß ihre inneren Ziele und ihre Standfestigkeit zu erhalten.

Haben sie das andere Geschlecht entdeckt, so flattern sie wie ein Schmetterling von einer Blüte zur anderen, doch finden sie an niemanden für längere Zeit gefallen. Bei jedem Partner fühlen sie sich so leer, daher finden sie auch bald wieder jemanden anderen, der ihnen besser zusagt.

Sie können oder wollen sich auf nichts festlegen. Alles Schöne wird bald fad. Es scheint so als suchen sie das Außergewöhnliche und können es nicht finden, weil sie in ihrer Ziellosigkeit selbst an den großen Dingen vorbei laufen. Den kleinen Dingen können sie nichts abgewinnen. So haben sie die Einstellung: "Es wird schon etwas besseres nachkommen." und so Suchen und Warten sie auf die eigene Berufung.

Das Suchen und Warten kann sich bereits durch ihre ganze Kindheit ziehen. Im Kindesalter blieb das neue Spielzeug bald liegen und man wartete bis es wieder ein neues gab. Als Student wechselte man dann häufiger das Studium, später waren es dann die Wohnung, der Beruf oder der Partner. Doch durch jeden Wechsel wurden sie noch ein Stückchen mehr unsicher, und wußten nicht was sie noch tun sollten.

Es muß immer mehr und toller werden, die Reizschwelle steigt immer mehr, daher stellt sich nie das Gefühl der Befriedigung ein. Erst im Alter jenseits der dreißig ist dann der Leidensdruck so groß, daß sie beginnen müssen die Erfüllung ihrer Suche nicht mehr im Außen zu finden. Sie werden beginnen müssen darüber nachzudenken, was mit ihnen geschah, warum sie so unglücklich sind. So wenden sie sich dem Innen zu und sie werden mit etwas Hilfe ihre innere Balance und ihre innere Stimme finden.

Die Lernaufgabe im Wild Oat-Zustand ist es, zu erkennen, daß in der Tiefe einer Beschäftigung mit kleinen Dingen mehr Erfahrungen liegen, als im stetigen Suchen nach großen Dingen. Da diese, wenn sie kommen, nicht entdeckt werden können, weil die Sicht dazu fehlt. So beginnen sich die Kinder, nach der Einnahme von Wild Oat, den kleinen Dingen des Lebens zu widmen und erkennen so mehr und mehr die Fülle der göttlichen Schöpfung.

Die Blüte der Waldtrespe macht besonders den Kindern bewußt, welche Stärken in ihnen ruhen. Durch die gewonnene Zielstrebigkeit lassen sich diese dann gewinnbringend in ihre Entscheidungen einbauen. "Wahrheit braucht nicht analysiert, diskutiert oder in viele Worte verpackt werden. Du erkennst sie im Bruchteil einer Sekunde; sie ist Teil von dir"[67] sagte Edward Bach; und das ist es was wir durch Wild Oat erreichen können. Die Kinder werden so in ihrem Inneren erkennen, welche Entscheidung für sie im Augenblick richtig ist. Sie werden auch erkennen welche Forderungen das Leben an sie stellt. So werden sie zu impulsiven und intuitiv geleiteten Kindern, die sich gut konzentrieren können und aufmerksam durch das Leben gehen.

Wild Rose

Heckenrose - Rosa canina

Resignation, Kapitulation

die Bewältigungsblüte

Sie ist die Blüte, welche wohl am besten zu der von Edward Bach aufgestellten Rubrik "Für jene, die nicht genügend Interesse an der Gegenwarts-Situation haben." paßt. Er schrieb zu Wild Rose:

"Für jene, die sich ohne genügenden Grund in Gleichgültigkeit allem ergeben, das geschieht, die einfach durchs Leben treiben, es annehmen, wie es sich bietet, ohne irgend eine Anstrengung zu unternehmen, die Dinge zu bessern und etwas Freude zu finden. Sie haben sich dem Lebenskampf klag- und widerstandslos ergeben."[68]

An dieser Stelle kann man sich fragen: "Wie erkenne ich einen Wild Rose-Zustand?" - "Welche Symptome lassen bei einem Kind auf Wild Rose schließen?" oder "Gibt es denn überhaupt einen Wild Rose-Zustand bei den Kindern?" Diese Fragen lassen sich bei einem Kind mit einigermaßen "normalen" Familienverhältnissen mit "Nein" beantworten. Bei Kindern, die eine schreckliche Zeit hinter sich haben oder sich gerade in einer derartigen Situation befinden, lassen sich diese Fragen sehr wohl bejahen.

"Anstatt sich freudig an das Leben und seine Aufgabe im Rahmen des größeren Ganzen hinzugeben, hat man sich im Wild Rose-Zustand stark fixierten, persönlichkeitsgebundenen, negativen Erwartungshaltungen ergeben. Dieses Mißverhältnis stammt häufig aus den ersten Lebenstagen, oder wird schon aus anderen Existenzformen mitgebracht. Es bewirkt eine totale Aufgabe der Eigeninitiative, eine apathische Resignation gegenüber dem inneren und äußeren Leben."[69]

Eine Ursache kann sein, daß ein kleines Baby nicht ins Herz der Eltern geschlossen wurde. Es kann auch sein, daß man das Baby einfach schreien ließ. Eine Frau mit massivem Rheuma berichtete, daß sie als Baby im Krankenhaus, da sie immer schrie, in der Wäschekammer abgestellt wurde. Eine andere Frau erzählte, daß sie sich, während einer Imaginationstherapie, sah als sie in der Wiege lag und etwas sagen wollte, sie tat es lauthals mit Schreien, doch niemand hörte ihr zu, niemand kam. So gab sie sich dem Schicksal hin und hörte auf je wieder aufzubegehren.

Aber auch die Kinder, die wegen Kleinigkeiten immer wieder verprügelt wurden, deren Eltern sich nicht um sie kümmerten, ergeben sich oftmals dieser Resignation. Auch der permanente sexuelle Mißbrauch von Mädchen, durch Onkel, Bruder oder Vater führt zur Aufgabe der Lebensfreude und zum Ergeben in das Schicksal.

Wir erkennen sie an ihrem Aussehen, das dem von Gorse, ähnelt. Sie sind sehr blaß und energieschwach. Ihre Stimme ist leise. Ruhig und zurückhaltend warten sie auf das was kommt. Sie reagieren nur auf Reize die sie betreffen. Aus ihnen selbst scheint nichts zu kommen.

In der Schule haben sie daher häufig nur schlechte Noten, die Versetzung in die nächste Klasse wird oft nur mit knapper Not erreicht. An den Sonderschulen, aber auch an den Schulen für Behinderte sind sie häufig anzutreffen. Für sie scheint alles irgendwie sinnlos, daher verbringen sie die meiste Zeit vor dem Fernseher. Man hört sie höchstens einmal jammern, daß es die anderen viel leichter haben als sie selbst. Doch tun sie nichts, um sich auch das Leben zu erleichtern. Sie ziehen sich höchstens zurück und wollen nur ihre Ruhe haben.

Es ist sehr schwierig an diese Kinder heranzukommen. Da sie die Spitze des Leidensdrucks schon bald erreicht haben und sie sich vollkommen dem hingeben was ist, fallen sie selten auf. Hinzu kommt, daß durch die vielen Reize, die von außen auf Kinder einströmen, die permanente Reaktion von vielen als Aktion angesehen wird. Darüber hinaus sind es sehr angenehme Kinder. Sie tun was man ihnen sagt und können sich stundenlang vor dem Fernseher beschäftigen und stören so nicht die eigenen Interessen.

In dieser Blüte ist auch der Suizid der Kinder zu suchen, die sich scheinbar plötzlich das Leben nehmen, doch ihren Selbstmord bereits Wochen planten. Manche unternehmen in ihrer größten Not jedoch nur den Versuch auszubrechen aus dem Dasein, indem sie von zu Hause ausreißen.

Die Lernaufgabe von Wild Rose-Kindern liegt in dem Glauben, daß jede Situation, sei sie noch so negativ, irgendwann eine Wendung zum Guten bringen wird, wenn man aus eigener Kraft und dem tiefen Glauben an eine höhere Macht Anstrengungen unternimmt seine derzeitige Situation zu verändern. Wild Rose läßt auch erkennen, daß man sich ruhig in eine Resignation treiben lassen kann, denn es wird uns immer ein Ausweg gegeben werden. Wer ihn sucht, wird ihn finden. Wer nicht sucht, der muß bleiben wo er ist. Nur mit Beharrlichkeit läßt sich, selbst die hoffnungsloseste Situation, doch noch zum Guten wenden.

Die Blüten der Heckenrose helfen den Kindern, zu erkennen, daß jedem Tief auch ein Hoch folgt. Sie lassen auch erkennen, daß alles im Leben auf ein Wachsen und Gedeihen hin ausgerichtet ist.

Menschsein ist kein Zustand, sondern eine Aufgabe, die es zu erfüllen gilt und die man sich erarbeiten muß. Die Blütenessenz verhilft also dazu, wieder die Hoffnung auf bessere Zeiten zu wecken und den notwendigen Elan zu geben, daß die Kinder sich anstrengen ein festes Glied in der Kette der Kinder dieser Welt zu werden.

Willow

Gelbe Weide - Salix vitellina

Verbitterung, Grollen und Brummeln

die Lebensfreudeblüte

Die negativen Charakterzüge von Willow sind bei Kindern oft nicht zu sehen. Jedoch im Erwachsenenalter beziehen sie sich oftmals auf schreckliche Vorkommnisse in der Kindheit, die sie nie vergessen werden.

So berichten sie, daß ihnen schon immer übel mitgespielt wurde. Sie hatten nie etwas gemacht, doch hat man dann immer sie beschuldigt.

Folgende Aussagen sind nicht selten:

Ein Mann: "Meinem Vater kann ich nicht verzeihen. Er hat mich fast jeden Tag geschlagen. Das werde ich ihm nie vergessen. Auch haben mich meine Eltern nie unterstützt, daher konnte ich auch nicht studieren."

Eine Frau: "Immer wurden meine Brüder bevorzugt. Ich wurde in all meinen Belangen benachteiligt. Von meinen Brüdern mußte ich mir immer alles gefallen lassen. Das werde ich meinen Eltern nie vergessen. Andere Kinder hatten es da viel schöner, denen hat das Schicksal nicht so hart mitgespielt wie mir."

Eine andere Frau: "Schuld an meinem Gesundheitszustand ist der Arzt, der mich als 10-jährige auf Ischias behandelte. Nun habe ich ein kürzeres Bein, weil ich Kinderlähmung hatte. Das werde ich dem niemals verzeihen."

Bei all diesen Aussagen wird eines deutlich. Willow vergißt nie, was man ihm angetan hat. Unverzeihlich frißt sich all das Negative in seine Seele hinein wie eine Säure. Das zweite Merkmal ist, daß die Schuld für alle Vorkommnisse immer die anderen tragen. Niemals sucht Willow den Auslöser bei sich. Sie fühlen sich als Opfer des Schicksals und unternehmen nichts um eine Änderung herbei führen.

So geht dieser Zustand oft nahtlos in den Wild Rose-Zustand über, indem sie sich mit der Opferrolle abfinden und so resignieren.

Dies kann auch auf eine viel subtilere Art geschehen, als wir oben ausführten. Wie oft werden Kinder heute abgeschoben, weil man einfach noch Geld hinzu verdienen muß. Selbst wenn sich die Oma liebevoll um das Enkelkind kümmert, so fehlt dem Kind die Mutter. Auch eine Pflegemutter ist nicht die wirkliche Mutter. Doch auch der Kindergartenbesuch wird von manchen Kindern als ein Abschieben betrachtet. Will ein Kind nicht in ein Internat und die Eltern stecken es doch hinein, fühlt sich ein Kind leicht abgeschoben und wird daraufhin verbittert sein.

Es kann dann geschehen, daß das Kind schlechtere Noten bekommt, keine Lust mehr hat etwas zu basteln, was ihm früher immer so Spaß machte. Zu Hause war Willi immer quietschfidel, seit die Mutter wieder arbeitet, ist er so ruhig und wenn die Mutter etwas zu ihm sagt wirkt er irgendwie gereizt.

Eltern haben gewisse Vorstellungen vom Leben und übertragen diese auf ihre Kinder. Doch nehmen die Kinder nicht alles so einfach an. Aus ihrer Sichtweise heraus ist so manche Entscheidung der Eltern nicht einsichtig. Sie fühlen sich zurückgesetzt und zeigen sich tief beleidigt. In solchen Fällen ist es manchmal besser einzulenken und mit dem Kind die Situation noch einmal durchzusprechen, damit es versteht warum man sich so oder so entschieden hat, als hart auf dem zu bestehen was man einmal gesagt hat. Doch liegt darin auch die Gefahr, daß Kinder immer wieder mit Grollen, Beleidigtsein und Schmollen ihren Willen durchsetzen wollen.

Im Pausenhof erlebt man es immer wieder, daß unschöne Rempeleien geschehen. Spricht man den Übeltäter an, so tut dieser als ob ihn das nichts anginge, denn der andere hat angefangen oder er wurde selbst geschubst. Schuld sei der sowieso, selbst kann man nichts dafür. Sie regieren nicht so aggressiv wie Holly-Kinder, die gleich laut schreien, sondern geben sich eher ruhig. Werden sie bestraft, so äußern sie: "Der kann was erleben!" So schwelgt das Rachegefühl längere Zeit dahin, bis man sich am anderen gerächt hat.

Auch das Stehlen ist in dieser Blüte zu suchen. Es kann sein, daß sie sich etwas nehmen, da sie denken: "In dem Laden liegt eh soviel herum, das merkt keiner, wenn etwas fehlt." oder "Mir hat man meinen Radiergummi geklaut, jetzt ist es nur Recht, wenn ich mir auch einen stehle!"

In der Schule beschuldigen sie den Lehrer bei schlechten Noten. "Der A... hat mich schon lange auf der Kippe, darum gibt er mir die Fünf." In ihrem Groll versuchen sie dann dem Lehrer immer wieder etwas anzustellen. Auch macht es ihnen innerlich riesigen Spaß anderen, denen es ja besser geht als ihnen, etwas anzutun. Somit sehen die dann auch wie schlecht es einem geht.

Die Lernaufgabe von Willow ist es, zu erkennen, daß jeder für das was er erlebt, was ihm zustößt, selbst die volle Verantwortung trägt. Aus der Rolle des Opfers wird man so zum aktiven Gestalter seines Schicksals. Damit man sich leichter bewegen kann, beginnt man, nach der Einnahme von Willow, aus seinem übervollen Rucksack, all die negativen Erlebnisse und Gedanken auszupacken. Somit kann man beginnen alles Leid, was einem widerfahren ist, zu vergessen und zu verzeihen. Je mehr man sich von diesem seelischen Ballast befreit, desto mehr erkennt man, daß positive Erlebnisse das Ergebnis positiver Gedanken sind.

Manchmal muß man das widerfahrene Leid auch zulassen, es akzeptieren, denn jeder negative Gedanke, jede negative Tat wartet auf seine Erlösung. Oftmals ist das Leid für uns Menschen notwendig, um aus einem Rohdiamanten einen herrlich funkelnden Brillanten zu schleifen.

Rescue Remedy

Erste Hilfe - Tropfen

Manche Kinder nennen sie auch Zaubertropfen, so durchschlagend ist die Wirkung dieser Mischung. Die Rescue-Mischung besteht aus fünf Blütenessenzen, die Edward Bach für den akuten Notfall zusammenstellte.

Als er seine zwölf Heiler mit Rock Rose vervollständigt hatte, bezeichnete er dieses als "Das Heilmittel in Notfällen . . . Bei Unfällen oder plötzlicher Erkrankung."[70] Doch weist er schon darauf hin, daß noch andere Blütenessenzen notwendig sein können. So stellte er später folgende Blütenessenzen zusammen:

Rock Rose	gegen aufkommende Panik- und Angstgefühle
Star of Bethlehem	gegen den akuten Schock
Cherry Plum	gegen die Verzweiflung durchzudrehen und dieser Situation nicht gewachsen zu sein
Impatiens	gegen innere Anspannung und Streß
Clematis	gegen die drohende Ohnmacht und dem Gefühl nicht ganz da zu sein

wir möchten dieser Mischung noch eine weitere Essenz hinzufügen:

Water Violet	gegen die innere Tendenz der Ablehnung der Tropfen

Die Essenz von Water Violet ermöglicht es, daß die positive Information der klassischen Rescue-Mischung schneller im Organismus verteilt wird und so effektiver in den Zellen aufgenommen werden kann. Wir denken, daß durch den immer stärker um sich greifenden Stolz und der Einstellung "Ich brauche niemanden, denn ich helfe mir selbst!" die zusätzliche Gabe von Water Violet notwendig wird. Es durchbricht den Stolz des Water Violet - Menschen, so daß dieser die wohltätige Wirkung von Rescue erst annehmen kann. Erst kürzlich hörten wir wieder von einer Frau, daß sie trotz Rescue Remedy eine Brandblase bekam, was ja normalerweise nicht vorkommt.

Rescue Remedy wird auch immer wieder als Notfall - Essenz bezeichnet. Manche nehmen diese Bezeichnung zu ernst und denken sie könnten damit alles beseitigen. Einen Blinddarmdurchbruch oder einen Knochenbruch kann man mit der alleinigen Anwendung von Rescue nicht heilen, hier ist eine fachärztliche Behandlung unerläßlich. Wir empfehlen die Bezeichnung Erste Hilfe-Tropfen, sie stellen eine sehr große Erste Hilfe auf seelischer und körperlicher Ebene dar.

Das Spektrum der Erste Hilfe - Tropfen ist sehr groß und so mancher hat schon seine eigenen Indikationen dazu gefunden, daher ist es kaum möglich generell zu sagen da und dort hilft es. Kommt das Kind von der Schule heim und klagt über die schlechte Note oder darüber, daß ihm etwas angetan wurde oder es gibt an vom Rad gestürzt zu sein, dann kann man immer einige Tropfen aus der Einnahmeflasche geben. Vielleicht steht demnächst ein Zahnarztbesuch vor der Tür? Probieren sie Rescue Remedy aus! Oder steht vielleicht eine heikle Unterredung an?

Bei allen Prellungen, Zerrungen, Verstauchungen sollte neben der inneren Einnahme auch daran gedacht werden die Tropfen direkt auf die Haut aufzutragen. Ebenso bei Erfrierungen, Verbrennungen auch Sonnenbrand kann Rescue blitzartig Linderung bringen.

Doch zum Aufbringen auf die Haut ist es meist besser die Rescue - Creme zu verwenden, da sie die lindernde Information länger bei den lädierten Zellen hält. Ihr wurde noch die Essenz von Crab Apple beigefügt, die die Haut in ihrer Selbstreinigung unterstützt.

Wie alle Bachblüten läßt sich Rescue auch bei Tieren, Pflanzen und Bäumen anwenden. Rescue-Tropfen und Rescue-Creme sollten Sie immer griffbereit bei sich haben, im Auto, bei der Arbeit oder zu Hause. In der akuten Situation kann man gleich 5 Tropfen aus der Vorratsflasche (Stockbottle) auf die Zunge träufeln, dann ein Wasserglas mit 5 - 10 Tropfen herrichten. Natürlich können sie auch immer ein Einnahmefläschen mit sich führen. Die Anwendung erfolgt solange bis eine Besserung eintritt.

Zubereitung der Blütenessenzen

Herstellung:

Edward Bach wußte, daß die Energie in der Pflanze, speziell in der Blüte, ruhte. Die Frage war, wie man sie überträgt und konserviert. Als er an einem Morgen durch die Gegend von Wales streifte und der Tau noch schwer auf den Pflanzen lag, kam ihm der Gedanke, daß jeder Tautropfen die Eigenschaft der Pflanze übernommen haben muß, denn die Kraft der Sonne wirkte durch den Tau hindurch und entzog solange die Wirkkräfte der betreffenden Pflanze bis der Tautropfen vollkommen mit der Kraft der Pflanze aufgeladen war.

Er setzte seinen Gedanken sofort in die Tat um und sammelte Tau von sonnigen Stellen und Tau von schattigen Stellen. Daraufhin verglich er die Schwingungen. - Sein Spürsinn für feinstoffliche Schwingungen war zu dieser Zeit schon sehr weit entwickelt. Legte er eine Blüte auf die Zunge, so konnte es sein, daß ihm augenblicklich übel wurde, er spontan mit Fieber oder ähnlichen körperlichen Symptomen reagierte. Andere Blüten verursachten mehr auf der geistigen Ebene Probleme.- Er konnte feststellen, daß es sich tatsächlich so verhielt, wie er es sich dachte. Nun setze er sich daran, eine Methode zu entwickeln, die das zeitraubende Einsammeln des Taus ersetzen könnte.

Er nahm eine Schale mit Wasser und zupfte, ohne daß seine Finger die Blüten berührten, die schönsten und kräftigsten Blüten und legte diese auf das Wasser. Der Prozeß, der unter Einwirkung der vier Elemente (Feuer, Erde, Luft und Wasser) entstand, konnte nun beginnen. Edward Bach bezeichnete ihn wie folgt: "Die Erde ist der Boden, der die Pflanze trägt und sie erhält; die Luft ist es, die sie nährt; die Sonne oder das Feuer befähigt sie, ihre Kraft zu übertragen, und das Wasser schließlich nimmt ihre wohltätigen Heilkräfte auf und speichert sie."[71]

Mit dieser Methode, der Sonnenmethode, stellte er die ersten 19 Blütenessenzen her. Für die weiteren 19 Essenzen bediente er sich der Kochmethode, da im zeitigen Frühjahr die Sonne noch zu schwach war, um den Prozeß anzuregen. Im Holz wurde über die Jahre hinweg die Energie der Sonne gespeichert, welche durch das Verbrennen jetzt wieder frei wird.

Vorsorglich schrieb er: "Laßt euch nicht von der Einfachheit dieser Methode von ihrer Anwendung abhalten; denn je weiter die Forschungen voranschreiten, um so deutlicher werden wir das Prinzip der Einfachheit in der Schöpfung erkennen."[72]

Da Wasser jedoch dazu neigt schlecht zu werden, mußte Bach das Wasser konservieren. Er tat dies dadurch, daß er dem aufgeladenen Wasser die gleiche Menge Brandy hinzufügte. Damit hatte er eine Muttertinktur, von der er wiederum sogenannte Stockbottles, Vorratsflaschen, herstellte.

Anwendung

Einnahmefläschchen:

Für bereits seit langem bestehende seelische Störungen eignet sich die Anwendung mit einem Einnahmefläschchen besser, wenngleich die Wasserglasmethode für den akuten Moment wirkungsvoller ist.

Nehmen sie eine 30 ml Glasflasche mit Tropfer oder Pipette und füllen diese mit ca. ein fünftel Alkohol (Weinbrand, Korn, Obstler uam.), den Rest ca. vier Fünftel mit stillen Wasser. Diese Flasche nennt man Verdünnung.

Es hat sich bewährt viermal am Tag vier Tropfen auf die Zunge zu nehmen. Säuglinge können sie von der Mutterbrust oder vom Sauger her aufnehmen. Kindern kann man auch vier Mal am Tag 4 Tropfen in einem Schluck Wasser tun und diesen dann trinken lassen. Die Tropfen kann man auch dem Tee beimischen.

Wasserglasmethode:

Für alle akuten Probleme gibt man von der entsprechenden Blütenessenz oder von mehreren Blüten je fünf Tropfen aus der Stockbottle auf ein Glas Wasser und trinkt davon in kleinen Schlückchen, entweder bei ganz akuten Störungen alle ein bis zwei Minuten oder sonst verteilt auf den Tag.

Umschläge

Bereits Edward Bach benutzte seine Blütenessenzen um mit ihnen Umschläge zu machen. Dietmar Krämer und Helmut Wild stellten mit ihrem Buch "Neue Therapien mit Bach Blüten 2" die korrespondierenden Hautzonen der Bachblüten vor und revolutionierten damit die Anwendung der Blütenessenzen. Leider finden die Menschen heute zu wenig Zeit sich mit Umschlägen zu behandeln. Als Ersatz läßt sich jedoch auch mit einer Creme arbeiten.

Salben und Cremes

Über die Haut lassen sich mit den Zonen nicht nur Verletzungen und Schmerzen behandeln. Es kann auch auf tiefer liegende Seelenschmerzen geschlossen werden. Daher ist neben einem Umschlag oder einer Salbe auch immer an die gleichzeitige Wasserglasmethode oder Einnahmeflasche zu denken.

Für alle Notfälle gibt es die "Rescue-Creme", die bei allen Prellungen, Zerrungen, Verbrennungen auch Sonnenbrand, Insektenstichen und sonstigen "Angriffen" auf die Haut wahre Wunder wirkt.

Herstellung von Salben

Als Salbengrundlage eignet sich die hydrophile Salbe oder einfache Vaseline, bei Hautproblemen kann man auch Melkfett benutzen. Für 10g Salbe reichen 3 Tropfen. Mit einem Holz- oder Plastikspatel wird die Essenz vorsichtig in die Salbe gebracht. Anschließend wird sie siebzigmal gegen den Uhrzeigersinn gerührt und in der Mitte gesammelt. Danach wird es 2 mal wiederholt. Zum Schluß gibt man sie dann in ein Salbentöpfchen und bewahrt sie kühl auf. Zur Herstellung der Rescuecreme gehen sie wie oben beschrieben vor. Benutzen sie jedoch für 10g Salbe 7 Tropfen Rescue-Essenz und 7 Tropfen Crab Apple. Benutzen sie bitte nie mehr als maximal drei verschiedene Essenzen in einer Creme und denken sie bei gleichzeitiger oraler Einnahme daran.

Für viele Seminarteilnehmer ist die Anwendung über die Haut nicht mehr wegzudenken. Gute Erfolge lassen sich damit erzielen.

Anwendung als Badezusatz

Da in einem Vollbad alle Hautzonen des Körpers benetzt werden, ist es geradezu ideal, benötigte Blüten dem Bad zuzusetzen. Geben Sie hierzu 7 Tropfen in das laufende Badewasser und genießen Sie anschließend die wohltuenden Schwingungen der Essenzen.

Wichtig

Wer sich für kosmetische Produkte auf der Grundlage der Bach-Blüten interessiert sollte sich an folgende Adresse wenden:

Amarell-Kosmetik
Lupinenweg 18
91058 Erlangen

Schwangerschaft

Die größten Ereignisse im Leben sind für viele Frauen Schwangerschaft und Entbindung. Jedoch werden manche Frauen auch davon überrascht und betrachten die Schwangerschaft dann als ungewollt. So beschäftigen sie sich in Gedanken mit einer Abtreibung. Kommt eine Abtreibung aus ethischen oder religiösen Gründen nicht in Frage, so führt dies zum Hadern mit dem Schicksal oder zur Verbitterung. Beides Symptome die sich in Form eines Willow-Zustandes auf Mutter und Kind niederschlagen. Wir möchten hier, im Schlußteil dieses Buches, klarmachen, daß ein Schwangerschaftsabbruch eine der unglücklichsten Entscheidungen ist, die man für sich und das Kind treffen kann. Wir sehen dies jetzt nicht von der rechtlichen Seite. Sollte sich ein Paar nach einer Abtreibung später doch noch für ein Kimd entscheiden, so werden sie mit größeren Schwierigkeiten zu rechnen haben als bei der ersten Schwangerschaft. In einigen Beispielen werden wir es später beschreiben.

Im Positiven freuen sich sowohl die Mutter als auch der Vater auf ihr Kind. Diese Freude auf das Kind ist sehr wichtig und entscheidend für eine gesunde körperliche und seelische Entwicklung für das Kind.

Viele Mütter glauben, daß die Erziehung mit der Geburt eines Kindes anfängt. Dies scheint zwar die übliche Meinung zu sein, doch ist sie grundlegend falsch, wie schon so manche Frau erfahren durfte. Die umfassendste Erziehung erhält ein Kind bereits ab der Zeugung und ist mit der Geburt abgeschlossen. Die Erziehung, die nach der Geburt einsetzt, dient nur noch dazu die Verhaltensregeln im täglichen Umgang mit anderen Menschen zu erlernen. Ebenso zum Aneignen von Wissen und zur Ausprägung der während der Schwangerschaft geförderten emotionalen Seelenprägungen und Charakterstrukturen.

Aus Unkenntnis und Unwissenheit[73] wird viel zu wenig auf diese vorgeburtliche Erziehung eingegangen. Alle vorherrschenden Gefühle, Gedanken und Wünsche der Eltern werden dem werdenden Leben im Mutterleib eingeprägt. Dies sind keine Hypothesen, sondern Erfahrungstatsachen, die viele Therapeuten machen konnten. Betrachten Sie doch nur die Charakterzüge ihres Partners, denn beim Partner findet man sie leichter, und vergleichen Sie diese mit Ihrem Kind! Gibt es da nicht viele Ähnlichkeiten?

Man sollte sich im Klaren darüber sein, daß die Erlebnisse und Tätigkeiten der Mutter während der Schwangerschaft überaus formend für das werdende Kind sind. Nehmen wir das Beispiel Mozarts. Er war ein begnadeter Komponist und Pianist. Doch wenn die Mutter während seiner Schwangerschaft keine musikalischen Neigungen gehabt hätte, wäre es für den jungen Mozart weitaus schwieriger, wenn nicht sogar unmöglich, gewesen seine herrlichen Kompositionen zu schreiben. So war es auch bei Goethes Mutter, oder mit allen sonstigen bedeutenden Künstlern. Die stärksten positiven Eigenschaften kommen zum großen Teil von der Mutter, von dem was sie während der Schwangerschaft tut und denkt. Diese Tätigkeiten sind für das werdende Kind am meisten prägend und richtungsweisend.

Jede bewußte Zeugung eines Kindes schließt den Gedanken an einen Schwangerschaftsabbruch aus und bereitet dem Kind einen ersten sicheren Weg. Viele Eltern sind sich ihrer Verantwortung, ein Kind die Welt zu setzen, gar nicht bewußt. Es scheint bei vielen Paaren, als ob sie von dem Samen, den sie in den Boden setzen, gar nicht wissen von welcher Art er ist. Alles wird dem sogenannten Zufall überlassen. Gerade in diesem Punkt sollte ein anderes Bewußtsein entwickelt werden.

Viele Eltern sehen bei ihren Kindern viele Ähnlichkeiten des Vaters oder der Mutter. Dies geschiet aber nur, weil die Mutter das Bild während der Schwangerschaft in ihrem Bewußtein trägt. Dies kann sogar soweit gehen, daß eine Frau während der Schwangerschaft ein Bild eines schönen Jungen in ihren Zimmer hängen hatte, das sie jeden Tag betrachtete. Als dann das Kind geboren wurde, wies es ähnliche Gesichtszüge wie dieser Junge auf dem Bild auf.

Es gibt sogar wissenschaftliche Berichte darüber, daß die Gedanken, Gefühle und Taten der Mutter prägend für das Kind sind. Jede Mutter kann bestimmen, ob sie ein harmonisches oder ein disharmonisches Kind zur Welt bringen will. Alles hängt nur von ihrer emotionalen und psychischen Verfassung ab. Hier bieten nun die Bach-Blüten ein hervorragendes Hilfsmittel, um die psychische Verfassung während dieser Zeit zu stabilisieren.

Durch den Blutstrom wird das Kind von der Mutter versorgt. Für viele steht der Grundsatz fest, daß die Seele den Mantel des Geistes bildet. Damit die Seele alle Teile des physischen Körpers erreichen und beeinflussen kann, fließen Seelenanteile im Blut. Aus diesem Grund heraus sollte jede schwangere Frau darauf achten, daß in der Zeit der Schwangerschaft alle störenden Einflüsse weitgehendst gemieden werden. Dies gilt sowohl für den seelischen als auch für den physischischen Bereich. Denn im Blutstrom, mit dem auch das Kind verbunden ist, liegen alle notwendigen Informationen, die zur seelischen Reifung eines Menschen dienlich sind.

Eine sehr wichtige Rolle spielt der Lebenswandel und die Ernährung. Besonders die Ernährung möchten wir den werdenden Müttern ans Herz legen. Doch hier ist der größte Hemmschuh der Menschen, denn Gewohnheit und Bequemlichkeit verhindern oft für sich und das Kind das Beste zu tun. Die gesündeste und natürlichste Ernährung wäre die vegetarische Rohkost, die auch Edward Bach immer wieder empfahl. Doch alte Glaubenssätze und die Gewohnheit stehen dabei im Wege.

Der geistige Plan für das Kind und seine Aufgaben sind schon ab dem Zeitpunkt der Empfängnis gelegt. Doch durch die Gedanken, Neigungen und Wünsche der Eltern bekommt dieser Plan Gestalt. Denn jeder Gedanke wird im werdenden Kind seine Resonanz finden. So liegt die Aufgabe der Männer darin, darauf zu achten, daß ihre Frau in der Zeit der Schwangerschaft von störenden Einflüssen geschützt wird. Es ist völlig falsch zu glauben, daß die Eigenschaften, die ein Kind später entwickelt, durch Zufall entstanden sind. Jedoch haben sie zum großen Teil ihren Ursprung im seelischen und psychischen Bereich der Eltern.

Sicher werden viele sagen, daß das Kind Erbanlagen mitbekommt. Dies ist zwar richtig, doch kann vieles in der Schwangerschaft verändert oder sogar aufgehoben werden. Die Erfahrung hat gezeigt, daß die Kinder in der dritten Generation oft die Bereitschaft haben, die Krankheit der Urgroßeltern zu übernehmen. Doch können diese in einer vernünftigen Schwangerschaft gänzlich aufgehoben werden.

Edward Bach erklärte in seinen Schriften immer wieder, daß die Elternschaft eine heilige Aufgabe im Plane der Schöpfung ist. Daß jeder Versuch das werdende Kind nach eigenem Willen zu formen höchste Grausamkeit darstellt. So sollte das zukünftige Leben als ein Geschenk Gottes angesehen werden. Wäre dieser Gedanke bei den Eltern verankert, so würden viele Gesetze, die die Schwangerschaft betreffen, sinnlos werden. Denn wenn Ihre Mutter eine Abtreibung mit Ihnen vorgenommen hätte, so würden Sie dieses Buch nicht lesen.

Die alten Griechen waren der Meinung, daß Schönes nur Schönes hervorbringen kann. Dies gilt nicht nur in der äußeren Gestalt. Die Mütter, die in Harmonie und innerlicher Einheit leben, schaffen die Voraussetzungen für ein Kind, das ebenso diese Eigenschaften in sich trägt.

Wie oft erlebt man Mütter, die eine starke innere Unruhe haben und sich dann wundern, daß ihr Kind sie unaufhörlich braucht und sie stets "auf Trapp" hält. Oftmals wird eine Erklärung im Kind oder in den Erbfolgen gesucht, selten kommt eine Mutter in die Praxis und berichtet, daß sie selbst solche Eigenschaften in sich hat.

"Die Eltern haben die Möglichkeit und die Macht im Organismus wie in der Wesensart des werdenden Kindes von ihnen gewünschte Änderungen zu bewirken - durch die Art und Richtung ihrer Wünsche und Bejahungen.

Grundsätzlich gilt hier - wie überall im Leben - die Goldene Regel, derzufolge die Eltern sich dem werdenden Kinde gegenüber so verhalten sollten, wie sie in der gleichen Lage - im nächsten Leben - von ihren Eltern umsorgt werden möchten. Sie sollten während der Schwangerschaft die geistigen Samenkörner aller guten Kräfte, Neigungen und Eignungen in die Kinderseelen legen und damit die optimale Entfaltung der vorhandenen positiven Anlagen und das künftige Glück ihres Kindes sichern."[74]

Wenn Eltern einen Kinderwunsch haben, so sollten die Frauen vorher drei Tage fasten und sich des öfteren in Gebet und Meditation versenken. Denn je reiner der Körper ist, desto reiner wird sich auch ein Kind entwickeln können. Alle Entwicklung hängt von der seelischen und geistiger Einstellung der Eltern ab. Niemals gibt es unverdiente Kinder oder mißratene Kinder, alle äußeren Erscheinungen sind auf ihr Bewußtsein abgestimmt.

Eine Frau wurde durch ein kurzes Liebesabenteuer schwanger. Da sie aber verheiratet war, sagte sie es ihrem Mann nicht. Während der Schwangerschaft entwickelte sie, aus ihren Schuldgefühlen heraus, eine starke selbstzerstörerische Tendenz in sich. Es dauerte nicht lange, da erlitt sie einen Abgang. Dies stellt nur das Ende der Kette einer negativ geprägten Schwangerschaft dar.

Eine andere Frau erzählte: "Ich wollte das Kind nie haben, weil es meiner beruflichen Karriere im Wege war. Als das Kind dann da war, war es das anstrengendste Kind, das sie sich vorstellen können. Es verweigerte die Muttermilch und schrie ständig, wenn ich es verlassen wollte. Ich fand gar keine Zeit mehr für eine andere Tätigkeit. Ich war froh, als ich wieder ins Berufleben zurückkehren konnte."

Jede Mutter sollte sich freuen, daß sie Mutter geworden ist. Sie sollte ihr Schicksal akzeptieren und sich auf das werdende Leben vorbereiten. Viele wollen nur das Beste für ihr Kind, darum sollten sie sich auch bewußt auf das neue Leben vorbereiten. Wenn Eltern Verantwortung zeigen, so werden sie besonders darauf achten, daß während der Schwangerschaft alle störenden Einflüsse gemieden werden. Dazu gehören natürlich das Vermeiden des Rauchens sowie aller sonstigen Rauschmittel. Gleiches gilt auch für Fernsehen und Radio. Die Frauen sollten sich aufbauender Lektüre erfreuen und autogenes Training, Meditationen und andere entspannende Maßnahmen ergreifen.

Zum Thema Schwangerschaftsabbruch folgende Geschichte:

Ein junger Mann hatte, als er betrunken war, solche psychischen "Aussetzer," daß er alles kurz und klein schlug. Sogar seine Freunde griff er dabei tätlich an und bisweilen verletzte er sie stark. Wenn er dann wieder zur Besinnung kam, so wollte er es gar nicht wahrhaben, da er sonst ein friedlicher Mann war. Auf Drängen eines Therapeuten vollzog er zuerst eine Rebirthing-Therapie und anschließend eine Rückführung. In dieser Rückführung erlebte er "seine" Abtreibung. Auf Befragen der Mutter gab sie die Abtreibung zu. Ein Jahr später jedoch gebar sie ihren Sohn, der dieses Erlebnis der vorhergegangenen Abtreibung noch in sich trug.

Ein Fall einer 30jährigen Frau: Sie hatte eine sehr starke innere Unruhe, so daß ihr Nervenarzt sie des öfteren in die Klinik einwies. Als sie sich ebenfalls einer Rückführungstherapie unterzog, erlebte sie ihre eigene Abtreibung. Zwei Jahre später wurde sie aber doch geboren.

Es gibt noch viele Beispiele, die solche und ähnliche Geschehnisse dokumentieren. Diese Fallbeispiele lassen den Schluß zu, daß eine durchgeführte Abtreibung vom Embryo in allen Einzelheiten bewußt miterlebt wird. Ebenso kann man daraus schließen, daß die Seele nach einer Abtreibung, oftmals in die gleiche Familie, wieder geboren wird, nur der Körper ist ein anderer. Die Seele bleibt die gleiche und trägt alle Emotionen, Gefühle und Empfindungen in sich, die sie bei der Abtreibung miterlebt hat. Aber auch bei einer Fehl- oder Todgeburt sind dieselben Empfindungen vorhanden wie bei einer Abtreibung. Alles wird im Bewußtsein eines Kindes regisgtriert. Die Oxforder Universität unter der Leitung von Dr. Kenneth Boddy stellte fest, daß jedes Kind von der Zeugung an lachen, weinen, schreien und sogar alle Gefühle in sich aufnehmen kann. Wir haben Dutzende solcher Fälle dokumentiert und sind der Auffassung, daß jedes Wesen, das sich in eine Mutter inkarniert, vom Zeitpunkt der Zeugung alles in sich aufnehmen kann.

Ein 30jähriger Mann bekam besonders bei beruflichen, seelischen Belastungen einen roten Kopf, Beklemmungsgefühle im Hals und zuletzt einen Schreikrampf. Bei der Behandlung kam heraus, daß die Mutter selbst einen Schwangerschaftsabbruch vornehmen wollte, der aber scheiterte. Er erspürte die Gefühle und Emotionen der Mutter und erlebte auch seinen bewußten Todeskampf, der für ihn in Panik und Todesängste ausartete. Als Erwachsener zeigt er nun unter Streß immer wieder diese Symptome.

Jede werdende Mutter tut gut daran, sich des öfteren am Tag in die Stille zu begeben und nach dem Herzschlag ihres Kindes zu lauschen und die Hände auf den Bauch zu legen. Dies ist besonders abends, wenn alles zur Ruhe gekommen ist, sehr wichtig, da sich so die Ruhe auf das Kind überträgt. Auch der Vater sollte des öfteren seine Hände auf den Bauch der Mutter legen und sich vorstellen, wie durch seine Hände Sonnenstrahlen in das Kind hinein fließen.

Alles findet seine Resonanz in der Betreuung des Kindes. Die Eltern sollten sich nicht als alleine betrachten, denn das Kind bekommt alle Gefühle und Gedanken mit, die die Mütter hegt. Darum ist es sehr wichtig mit dem Kind zu sprechen. Wir empfehlen jedem, der einen Kinderwunsch hegt das Buch von K.O. Schmidt, "Vorgeburtliche Erziehung" vom Drei Eichen Verlag zu lesen.

Behandlung von Schwangeren

Der Behandlung von schwangeren Frauen mit Bach-Blüten sollte eine größere Bedeutung beigemessen werden, als dies im Moment der Fall ist. Denn eine Behandlung der Mutter mit den Blütenessenzen ist gleichzeitig eine Behandlung des Kindes. Da Mutter und Kind durch die Nabelschnur und über den Blutkreislauf miteinander verbunden sind, kann man gleichzeitig eine Therapie des Kindes bewirken. Es kann nicht früh genug mit den Bachblüten begonnen werden, denn sehr oft kommen Blockaden der Mutter bei der Schwangerschaft stärker zum Vorschein. Daher sollte die Mutter gerade in dieser Zeit besonders auf ihre Reaktionen achten und entsprechend ihrer Verfassung die Essenzen einnehmen.

Es sollte auf die seelischen Symptome der Mutter eingegangen werden. Besonders beim ersten Kind, leiden die Frauen sehr viel unter Ängsten. Die Skala der Ängste reicht von innerer Unruhe bis hin zur Panik. Darum sollte man jeder werdenden Mutter *Mimulus* bei Ängsten, *Rock Rose* bei Panik und *Cherry Plum* bei innerer Unruhe verabreichen.

Wegen des entstehenden Wechsels von der Frau zur Mutter sollte die Blüte *Walnut* in eine Mischung gegeben werden. Dem Gefühl der Situation nicht gewachsen zu sein, weil alles zu viel ist, sollte mit *Elm* begegnet werden.

Leidet die werdende Mutter unter Schwangerschaftserbrechen, so sind die Blüten *Crab Apple* und *Scleranthus* sehr zu empfehlen. Schon vielen Frauen haben die positiven Energien der beiden Blüten gegen ihre morgendliche Übelkeit, die sich bis zum Erbrechen steigern kann, gut getan. Viele Frauen begegnen dem Therapeuten mit der Frage, wie oft sie sich untersuchen lassen sollen. Nun, dies ist von Fall zu Fall verschieden. Doch ist die Häufigkeit der angewandten Ultraschalluntersuchungen nicht notwendig. Um die Gemüter der Mütter zu beruhigen, empfehlen wir eine Untersuchung bald nachdem die Schwangerschaft festgestellt wurde. Wenn sich dabei herausstellt, daß alles seinen geordneten Lauf nimmt, sind weitere Untersuchungen für Mutter und Kind nur belastend. Ein Beispiel: Eine Mutter ließ sich untersuchen und man stellte Unregelmäßigkeiten beim Kind fest. Darauf hin riet man ihr zu einem Schwangerschaftsabbruch. Sie wollte diesen jedoch nicht durchführen lassen, sie entschied sich keine Untersuchung mehr durchführen zu lassen, um sich nicht noch mehr zu beunruhigen. Der Ehemann war von dieser Entscheidung nicht begeistert. Wegen ihrer Ängste und Sorgen unterzog sie sich einer Blütentherapie und brachte einen gesunden Jungen zur Welt. Er hatte zwar einige Probleme, aber die Schwarzmalerei einen behinderten Jungen zur Welt zu bringen, war nicht gerechtfertigt.

Rückt der Geburtstermin immer näher, sollten die Mütter mit **Rescue, Walnut, Mimulus, Centaury, Gentian** und **Elm** behandelt werden. Diese Mischung kann man nicht nur vor der Entbindung, sondern auch im ganzen Verlauf der Entbindung immer wieder einnehmen. Vor allem dann, wenn nicht alles reibungslos geht oder sich Gefühle der Schwäche und des Überfordertseins einstellen.

Beginnen die Wehen vorzeitig, oder besteht der Eindruck eines Abganges, so sollte ebenfalls mit diesen Blüten gearbeitet werden.

Haben die Frauen generell nicht mit einer Schwangerschaft gerechnet, so empfinden sie diese Nachricht zuerst wie einen Schock, der mit **Star of Bethlehem** angegangen werden kann. Danach setzen sie sich emotional mit dem Gedanken auseinander. Meist helfen hier die Blüten **Walnut, Water Violet und Mimulus**. Sehen sie in der Schwangerschaft nur Nachteile und können diese Gedanken nicht los werden, dann helfen die beiden Blüten **Gentian** und **White Chestnut**.

Wird eine Steißlage festgestellt, so sollte mit der Blüte **Water Violet** gearbeitet werden, innerlich und auch äußerlich auf den Bauch als Lotion aufgetragen.

Entbindung

Viele Frauen quält vor einer Entbindung die Frage: "Wie wird sie ablaufen? Bekomme ich ein gesundes Kind? Wird die Entbindung sehr schmerzhaft sein?" Schon oft konnte man Frauen beobachten, die in der Schwangerschaft sehr selbstbewußt waren. Aber je näher der Entbindungstermin rückte, desto ängstlicher wurden sie bezüglich dieser Fragen.

Es sei darauf hingewiesen, daß Frauen, wenn die Wehen einsetzen, immer sehr nach Zuwendung und Halt einer Person verlangen. Wird die Frau in eine Geburtsklinik eingeliefert, so sollte sich der Vater intensiv um die Betreuung der werdenden Mutter kümmern. Im Kreissaal soll eine mehr familiäre Atmosphäre entstehen und nicht der Eindruck erweckt werden, daß die Entbindung wie eine Fließbandarbeit abgetan wird. Darum sollte ein Kreissaal nach den Bedürfnissen der Schwangeren und dem ankommenden Erdenbürger eingerichtet sein. Es soll ein abgedunkelter Raum sein, gut temperiert und nach Möglichkeit im Hintergrund mit klassischer Musik. Es hat sich gut bewährt, daß sich die Schwangeren vor der Entbindung die Musik heraussuchen konnten, die sie bei der Entbindung hören wollten.

Das Personal, d.h. Ärzte, Hebammen und Helfer, sollte stets leise sprechen. Leises Zureden wird als entspannend und angenehm empfunden. Besonders die Geburtshelfer müssen die Kunst des Schweigens lernen. Stille und Geduld sind die absoluten Tugenden die ein Helfer entwickeln muß. Wir sollten uns immer vorstellen, wie wir gerne empfangen werden wollten. So sollten wir es auch mit dem kommenden Kinde tun.

Wenn nun das Kind aus dem Geburtskanal kommt, erscheint zuerst der Kopf, dann die Arme. Jetzt kann man ihm dadurch helfen, daß man mit einem Finger unter die Achselhöhle gleitet. Der Kopf sollte beim Geburtsvorgang niemals berührt werden. Danach legen wir das Kind auf den Bauch der Mutter. Es gibt keinen besseren Platz für das Neugeborene. Es sollte nie zugelassen werden, daß ein Kind sofort nach seiner Geburt von der Mutter entfernt wird. Alles braucht seine Zeit. Auch sollte beachtet werden, daß die Nabelschnur noch unversehrt bleibt.

"Die Nabelschnur sofort nach der Geburt zu durchtrennen ist ein Akt von großer Grausamkeit. Wir machen uns keine Vorstellung davon, wie verherrend sich das auf ein Kind auswirkt. Die Nabelschnur unversehrt zu lassen, bis sie nicht mehr pulsiert, verändert die ganze Geburt. Den Geburtshelfer zwingt es zu Geduld. Sowohl für ihn als auch für die Mutter ist es eine Aufforderung, den eignen Lebensrhytmus des Kindes zu respektieren."[75]

Die Hauptgefahr für ein Kind während der Geburt besteht in der Anoxie, das kann nicht genug betont werden. Anoxie bedeutet Mangel an Sauerstoff, und besonders das Nervengewebe reagiert darauf äußerst empfindlich. Wenn ein Kind vorübergehend zu wenig Sauerstoff erhält, so führt dies zu irreparablen Schäden im Gehirn. Somit kann das Kind möglicherweise sein Leben lang zum Krüppel werden. Mit anderen Worten gesagt: Das Kind darf unter keinen Umständen, zu keinem Zeitpunkt der Geburt in einen Sauerstoffmangel geraten. Nicht einmal für kurze Zeit.

Darum hat die Natur es so eingerichtet, daß das Kind in der gefährlichen Phase unmittelbar nach der Geburt aus zwei Quellen Sauerstoff erhält: aus seinen Lungen und aus der Nabelschnur. Beide Systeme arbeiten gleichzeitig, allmählich löst eins das andere ab. Das alte, die Nabelschnur, versorgt das Kind noch so lange ausreichend mit Sauerstoff, bis das neue, die Lungen, diese Funktion in ausreichendem Maße übernehmen können.

So bleibt das Kind, das eben erst den Mutterleib verlassen hat, noch einige Minuten lang durch die kräftige, pulsierende Nabelschnur mit seiner Mutter verbunden. Vier, fünf Minuten, manchmal noch länger. Der Sauerstoff, den es weiterhin über die Nabelschnur erhält, schützt es vor der gefährlichen Anoxie, so daß es ohne Schaden zu nehmen, in aller Ruhe mit dem Atmen beginnen kann, langsam und ohne etwas zu überstürzen.

Das Blut hat Zeit nach und nach die alte Bahn, die über die Plazenta führt, zu verlassen und zunehmend die Lungenstrombahn zu entfalten. Das Kind reitet vier bis fünf Minuten lang wie auf einen First zwischen zwei Welten. Da es von beiden Seiten Sauerstoff erhält, d.h. von der Nabelschnur und der Eigenatmung, kann es allmählich von der einen zur anderen hinüberwechseln, ohne daß dies gewaltsam geschehen muß. Man hört selten einen Schrei.

"Was können wir zu diesem Wunder beitragen? Geduldig sein und warten, nichts überstürzen und dem Kind Zeit lassen, sich zurecht zufinden. Auch dies ist ein Lernprozeß. Es fällt uns schwer, fünf lange Minuten zu ertragen, in denen wir nichts tun. Alles in uns drängt danach, zu handeln; unsere Zerstreutheit, unsere Routine, unsere Gewohnheit. Und eine merkwürdige Nervosität, die nichts anderes ist als die verdrängte Angst .....unsere eigene Geburt. Wenn die Nabelschnur aufgehört hat zu pulsieren, kann man sie durchtrennen."[76]

Es ist sehr wichtig, daß sich Mütter untereinander helfen und bei jeder Entbindung eine Begleitperson dabei ist, die bei auftretenden Komplikationen die entsprechenden Bach-Blüten geben kann.

Die Komplikationen sind sehr vielseitig, die je nach Umstand der Schwangeren auftreten können. Wenn z.B. das Kind bereit ist aus den Geburtskanal zu kommen, doch der Muttermund sich nicht öffnen will, so sollten alle 15 Sekunden die Blüten *Chicory* und *Mimulus* gegeben werden.

Hatte die Gebärende lange Zeit vergeblich Wehen und Preßwehen, ist sie meist so erschöpft, daß sie eine Infusion erhalten mußte, helfen die Blüten *Olive, Impatiens, Walnut, Mimulus* und *Clematis*. Diese sollten ebenfalls alle 15 Sekunden verabreicht werden, wenn sich zeigt, daß die Geburt sich noch lange Zeit hinzieht und die Frau bereits völlig erschöpft ist.

Besonders auf den Dammschnitt möchten wir hinweisen. Denn er ist vielmals vollkommen überflüssig und löst oft unangenehme Symptome bei den Müttern aus. In unseren eigenen Studien wurde bewiesen, daß die Wochenbettdepressionen bei den Frauen in erster Linie durch den Dammschnitt ausgelöst wurden. Konnte er nicht verhindert werden, so helfen die Blütenessenzen von *Mustard* und *Mimulus*. Zieht man die Lehre der Akupunktur zu Rate, so erkennt man, daß der Nierenmeridian direkt zwischen Genital und Anus im Körper hineinläuft. Durchtrennt man diese Energieleitbahn beim Dammschnitt, so kann die Energie des Nieren-Meridians nicht mehr ungehindert fließen. Es stellt sich so ein Fehlen von Lebensfreude ein und dies führt zur Wochenbettdepression. Dieser Schnitt ist auch dafür verantwortlich, daß die Frauen später verstärkt zur Osteoporose neigen. Da nach der chinesischen Lehre das Element Wasser, den Nierenmeridian kontrolliert, ist es gleichzeitig für den Aufbau, die Härte und Form der Knochen verantwortlich.

Der Nierenenergie obliegt auch die Energieverteilung der Urogenital-kräfte. Daß es durch den Dammschnitt oftmals zur Frigidität kommen kann, darf also niemanden verwundern, weil dadurch die Energieleitbahn für die Unterleibskräfte durchtrennt wird. Im positiven seelischen Zustand, steht eine gute Nierenenergie für Mut, Tapferkeit und Vertrauen.

Ist diese Nierenenergie geschwächt, leiden diese Frauen unter Ängsten, Verzagtheit, Gehemmtsein und Depressionen. Bei der Geburt reicht dann oft die Kraft nicht mehr aus, das Kind auszutreiben. Ja es ist so, daß nach einem Dammschnitt, ebenso nach einem Kaiserschnitt oder einer Blinddarmoperation nur unter erschwerten Bedingungen ein Kind zur Welt gebracht werden kann.

Erhielt eine Frau einen Dammschnitt oder ist der Damm eingerissen, so sollte diese Narbe, ggf. auch andere Narben, mit einer Creme aus **Walnut, Mimulus** und **Star of Bethlehem** mehrere Tage lang morgens und abends eingecremt werden. Leidet die Wöchnerin zusätzlich unter Depressionen, so sollte sie zusätzlich noch die Blütenmischung **Mimulus, Mustard, Chicory, Olive, Walnut** und **Star of Betlehem** einnehmen.

Wenn irgendwelche Komplikationen bei der Geburt aufgetreten sind, sei es, daß das Kind die Nabelschnur um den Hals hatte oder bei der Geburt blau angelaufen war, Fruchtwasser geschluckt hatte oder die Herztöne ausgesetzt hatten, ebenso nach Kaiserschnitt, schwere Geburt uam., so sollte unbedingt mit den Blüten **Star of Bethlehm, Rock Rose, Agrimony, Cherry Plum, Centaury** und **Impatiens** bei dem Kind gearbeitet werden. Die Mutter kann die Mischung einnehmen, so daß der Säugling über die Muttermilch die lindernden Energien aufnimmt oder, wenn die Mutter nicht stillt, können die Blüten dem Fläschchen beigefügt werden.

Die Erfahrung hat jedoch gezeigt, daß nach Einnahame dieser Bach-Blüten, nach einer traumatischen Geburt, es manchmal zu Überreaktionen kommen kann. Dies zeigt sich daran, daß die Kinder nicht mehr schlafen wollen. Den Kindern wird durch die Essenzen ihr Problem vor Augen geführt. Dies wollen sie vermeiden. Da sie genau wissen, daß sie sich im Schlaf mit den Traumen auseinandersetzen müssen, wehren sie sich gegen den Schlaf. Nach Reduzierung der Dosierung, verschwindet dann dieses Einschlafproblem von ganz alleine.

Wenn jedoch die Geburt aus irgendwelchen Gründen eingeleitet wurde, so sollten, zu der eben genannten Mischung noch **Vervain, Mimulus** und

Clematis beigefügt werden. Denn oftmals berichten die Frauen, daß sie bei einer künstlich eingeleiteten Geburt keine Möglichkeit hatten im Atemrhythmus zu pressen. Sie waren dem Wehenrhythmus hilflos ausgeliefert. Diese Hilflosigkeit wird wie eine Vergewaltigung des Körpers empfunden.

Viele Mütter sind beunruhigt, wenn der Zeitpunkt der Geburt berechnet wurde, doch das Kind keine Anstalten macht herauszukommen. In vielen Fällen läßt sich der exakte Geburtstermin nicht genau bestimmen. Doch können sich die Mütter beruhigen, wenn sie die Blüten *Mimulus, Gentian, Clematis, Walnut* und *Water Violet* einnehmen. Kommt es jedoch zu einer Unregelmäßigkeit der Herztöne, dann sollte medizinisch gehandelt werden. Doch in vielen Fällen wird es nicht notwendig.

Jede Geburt stellt für das Kind einen Schock dar. Sei es nun, daß die Geburt ohne Probleme oder mit Problemen abgelaufen ist. Darum sollte das Kind, selbst wenn die Geburt problemlos verlaufen ist, mit den Blüten, *Star of Bethlehem, Walnut, Clematis, Mimulus, Chicory, Centaury* und *Water Violet* behandelt werden. Damit erreicht man eine konstantere Entwicklung der Kinder.

Therapie mit Kindern

Bevor wir zu einzelnen Therapien kommen, lassen sie uns noch etwas über die Erziehung der Kinder sprechen. Erziehen heißt emporziehen. Dies bedeutet, daß die Veranlagungen in einem Kind zur Entfaltung gebracht werden sollen, so daß es sich selbst emporziehen kann. Eltern sollten dabei, durch ihre Taten, eine Stütze sein, denn Kinder schauen mehr auf die Taten der Eltern als auf ihre guten Worte. Darum sollten sich die Eltern stets vor Augen halten was sie tun, denn sie sind die Vorbilder für ihre Kinder. Ein Kind sollte den Drang nach vorne und den Zug nach oben haben. Der Drang nach vorne bedeutet, daß es sich in seinen Tugenden und Begabungen verfeinern soll. Der Zug nach oben ist die Hebung seines Bewußtseins. Dies setzt aber voraus, daß sich die Eltern über ihr Dasein im Klaren sind und auch den Sinn ihres Lebens erkannt haben. Sie müssen lernen das Gute im Kinde zu bejahen, um das Ungute damit überfluten zu können.

"Kinder und Uhren sollten nicht ständig aufgezogen werden; man muß sie auch gehen lassen. Mit Recht, denn übermäßig erzogene Kinder werden verzogen und bleiben 'Zwergobst'. Verbote, Drohungen und Schläge sind ebenso falsch wie eine weitgehende Nachgiebigkeit. Sie sollten durch Aufklärung, anspornendes Lob und gutes Beispiel, also vorbildhaftes Verhalten der Eltern ersetzt werden."[77]

"Wie eine Blume fault, die man zu viel wässert, so wird das Kind faul, wenn es verwöhnt statt gewöhnt wird, sich selbst zu helfen."[78]

Einen sehr wichtigen Bereich der Erziehung stellt auch die Schule dar. Sie muß immer mehr die Mängel der elterlichen Erziehung aufholen. In zunehmendem Maße werden die Aufgaben des Elternhauses auf die Schule abgewälzt. In Bayern gehen wir wohl auf ein neues Schulkonzept zu, das eine Betreuung der Schüler auch nachmittags vorsieht. Daß die Erziehung unserer Kinder im staatlichen Schulsystem nicht möglich ist, zeigt sich in der stets zunehmenden Disziplinlosigkeit und dem mangelnden Verantwortungsbewußtsein der Schüler. Wir möchten hier den Lehrkräften keinen Vorwurf machen, da diese weder dazu ausgebildet wurden, noch in Klassen mit über 28 Kindern die Möglichkeit haben ihrem Erziehungsauftrag gerecht zu werden, sondern den Verantwortlichen aufzeigen, welche Ausmaße ihre kinder- und familienfeindliche Politik annehmen werden. Weithin erzieht das bestehende Schulsystem mit seinem Noten- und Zeugnissystem die Kinder zu einem Erfolgs- und Prüfungszwang. Daß dabei die Kinderseele erstickt und fehlgeleitet wird, zeigt sich immer wieder in der Praxis.

Immer mehr Kinder zeigen bereits vor Prüfungen körperliche Symptome, die beweisen, daß sie der seelischen Belastung nicht mehr standhalten können. Viele Kinder werden durch den gesellschaftlichen Zwang und der daraus resultierenden falschen Erziehung überempfindlich, zaghaft, furchtsam und willensschwach. So wird ihnen dann das Leben wie eine große Last vorkommen und alle weiteren Anforderungen empfinden sie dann als Überbelastung. Ausnahmen bilden hier die Waldorf-Schulen und in neuerer Zeit auch die Montessori-Schulen.

Die Eltern sollten daher, und nicht nur im Bezug zur Schule, immer mehr lernen eine bejahende und positive Einstellung zu ihren Kindern zu entwickeln. Der Satz: "Das hast Du gut gemacht!" sollte viel mehr und viel ehrlicher über die Lippen der Eltern kommen, als stetig einsuggerierte negative Sätze wie, "Das kannst Du nicht!", "Das darfst Du nicht!", "Finger weg, tue das nicht!" Diese ehrliche positive Einstellung bewirkt im Kind, daß es dann das von ihm Gewünschte gern tut, auch gerne in die Schule geht und lernt. Dieses willige Gehorchen geschieht um so mehr wenn das Kind die Liebe der Mutter spürt, denn Liebe ist zehnmal stärker als alle lieblosen Worte, alles Schimpfen, Klagen oder Schlagen.

Dazu lesen wir im Buch von K.O. Schmidt folgende Ratschläge:

"Der amerikanische Lebenslehrer Prentice Mulford hatte nach Vorträgen über positive Lebensgestaltung häufiger Gelegenheit, Müttern hilfreiche Hinweise auf rechte Kindererziehung zu vermitteln.

Lehrt eure Kinder, niemals gering von sich zu denken. Denn wenn sie sich unterschätzen, werden auch andere sich daran gewöhnen, sie gering zu achten und zwar nicht nur als Kinder, sondern auch später als Erwachsene.

Unterweist eure Kinder vielmals darin, auf eigenen Füßen zu stehen und vom Erfolg zu träumen, ihn zuversichtlich zu erwarten und gläubig zu bejahen. Einmal daran gewöhnt, werden sie dann im wachsenden Maße den Erfolg an sich ziehen.

Weil sich die Eltern die Erziehung zu schwer machen, gibt es zu viele schwer erziehbare Kinder. Leichter wird die Erziehung, wenn die Eltern die sechs Grundsätze rechter Erziehung beachten und befolgen:

1. Kinder sind Spiegel der Eltern.

Darum gilt es Schwächen und Fehler, die sie bei den Kindern entdekken, bei sich selber abzustellen damit sie ihren Kindern zum Vorbild werden.

2. Kinder sind selbstständige Wesen.

Sie spüren auch ohne Worte die Gesinnung des Erziehers. Darum ist die beste Erziehung, sie gern zu haben und ihnen durch Bejahung und Anerkennung, Mut und Lust zum Guten und Rechttun zu machen.

3. Kinder reagieren wie das Unterbewußtsein.

Verbote reizen zum Ausführen des Verbotenen, während Bejahung des Rechttuns zum rechten Handeln reizt.

4. Kinder sind kleine Erwachsene.

Sie wollen als solche angesehen und behandelt werden. Man verletze daher nie ihr Selbstgefühl, ihren Ehrgeiz und guten Willen, sonder appelliere an die positiven Kräfte, um diese zu aktivieren.

5. Kinder sind werdende Staatsbürger.

Man lasse ihnen darum die nötige Freiheit, wirke aber egoistischen Regungen, Wehleidigkeiten und Selbstunterschätzungen entgegen. Man erziehe sie zu Lebensmut und Selbstvertrauen, Selbstverantwortung und gegenseitiger Hilfe, zur Tierliebe und dazu, daß sie ihren Stolz darin sehen, es den Erwachsenen gleichzutun, ihre Stärke darin, anderen helfen zu können, und ihre Freude darin, aus Freude am Rechten das Rechte zu tun.

6. Kindererziehung ist ein Kinderspiel.

Wenn sie als Teil des Lebensspiel gewertet und nach den Regeln der Lebenskunst durchgeführt wird. Man helfe den Kindern der inneren Führung bewußt zu werden und sich an tapfere Selbsthilfe in allen Lebenslagen zu gewöhnen. Dann wird man bald feststellen, wie positiv Kinder sind."[79]

Einflüsterungen während des Schlafs

Viele Frauen beneiden andere Mütter um deren Kinder, da diese brav und sehr liebenswürdig sind, während ihre eigenen Kinder sehr schwierig und schwer zu erziehen sind. So werden diese Mütter hin und wieder handgreiflich. Jedoch bedauern sie es nachher und machen sich Schuldgefühle. Doch wenden sie Schläge immer wieder an, weil sie glauben, daß es anders nicht geht. Hier gibt es, neben den Bach-Blüten, eine gute Hilfe, das Einflüstern im Schlaf. Dies sollte aber nicht im Tiefschlaf erfolgen, sondern in der ersten Schlafphase, wenn das Kind kurz eingeschlafen ist.

Das Unterbewußtsein ist in dieser Zeit sehr gut zu erreichen und den Einflüsterungen gut geöffnet. Hier möchten wir jedoch besonders die Chicory-Mütter warnen, kein Spiel für sich daraus zu machen. Das Schicksal würde sonst auf grausamste Weise zurückschlagen, wenn Selbstsucht hinter den Einflüsterungen stehen würde. Doch um die seelische Qualen des Kindes zu lindern und zu helfen es in positive Bahnen zu lenken, ist die Einflüsterung ein gutes Hilfsmittel.

"Gerade während des Schlafs des Kindes ist es am leichtesten möglich seinem Unterbewußtsein die gewünschten Eigenschaften in lebendig-plastischen Bildern einzuflößen und dort zu verankern, weil während dieser Zeit der Widerstand des Wach-Bewußtseins ausgeschaltet ist.

Gerade Eltern, denen die Erziehung ihrer Kinder schwerfällt, werden dies zu schätzen wissen. Ein schlafendes Kind ist zudem in allen Fällen ein Anblick, der auch das Herz der im Leben vielleicht schwer kämpfenden Eltern zu Frieden und Ruhe zwingt. Und zur Liebe, zu einer Liebe, die sie all den Ärger vergessen macht, den das Kind ihnen tagsüber vielleicht bereitete, einer Liebe, die aus müden und doch immer noch hoffnungsvollen Herzen hervorquillt und ihren Einflüsterungen die rechte Kraft gibt, sich erfolgreich auswirken.

Die Erfahrung hat gezeigt: Schlechte Gewohnheiten des Kindes lassen sich durch Einflüsterungen im Schlafe, die während einiger Zeit durchgeführt werden, beseitigen. Jede einige Zeit hindurch wiederholte Einflüsterung wird sich früher oder später, je nach der Stärke des Kontakts zwischen dem Einflüsterer und dem Kind bei diesem von innen heraus in den

Grenzen des Möglichen verwirklichen. In dem Grade, in dem das Positive wächst, schwindet das Negative."[80]

Nachdem das Kind eingeschlafen ist, setzt sich ein Elternteil ans Bett und beginnt mit der Einflüsterung. Sehr häufig ist es die Mutter, doch sind auch manche Väter bereit dies zu tun. Bei vielen Eltern gilt es zuerst die Hemmschwelle zu überwinden, weil es für sie ungewohnt ist und sie nicht glauben können, daß diese Therapie funktioniert. Doch nach einigen Wochen, manchal sogar schon nach Tagen können sie alle erstaunt feststellen, wie positiv sich ihr Kind verändert hat.

Man braucht am Anfang gar nicht so laut zu sprechen, denn das Unterbewußtsein nimmt während der ersten Schlafphase alle Impulse auf. Später, wenn sich das Kind an die Stimme gewöhnt hat, kann man etwas lauter sprechen. Jede positive Formulierung kann je nach geistiger Flexibilität bis zu 12 oder sogar 20mal wiederholt werden. Wenn das Kind während der Einflüsterungsphase aufwacht, sollte man ganz liebevoll mit ihm sprechen und es für diesen Abend schlafen lassen. Später wird sich das Kind daran gewöhnen und nicht mehr aufwachen.

Durch die Einflüsterung wird zusehends ein sehr inniges Band zu den Eltern, meistens ist es die Mutter, gelegt. Es hat sich gut bewährt, daß die Mutter ihr Kind dreimal über den Kopf streichelt, wenn es eingeschlafen ist.

In der Praxis hat es sich bewährt in einem Rhythmus von drei Wochen diese Einflüsterungen zu tätigen und dann eine Pause von einer Woche zu machen. Sollte sich dann noch kein Ergebnis zeigen, kann man wieder drei Wochen weitermachen. Die Eltern sollten auch lernen in dieser ersten Schlafphase des Kindes mit visuellen Bildern zu arbeiten, denn diese Phasen sind Traumexerzitien und unser Unterbewußtsein arbeitet mit Bildern viel schneller als mit Worten. Ein Bild sagt oft mehr aus als tausend gute Worte.

Ebenfalls hat es sich gut bewährt, wenn nicht immer dieselben Bejahungen eingeflüstert wurden. Der Kernpunkt sollte immer gleich bleiben, doch die Worte sollten anders gewählt werden. Wenn die Eltern Übung in dieser Methode entwickelt haben, können sie auch die Augen während der Einflüsterung schließen und sich so mit der Seele des Kindes verbinden. Dies hat die intensivste Wirkung auf die Kinder. Bei Krankheiten ist es nach unseren Erfahrungen die wirkungsvollste und schnellste Methode dem Kind wieder zur Gesundheit zu verhelfen, denn damit erwecken wir den inneren Arzt im Kind.

Dazu lesen wir im Buch von K.O. Schmidt:

Bei einen Kind, das viel alleine war, weil beide Eltern berufstätig waren, und das sich von anderen Kindern fernhielt, in der Schule zurückblieb und dauend kränklich war (zum Teil als Versuch des Unterbewußtseins, auf diese Weise die entbehrte Liebe und Pflege seitens der Eltern zu erreichen), half die folgende längere Zeit durchgeführte Einflüsterung wärend des Schlafs:

„Liebe Marianne, du fühlst daß wir dich lieb haben, und ich fühle, daß du uns lieb hast. Deswegen tust du auch alles, um uns Freude zu machen, auch wenn wir nicht immer um dich sein können, weil wir ja arbeiten müssen. Auch in der Schule wirst du mit wachsender Aufmerksamkeit und Freude lernen, und es wird dir alles leicht fallen. Du wirst dich auch mit deinen Mitschülern immer besser verstehen und gern mit ihnen zusammen sein. Auch die häuslichen Schularbeiten machen dir Freude, und ebenso wirst du gern alles tun, was zu deiner Entwicklung förderlich ist. Alles was du tust, machst du gern und gründlich und gewissenhaft. Es macht dir Freude, alles so gut zu tun, wie du kannst. Es fällt dir mit jedem Tag leichter und jeden Tag fühlst du mehr, daß du uns Freude machst und wir dich dafür um so lieber haben. Und nun wird meine kleine Marianne ruhig schlafen, etwas schönes träumen und morgen früh froh und frisch erwachen!"[81]

Es ist von großer Wichtigkeit, daß sich der Einflüsterer von jedem weltlichen Gedanken, der Groll, Haß, Eifersucht oder sonstigen negativen Charakter in sich birgt, befreit und sich nur mit liebevollen Gedanken und liebevoller Zuwendung an das Kind wendet. In dieser Phase kommunizieren beide Seelen, sowohl die des Kindes als auch die des Elternteils miteinander. Es sollte nie aus der Gewohnheit heraus geschehen, sondern ein inniger Herzenswunsch der Eltern sein, ihrem Kind zu helfen. Damit wird die starke und liebevolle Beziehung immer tiefer und wird so gute Früchte hervorbringen.

Überwindung von Fehlern und Schwächen

Viele Eltern fragen sich: "Woher rühren denn die vielen Unarten der Kinder? Was wollen die Kinder damit erreichen?"

"In einem Teil der Fälle sind solche Unarten entstanden aus bloßer Begierde, ein Verbot zu übertreten. Hier vermag sachliche Aufklärung über den Nutzen auf der einen und den Schaden auf der anderen Seite segensreich zu wirken. Wenn der Vater dann noch etwa hinzufügt: Im übrigen mußt du selbst wissen, was du tust. Du bist groß genug, selbst entscheiden zu können und aus eigener Kraft ein tüchtiger Mensch zu werden, der im Leben etwas leistet. Also überlege es dir und tue dann, was du willst. Ich gebe dir volle Freiheit...

...dann wird er in der Mehrzahl der Fälle sehen, daß die Unarten verschwinden, weil der Reiz des Verbotenen nicht mehr ist. Bei den noch übrigen Fällen wird man durch abendliche Einflüsterungen leicht die letzten Reize solcher Neigungen zu beseitigen vermögen."[82]

Beide Therapien, sowohl die Bach-Blüten als auch die abendlichen Einflüsterungen dienen zur seelischen Harmonisierung der Kinder, damit sie ungehindert ihrer wahren Natur und ihrem wahren Selbst näher kommen. Die nachfolgenden Ausführungen werden den Eltern und Therapeuten gute Hilfestellung geben.

Angst

Mimulus: Für jene, die an konkreten Ängsten leiden. Sie fürchten sich vor dem Alleinsein und der Dunkelheit. Sie sind die lebenden Mimosen und sind sehr sensibel, so daß sie bei lauten Geräuschen übernervös reagieren. Beim Anblick eines weißen Kittels verfallen sie in Schreikrämpfe und hängen sich oft an den Rockzipfel der Mutter. Sie haben Angst vor Hunden oder Tieren die größer als sie sind und reagieren überempfindlich auf alle äußeren Reize.

Aspen: Für jene die an grundloser Angst leiden. Sie neigen zu Alpträumen bis zu sog. Hirngespinsten, die mit dem normalen Verstand nicht zu erklären sind. Ihnen wurde von den Eltern eingeredet, daß der schwarze Mann kommen wird, wenn sie nicht brav sind und auch sonst werden sie vor allen neuen und unbekannten Situationen Angst empfinden.

Rock Rose: Für jene die leicht in akuten Schreck verfallen, vielleicht wenn sie zuviel vom Vater geschlagen worden sind und bereits Panik vor dem Vater haben, daß sie wieder Schläge beziehen. Dies ist vor allen bei Eltern der Fall, die des öfteren betrunken waren und wahllos die Kinder geschlagen haben.

Die nächtliche Einflüsterungstherapie, die noch zusätzlich von Nutzen wäre:

"Sieh, du brauchst keine Angst zu haben, denn ich bin bei dir. Meine Liebe wird dich immer wieder beschützen, führen, leiten und helfen. Alles ist gut. Du brauchst keine Angst vor den Dingen zu haben, die dich belasten, denn sie warten darauf, daß du sie angehst und bewältigst. Du bist stark genug diese Angst zu überwinden. Zuversicht und ein großes Vertrauen ist in dir. Diese Kraft zum Überwinden der Angst wird immer stärker in dir, bis du keine Angst mehr kennst, denn sie gibt es nicht mehr. Die Dunkelheit ist schön, denn sie ist dazu da um zu schlafen. Es gibt keine Angst vor der Dunkelheit, weil sie für dich da ist, damit du dich ausruhen kannst, um neue Kraft zu schöpfen. Du träumst von schönen Dingen und davon, daß dich dein Vater und deine Mutter sehr lieben. Diese Liebe begleitet dich in den Träumen, damit du gesund und munter wieder erwachst. Nun schlafe tief, damit du einmal ein tapferes Kind wirst."

Eifersucht

Holly: Für jene Kinder, die glauben, daß sie durch eine andere Person, ausgenutzt wurden. Sie zeigen sich aggressiv und reagieren auf die Wünsche anderer sehr mißmutig.

Chicory: Für jene Kinder die glauben, ihren Einfluß, den sie zu haben glauben zu verlieren. Ihre Wünsche werden nicht mehr in diesem Maße erfüllt und sie haben so auch keine Möglichkiet mehr, andere unter ihre Kontrolle zu bringen. Das kann sogar so weit führen, daß sie anderen den Tod wünschen.

Heather: Für jene, die sehr ungehalten reagieren, wenn sie glauben, sie werden wegen eines anderen Kindes nicht mehr beachtet. Sie versuchen alles um im Mittelpunkt zu stehen.

Rock Water: Für jene Kinder, die vielleicht bei einer Trennung der Eltern die fehlende Rolle übernehmen. Sie haben dann feste Vorstellungen und wollen von diesen nicht abrücken. Sie wollen keinen in die Familie hineinlassen, der ihnen den Platz streitig machen könnte.

Hemmungen und Unsicherheit

Larch: Für jene Kinder, die sich für nicht gut genug halten und immer das Gefühl haben, daß andere besser sind als sie. Sie rechnen immer wieder mit ihrem Mißerfolg und sind oft erstaunt, wenn sie Erfolg haben.

Cerato: Diese Kinder haben ein sehr großes Bedürfnis andere um deren Meinung zu fragen. Sie haben zwar die fertige Antwort in ihrem Bewußtsein, mißtrauen aber ihren Fähigkeiten.

Hornbeam: Für jene Kinder die glauben, daß sie keine Kraft besitzen die kommenden Aufgaben zu lösen. Sie befürchten, daß ihre Probleme und die Bürde, die sie sich aufgelastet haben, zu groß für sie sind.

Centaury: Diese Kinder sind sehr fleißig und erwecken machmal das Gefühl sie hätten keinen eigenen Willen. Sie wirken "pflegeleicht" und sind darauf bedacht anderen ihren Willen zu erfüllen. Sie fühlen sich oft unglücklich, weil sie das Gefühl haben von anderen ausgenutzt zu werden.

Ungehorsam und Trotz

Holly: Wie bereits im Abschnitt "Eifersucht" erklärt wurde, leiden Holly-Kinder unter Ungehorsam und neigen dazu sehr aggressiv zu werden. Besonders wenn man von ihnen etwas verlangt, sagen sie zuerst "Nein!", weil sie das Gefühl haben, ihre Gutmütigkeit würde ausgenutzt.

Vine: Für jene Kinder, die glauben zu wissen, was für andere gut ist. Sie haben eine bestimmende Art und setzen ihren Willen notfalls auch mit aller Gewalt durch.

Rock Water: Diese Kinder haben feste Vorstellungen und rücken auch nicht von diesen ab. Sie arbeiten sehr viel und wollen gerne Vorbilder sein, damit sie vor anderen gut dastehen.

Beech: Für jene die über alles und über jeden Kritik äußern. Sie sind intolerant und versuchen andere durch bissige Bemerkungen zu verletzten. Sie haben es aber nicht gerne, wenn man an sie selbst kritisiert.

Water Violet: Für jene Kinder, die in ihrem Wesen sehr zurückhaltend und vornehm wirken. Sie lassen ihre Gedanken nicht heraus und versuchen durch ihre Art alles zu erhaschen, was sie sich vorgenommen haben. Daß dabei manchmal die Grenzen überschritten werden, berührt sie nicht, sondern sie wünschen es zu befehlen und von den anderen als etwas Besonderes angesehen zu werden. Ihnen gefällt es, wenn sie immer etwas extra bekommen. Wünsche werden nur dann erfüllt, wenn auch ein Vorteil dabei herausschaut, ansonsten wird auf stur geschaltet und gerne das Gegenteil von dem getan, was der andere wünscht.

Lügen und Faulheit

Agrimony: Dieser Typus von Kindern spricht gerne die Unwahrheit, wenn sie glauben, daß durch ihre unwahren Aussagen ihre Person nicht erkannt wird. Sie versuchen alles zu vertuschen, damit keiner die wahren Hintergründe erkennt.

Centaury: Für jene Kinder die Unwahrheiten sagen aus dem Gefühl heraus, dadurch mehr Beachtung zu bekommen. Ferner haben diese Kinder dann das Gefühl jemand zu sein, der anderen etwas befehlen kann, denn oftmals haben sie sich in ihrer guten Art ausnutzen lassen und wollen jetzt andere ausnutzen.

Chicory: Für Kinder, die glauben durch ihre Unwahrheiten wieder mehr Zuneigung und Liebe zu bekommen. Besonders erzählen sie immer wieder, daß sie etwas getan haben, wollen aber nicht darüber sprechen, und machen sich so wichtig.

Water Violet: Wenn diese Kinder erzählen, hat man nie den Eindruck, daß ein Funken Unwahrheit an ihrer Geschichte wäre. Sie wirken so überzeugend, schlau und raffiniert, daß selbst wenn die Wahrheit heraus kommt, sie sich nur entschuldigen, aber sofort wieder die Unwahrheit weiter erzählen. Oftmals hält die Androhung von Schlägen diese Kinder nicht davon ab, weiter ihre unwahren Geschichten zu erzählen. Selbst wenn die ganze Welt die Wahrheit wüßte, wird "Water Violet" nie von seiner unwahren Geschichte abweichen. Sie sind auch sehr bequem und lassen lieber andere für sich arbeiten, so daß sie sich da gerne eine kleine Lüge einfallen lassen, um ja nichts tun zu müssen.

Clematis: Bei Clematis-Kindern fällt von vornherein auf, daß ihre Geschichte nicht der Wahrheit entspricht. Sie ist so an den Haaren herbeigezogen, daß sie mehr nach einem Märchen klingt als nach der Wahrheit. Sie erzählen aber nicht bewußt die Lüge, wie andere es machen, sondern durch ihr Leben in einer Phantasiewelt, in der alles nach eigenen Bedürfnissen entstehen kann, werden diese Geschichten zu ihrer Wahrheit. Man kann diesen Kinder auch gar nicht böse sein und sollte ihre Geschichten auch nicht mit Bestrafungen ahnden. Denn das Leben selbst wird sie in die Realität führen. Diese realitätsfernen Clematis-Kinder erwecken immer wieder den Eindruck, daß man sie zur Arbeit zwingen muß, da sie sonst nichts tun würden. Besonders Mädchen, die in die Pubertät kommen, legen gerne an Gewicht zu.

Stehlen

Holly: Der Grund ihres Stehlens liegt darin, daß sie nicht vertragen können, daß andere mehr haben als sie selbst. Sie wollen es anderen gleich tun und versuchen mehr zu haben als andere, damit sie wieder beachtet werden.

Water Violet: Für jene Kinder, die sich gerne über Gesetze und Bevormundungen hinwegsetzen. Sie setzen sich Ziele und überschreiten dabei oft die Grenze des Erlaubten. Gesetze gelten für diese Kinder nur, wenn sie ihnen Vorteil bringen, ansonsten macht es ihnen sogar Spaß zu stehlen. Aber auch der berühmte Nervenkitzel reizt sie am Stehlen.

Willow: Bei diesem Typus von Kindern steht beim Stehlen das Gefühl im Vordergrund, daß ihnen etwas weggenommen wurde und es ihnen nun zusteht, es sich wieder zu besorgen. Sie fühlen sich ungerecht behandelt und nehmen sich in ihrer schwelenden Wut das Recht heraus mit aller Macht zurückzuholen was ihnen gehört.

Cherry Plum: Diese Kinder sagen des öfteren: "Ich möchte gar nicht, daß ich die Ware stehle, doch es ist ein innerer Zwang, der mich dazu verführt. Dieser Zwang ist so stark, daß ich mich gar nicht dagegen wehren kann." Man gewinnt den Eindruck, daß diese Kinder aus einer unerklärlichen inneren Zwangshandlung heraus stehlen, ohne eine Erklärung dafür zu haben.

Centaury: Diese Blütenessenz ist für jene Kinder gedacht, die wegen einer Mutprobe stehlen und dabei erwischt werden. Diese Kinder machen diese Mutprobe nur, weil sie das Gefühl haben von anderen zurückgestoßen zu werden und als Feiglinge zu gelten, wenn sie es nicht tun.

Clematis: Diesem Typus von Kindern kann man gar nicht böse sein, denn Clematis-Kinder sind sich ihrer Tat gar nicht bewußt. Sie leben so sehr in ihrer Traumwelt, daß sie gar nicht den Gedanken haben, etwas Unrechtes zu tun. Wenn sie beim Stehlen erwischt werden und ihnen gesagt wird, daß sie etwas Unrechtes getan haben, wird ihnen erst ihre Tat bewußt und sie beginnen zu weinen.

Grausamkeit

Vine: Für jene Kinder, die sehr grausam und rücksichtslos sein können. Sie haben die Handlungen von Fernseh- und Kinofilmen übernommen und glauben damit als Führer auftreten zu können und werden so von anderen geachtet. Sie können sehr wohl tyrannisch mit ihresgleichen als auch mit den Tieren umgehen.

Willow: Sie werden grausam, wenn sie das Gefühl haben, daß man sie betrogen und hintergangen hat und es dem anderen dadurch besser geht. Sie lassen ihre Wut heraus, indem sie vom andern das zurückholen, was er ihnen vielleicht genommen hatte.

Holly: Für jene die das Gefühl haben, daß ihnen etwas weggenommen wurde und daß die anderen sie ausnützen wollten.

Water Violet: Sie treten nicht so in Erscheinung, haben es aber gerne, wenn man ihre Befehle befolgt. Grausam und hart zeigen sie sich oft zu denen, die ihnen folgen. Sie geben gerne Befehle und verlangen von anderen, daß diese hart und unnachgiebig anderen gegenüber sind.

Behandlung von Kindern

Wie wir bereits in dem vorherigen Kapitel erfahren konnten, beginnt die Behandlung bei den Kindern mit der Zeugung und dem Beginn der Schwangerschaft. Auch sollte die Aufgabe der Eltern darin bestehen, daß sie sobald wie möglich auf die Symptome ihrer Kinder achten, um sie zu korrigieren. Hier bietet die Behandlung mit den Bach-Blüten ein sehr wichtiges Therapeutikum.

Von Seiten der Eltern taucht immer wieder die Frage auf, ob durch die Bach-Blüten nicht alle Kinder gleich werden? Dies ist natürlich nicht der Fall. Bach-Blüten helfen den Kindern besser mit ihren negativen Gemütssymptomen zurechtzukommen, um sie dann durch positive Charaktereigenschaften zu ersetzen. Jedes Kind bringt andere Voraussetzungen und andere Talente mit auf diese Welt, darum bewirken die Blütenessenzen keine Vereinheitlichung der Kinder, sondern sie helfen ihnen ihre Schwächen zu erkennen, damit diese bearbeitet werden können. Dadurch bringen die Kinder ihren wahren positiven Charakter stärker in ihr Bewußtsein.

Jede Geburt stellt für die Kinder ein sehr wichtiges Ereignis dar. Manche Psychologen sind der Meinung, daß die Geburt von allergrößter Wichtigkeit für ein gesundes seelisches Wachstum des Kindes ist. Auch sollte bei den Blüten-Therapeuten die Geburt an erster Stelle bei einer Behandlung stehen.

Viele der traumatischen Erlebnisse während der Geburt sind später Ursache für vielerlei Krankheiten. 90% aller Geburten werden von den Kindern als Panik, Schock oder sogar als Todesangst erlebt. Dazu gehören Geburten bei denen z.B. die Nabelschnur um den Hals lag oder es zu akuter Sauerstoffnot kam. Sogar wenn nur berichtet wird, daß die Geburt schwer war, so ist das immer ein Hinweis, daß ein akuter Schreck bis hin zur Todesangst beim Kind vorhanden sein konnte. Gerade dann wenn die Kinder zu schnell abgenabelt werden, kommen sie für einen kurzen Moment in eine akute Todesangst und Panik. Bei all den eben genannten Erlebnissen sollte mit den Blüten *Star of Bethlehem, Walnut, Clematis, Rock Rose, Agrimony, Cherry Plum, Centaury, Impatiens* und *Chicory* behandelt werden, denn diese bringen eine rasche Hilfe.

Zu den Phänomen des sogenannten Schreikindes kann es zwei Gründe dafür geben. Zum einen können es Kinder sein, die z.b. durch den Kaiserschnitt geboren werden. Diesen Kindern fehlt sehr oft ein körperlichen Bezug, denn wenn sie nicht durch den Geburtskanal der Mutter kamen, so werden sie aus dem Dämmerzustand in eine kalte und sehr grelle Welt gebracht. Jede Vorbereitung fehlt ihnen. Dieser friedliche Schlafzustand wird abrupt in einen hektischen Wachzustand gebracht. Diese Geburten empfinden die Kinder sehr traumatisch. Ebenso wie jede andere Geburt, die außerhalb des Normalen abgelaufen ist. Die durch einen Kaiserschnitt geborenen Kinder haben auch keine Berührung mit der Genitalschleimhaut der Mutter. Doch diese Berührung ist notwendig, damit sich eine normale physiologische Dickdarmflora des Kindes entwickelt. Denn in der Vaginalschleimhaut befinden sich die wichtigen Bakterien in ähnlicher Zusammensetzung wie im Darm, welche für die Darmsymbiose von großer Wichtigkeit sind.

Dieses Problem stellt sich ebenfalls ein, wenn die Kinder nicht mit Muttermilch ernährt werden. Hier fehlt dann den Bakterien im Darm die richtige Ernährung um ihre Arbeit aufzunehmen. So bekommen dann viele Kinder Verdauungsprobleme, einen brettharten Bauch und hochroten Kopf nach den Mahlzeiten. Dies löst dann Schmerzen und starke Blähungen aus.

Zum anderen zeigen sich Schreikinder, die eine traumatische Geburt hinter sich haben. Denn das Geburtserlebnis bleibt bei den Kindern im Bewußtsein hängen und wird im Unterbewußtsein gespeichert. Wenn jedoch die Kinder schlafen wollen, so erleben sie im Schlaf wieder das traumatische Geschehen ihrer eigenen Geburt. Dies ist besonders bei Vollmond der Fall. Zur Bewältigung der schrecklichen Geburt müssen sich die Kinder mit dem Geburtserlebnis auseinandersetzen. Wollen sie sich nun nicht dieser Konfrontation stellen und das Erlebnis nicht bewältigen, so wehren sie sich mit aller Macht gegen den Schlaf, denn nur im Traum können die Babys dieses Erlebnis erlösen.

Bisweilen klammern sie sich sehr stark an die Mutter und nehmen ihr die Luft zum atmen. Ihr Schreien ist ein Schrei nach Hilfe. Abhilfe schaffen hier die bereits beschriebenen Traumablüten: ***Star of Bethlehem, Walnut, Clematis, Rock Rose, Agrimony, Cherry Plum, Centaury, Impatiens*** und ***Chicory.***

Besonders die Abnabelung des Kindes von der Mutter ist von entscheidenter Bedeutung für das spätere Loslassen (Chicory) von allem was die Menschen an die materielle Welt bindet.

Die ersten Augenblicke eines Babys, das den Mutterleib verläßt, sind von noch größerer Bedeutung als bisher angenommen wurde. Viele Geburten können normal verlaufen sein, doch ein zu schnelles Abnabeln schafft für eine kurze Zeit einen akuten Sauerstoffmangel, der wiederum als traumatisch empfunden wird.

Wenn Kinder unterernährt bzw. zu klein sind oder Frühgeburten waren, die dann in den Brutkasten kamen, sollte sobald es die Situation erlaubt, mit den Blüten *Clematis, Walnut, Mimulus Heather, Mustard, Centaury, Star of Bethlehem* und *Impatiens* behandelt werden.

Sollte eine Frau eine Früh- oder Fehlgeburt gehabt haben, oder vorher abgetrieben haben und danach ein Kind zur Welt gebracht haben, sollte mit den Blüten *Star of Bethlehem, Walnut, Clematis, Rock Rose, Agrimony, Cherry Plum, Centaury, Willow* und *Chicory* gearbeitet werden.

Lese - Recht - Schreibschwäche

Angst, wie wir sie von Mimulus her kennen, schädigt die Nierenenergie. Sie führt zu Stauungen und begünstigt einen Kaliummangel. Die geschädigte Nierenenergie zieht eine Schädigung des Organs Niere nach sich. Diese Affektion wird allerdings erst sehr spät körperlich bemerkbar, da ein Sechstel der Nierenfunktion ausreicht, um das System zu erhalten. Die Niere ist das Partnerschaftsorgan, somit ist mit einem Problem bei der Niere häufig auch ein Problem mit dem Partner, was man sehr weit sehen sollte, verbunden. Schauen wir uns einmal eine typische Situation in der Schule an:

Die Kinder werden von klein an bereits gedrängt ihren Intellekt zu bilden, schließlich wünscht man ja, daß aus dem Kind mal was werden soll. So projiziert die Gesellschaft auf unsere Kinder das Bild eines mit guten Noten dastehenden Menschen. "Gute Noten - gutes Kind - schlechte Noten - schlechtes Kind". Wir sagen bewußt die Gesellschaft, da wir der festen Überzeugung bin, daß hier nicht einzelne Mütter und Väter dieses Denken haben, sondern, daß dieses Denken ein Denken unserer gesamten Gesellschaft ist und so zu einem Massenbewußtsein wurde. Es übernehmen also nicht nur die Eltern dieses Denken, sondern auch die Kinder werden mit diesem Gedanken überflutet. In der Bachblüten-Therapie entspricht dies dem Wesen der Blüte Crab Apple. Sie ist die Reinigungs- und Ausscheidungsessenz. Dies entspricht nun der Aufgabe der Niere, und zwar der linken Niere, nach Auffassung der Chinesen, während die rechte Niere der Angst zugeordnet werden kann.

Diese Erwartungshaltung gepaart mit dem Erzeugen von Angst, "Wenn Du nicht . . . - dann . . .!" führt zu Blockaden im Bereich der Nierenenergie. Auch die Pädagogen sehen sich oftmals gezwungen mit diesen Mitteln zu arbeiten. Die Folge einer solchen "Behandlung" muß zu einem Zusammenschnüren des Nierenmeridians und somit zu einer Blockade im Energiefluß führen. Nun ist aber Lernen unter Angst sehr schwer möglich. Äußerungen wie "Ich habe nur gelernt, wenn ich starken Druck hatte." gehen auf eine Konditionierung zurück und lassen die Möglichkeiten des streßfreien Lernens außer acht, da sie selbst nie erlebt wurden. Die Folge dieser Angst kann nun sein, wenn noch andere Faktoren hinzu kommen, daß das Kind in seinen Leistungen nachläßt und dann noch mehr Druck erhält. Ja, häufig wird dann mit Liebesentzug gearbeitet. Dies hat beim Kind zur Folge, daß es sich auf einem anderen Weg die Zuneigung sucht, die jeder Mensch für seine Entwicklung braucht. Anstelle von fleißiger Mitarbeit im Unterricht kommt es nun zu fleißigem Stören im Unterricht. Anfänglich geschieht dies nur durch Schwätzen, später durch dumme Bemerkungen, dann durch massive Störungen. Eine tolle Sache, man bedenke, daß man damit Zuwendung bekommt, wenn auch negative vom Lehrer und die positive Zuwendung von einigen Klassenkameraden. "Dem hast du es aber wieder gezeigt."

Von der Angst scheint nichts mehr da zu sein, ich kann jedoch immer wieder im Hallenbad beobachten, daß diese "starken" Kinder fürchterliche Angst im Wasser haben. Sie haben ihre Angst kompensiert in die Ich-Bezogenheit des Heathertypen, für den gilt "Auffallen um jeden Preis".

Die Störungen im Unterricht führen nun zwangsläufig zu weiteren Lernmängeln, da der Unterrichtsstoff nicht aufgenommen werden kann, wenn man stets versucht ist, sich in Szene zu setzen. Dies führt zu weiteren Auffälligkeiten. Es beginnt sich ein Teufelskreis zu entwickeln, aus dem sich das Kind nicht mehr alleine befreien kann.

Bald stellen sich Aggressionen beim Kind ein. Sie können sich gegen den Lehrer richten aber auch gegen die Mitschüler. Die aufkeimende anscheinend grundlose Aggression ist ein erster Hinweis auf eine bevorstehende ebenso grundlose Depression, die wir von Mustard her kennen. Die Erwachsenen versuchen nun mit allen Mitteln diese aufkeimende Aggressionen zu bekämpfen und unterdrücken sie somit beim Kind.

Sind die Kinder von schwacher Natur, machen sie bald einen traurigen Eindruck. Ein zarter Hinweis auf eine latente Depression, für uns ein Anzeichen auf die Bachblüte Mustard. Hat man den "Lebenswillen" des Kindes gebrochen, kommt es sogar zur Resignation, wie sie die Blüte Wild Rose zeigt. Daraus erblühen jedoch bald noch mehr Aggression gegen die Eltern und die Lehrer.

Körperliche Auswirkungen, die sich bei diesen Kindern zeigen können: Verdauungsprobleme, Magenschmerzen oder Erbrechen.

Die sozialen Auswirkungen sind: Fernsehsucht, Spielsucht am Computer, da träge und faul - ein Hinweis auf die Blütenessenz Gentian. Aus Verbitterung beschuldigen sie andere "Das war ich nicht, das war ...!", sind nachtragend und fühlen sich immer als Opfer. Ein deutlicher Hinweis auf die Essenz von **Willow**.

Weitere begünstigende Faktoren, die zu den oben genannten Symptomen führen können:

Kaliummangel; Blinddarmnarbe oder eine andere Narbe im Verlauf des Nierenmeridians; negative Lebensumstände, wie Fehlen eines Elternteils, nicht erwünschtes Kind, nach der Geburt wegen Krankheit von der Mutter getrennt; Umzüge oder Verlust von Freunden.

Vergesellschaftete Begleiterscheinungen, die je nach Individualität des Kindes verschieden sein können:

Flucht aus der Realität in die übersteigerte Fantasiewelt, wie sie die Blüte **Clematis** zeigt, geschieht, wenn sich die Energie in die rechte Gehirnhälfte staut.

Anmerkung: Dieses Träumen wird abgelehnt, da das Träumen als nutzlos verpönt ist und doch liegt im Träumen die Kraft des Schöpfertums.

Starrheit und **Unflexibilität** im Denken bei Stau in die linke Gehirnhälfte, was der Blüte **Rock Water** entsprechen würde. Der Betreffende kann bei ausreichender innerer Motivation zum Streber werden, er will dann gute Noten um jeden Preis. Als Bachblüte entspricht dies dann der Blüte **Crab Apple**.

Anmerkung: Dieses Verhalten ist dem System angepaßt und wird toleriert. Energetisch ist es die gleiche Blockade, jedoch betrifft es "nur" die andere Seite des Gehirns.

Bei emotionaler Unterversorgung kommt es zu **Unterwürfigkeit** und Aufgabe der eigenen Bedürfnisse. Die Kinder tun für den Lehrer oder die Eltern alles, um Lob zu erhalten. Es läßt sich das Bild von **Centaury** erkennen. In der Hauptschule führt dies dann zu **Aggression** und **Haß** auf die Lehrer. Gemütszustände, die wir von der Blüte **Holly** kennen.

Anmerkung: Auch dieses Centaury-Verhalten wird gefördert, da die Kinder sehr "pflegeleicht" sind. "Dumm halt, da kann man nichts machen."
Stößt das Kind mit seinen Ideen auf Widerspruch bei den Eltern oder Lehrern, lassen sich seine Pläne nicht diskutieren oder verwirklichen,

kommt es zu Ablehnungshaltung, sowie zu Protest und oft auch schwachen schulischen Leistungen. Es wird mit allen Regeln der Gesellschaft gebrochen, auch mit den Rechtschrcibregeln. Dieses Verhalten finden wir in der Blüte **Chestnut Bud** wieder. Diese Rechtschreibfehler sind oftmals auch stumme Kritik gegen die Eltern oder dem Lehrer!

Anmerkung: Dieses Verhalten wird wiederum abgelehnt von der Gesellschaft, da das Kind "schwierig" ist.

Bei genauer Betrachtung dieser seelischen Zustände im Kind aus der Sicht der Bachblüten-Therapie, läßt sich leicht erkennen, daß alleinige gezielte Rechtschreibübungen am Problem der Legastenie nichts ändern. Es müssen die negativen Gemütszustände Stück für Stück aufgelöst werden, bis zurück zu ihrem Ursprung - der Angst!

Sternengeburt

Ein Märchen über die Geburt eines Sternes auf der Erde. Aus der Tiefe der Seele geschrieben von Christiane Mehrer.

Wenn Du nachts schon einmal den Sternenhimmel betrachtet hast, kennst Du sicher den "Großen Wagen". Mitten drin saß einst ein kleiner Stern, von dem ich Dir erzählen will.

Dieser kleine Stern leuchtete wunderschön. Er war schon weit gereist durch's große All und hatte viele Planeten in den verschiedensten Farben besucht, aber nirgends gefiel es ihm so recht, so daß er immer weiter zog, bis er irgendwann, vielleicht war's erst gestern, den "Großen Wagen" traf.

"Oh", so etwas wunderschönes hatte er noch nie gesehen, ein Sternenwagen, der am Himmel seine Bahnen zog. Er fragte ihn, ob er ein Stück mitfahren dürfe. Der "Große Wagen" hatte nichts dagegen, denn es kam selten ein Stern vorbei, der noch frei und ungebunden umherreisen konnte.

So setzte sich der kleine Stern in die Mitte des "Großen Wagens". Die beiden hatten viel Spaß gemeinsam über den Himmel zu ziehen. Sie erzählten sich ihre Erlebnisse und der kleine Stern hörte aufmerksam zu, als ihm der "Große Wagen" von seinen Fahrten, seit unendlichen Zeiten, um die Erde berichtete. Der kleine Stern wurde immer neugieriger und bat den "Großen Wagen" ihm noch mehr über diese kleine blaue Kugel zu erzählen. Worauf der "Große Wagen" zu ihm sagte, er solle sich gut festhalten und ruhig sitzen bleiben. Er werde ihm alles zeigen.

Vorsichtig beugte sich der kleine Stern über den Rand des "Großen Wagens" und blickte zur Erde hinab. Jetzt erst, nach näherem Betrachten erkannte er, durch das leuchtende Blau, die großen Meere, riesige Gebirge mit schneebedeckten Gipfeln und einem Regenbogen in den leuchtendsten Farben, die Du dir denken kannst.

Der kleine Stern war wie verzaubert und dachte bei sich, dort muß ich hin. Er überlegte, wie er es wohl anstellen könne um auf diese Erde, vielleicht auf einen dieser schneebedeckten Gipfel, zu gelangen und setzte schon zum Sprung in die Tiefe an.

"Halt!" schrie der "Große Wagen" "Wenn Du springst, wirst Du verglühen."

Er hatte nämlich bemerkt, was der kleine Stern sich wünschte. Er sprach zu ihm: "Wenn Du auf dieser Erde leben möchtest, dann schlaf ein, Du wirst in Deinem Traum verschiedene Klänge hören, folge dem, der Dir am besten gefällt. Er wird Dich über den Regenbogen sicher auf die Erde geleiten."

Der kleine Stern bedankte sich bei seinem Freund, dem "Großen Wagen", legte sich in ihm nieder und schlief ein. Es geschah, wie der "Große Wagen" ihm sagte. Er hörte die verschiedensten Klänge. Er lauschte, in deren Schönheit vertieft und gespannt, welcher von allen wohl sein Klang sei, als er plötzlich aus weiter Ferne ganz zart und leise einen, in unbeschreiblicher Weise, lieblichen Klang vernahm. Da wußte er sofort, das war sein Klang.

Er stand auf, ging in die Richtung aus der er den Klang vernahm, folgte ihm und wurde durch und durch erfüllt von dem Klang, bis er Eins war mit ihm und über den, in all seinen Farben, leuchtenden Regenbogen auf die Erde glitt. Ganz benommen von diesem Klang- und Farbenrausch fing er an, langsam zu erwachen. Was war geschehen? Wo befand es sich? Ein warmes Gefühl von Geborgenheit machte sich um ihn herum breit. Explosionsartig verspürte er Wachstum, weiche, runde Formen wahrnehmend. Er war nun kein Himmelskörper mehr, sondern ein kleines zartes, weiches Wesen, in einer von gedämpften Licht durchfluteten, es mit warmen Wasser einhüllenden Höhle. In glückseliger Stille schlief es ein.

In den folgenden Tagen und Wochen nahm es zunehmend menschliche Gestalt an. Es fühlte sich sehr wohl, in dieser mit weichen, warmen Wänden ausgestatteten Wasserhöhle, die es sanft hin und her bewegte.

Es entsann sich der schneebedeckten Gipfel und tiefen Meere. Wo waren sie geblieben? Wie konnte es aus der Höhle heraus, zu ihnen gelangen? Es wußte, es müssen erst noch Monate vergehen. In diese Träumereien versunken und im Wasser schwebend wurde es plötzlich durch erregtes Stimmengewirr aufgeschreckt, beängstigende Gefühle des nicht willkommenseins durchdrangen den Raum. Die Wände der Höhle zogen sich zusammen, wurden eng, es bekam kaum noch Luft, ein stechender Schmerz schoß durch seinen winzigen Körper. "HILFE". Seine Lippen gehorchten ihm nicht einen Laut zu formen. Er wäre wohl auch nicht zu hören gewesen, in der Tiefe dieser mit warmen Wasser gefüllten Höhle. Aufgeregt schnappte es nach Luft, schubweise kam sie bei ihm an. Plötzlich Stille, es konnte wieder atmen, doch nun machte sich ein Gefühl von unendlicher Traurigkeit breit.

Es spitzte die Ohren, vernahm leise, verzweifelte Stimmen. Es ging um ihn! Es hieß, es solle nicht auf Erden bleiben, man wollte es los werden, wieder zurückschicken. "Nein!". Entsetzen packte es. "Das geht doch nicht, ich muß doch noch alles erkunden, auf die schneebedeckten Gipfel gehen, ins tiefe Meer eintauchen! NEIN, ich will bleiben!"

Erschöpft schlief es ein. So hatte es sich das Leben nicht vorgestellt. Wo waren die leuchtenden Farben, die zarten Klänge, das freudige Lachen? Ungewißheit schlich sich ein. Konnte es in dieser Höhle bleiben? Tage des Bangens verstrichen, manchmal vernahm es leises Weinen. Es durfte nun doch bleiben.

Monate vergingen, das kleine Wesen wuchs, wurde immer größer, bis es die Höhle mit seinem Körper ausfüllte und kein Platz mehr war Arme und Beine auszustrecken. Nun war es Zeit diesen Ort zu verlassen. Aber wie diese Höhle öffnen? Vielleicht kam wieder ein Klang, der ihm den Weg wies? Und so schlief es ein, um den Weg nach außen zu finden.

Unsanft, von bebenden Wänden umgeben, erwachte es. Die es umgebende, mit Wasser gefüllte Hülle zerplatzte und das Wasser floß durch ein kleines Loch in der Wand davon. Der Sog des Wassers zog es in die Öffnung, die sich langsam, durch den Druck des Gewichts vergrößerte. Mühevoll zwang es sich durch einen engen Tunnel hinaus ins Licht. Zwei große Hände nahmen es am Ende des Tunnels in Empfang und hielten es in der Luft. "Ein Mädchen!" hörte es eine freundliche Stimme rufen.

Es war plötzlich so kalt um sie herum, gleißendes Licht schimmerte durch ihre geschlossenen Lider. Die sie haltenden Hände ergriffen ihre winzigen Füße, hoben sie daran hoch, ihr Körper baumelt in der Luft, nun verspürte sie einen Schlag auf dem Po, ihr Mund öffnete sich, Luft drang brennend in ihre Lungen, sie hörte sich schreien. Scharfe Gerüche drangen in ihre Nase.

Die Menschen um sie herum machten zufriedene Gesichter. Zitternd vor Kälte, dieses ungehörigen Empfangs, legten die, sie nun wieder haltenden Hände, sie sanft, endlich, auf ihres Mutter Bauch. Warme Hände umfaßten ihren kleinen bebenden Körper, strahlende Augen trafen ihren ersten Blick. Erschöpft und verschreckt war sie nun angekommen mitten ins Leben dieser Welt.

Das kleine Mädchen wuchs heran und begann die Welt zu entdecken. Sie fand ihre Freunde draußen in der Natur. Da war der nahe Fluß, der das schwere Mühlrad mit, oft fürchterlichem, Getöse drehte und wegen seiner vielen Arbeit oft nur wenig Zeit für sie hatte; die riesige Weide, die ihre Traurigkeit verstand und eine uralte Eiche, die immer einen Rat wußte.

Sie erinnerte sich noch oft ihres Daseins als kleiner Stern, ihrer Reisen in ferne Galaxien, ihrer Begegnung mit dem "Großen Wagen", ihrer Reise auf die Erde und der Traurigkeit, die sie schon so früh kennengelernt hatte. Als sie den großen Menschen von ihren Erlebnissen erzählte, wurde sie der Lüge beschimpft, man schenkte ihr keinen Glauben.

In welche Welt war sie geboren???

Sie hörte oft Worte, wie "glückliche Kindheit".

War es Glück was sie erlebte?

Keiner der Menschen wollte etwas davon wissen. So verschloß sie ihr Glück tief in ihrem Herzen und die Traurigkeit wuchs. Nur manchmal, wenn sie auf ihrer Schaukel saß, kraftvoll die Beine ausstreckend, den Oberkörper weit nach hinten gebeugt mit im Winde wehendem Haar, auf der Schaukel empor schwang und bis in den Himmel flog, war die Traurigkeit kein Thema mehr.

Hinweise

Wer sich zu den einzelnen Blüten gerne die Bilder besorgen möchte, kann sich an die Autoren wenden. Im Amarell Verlag erscheinen Blütenkarten und ein Blütenposter.

Im Frühjahr 1995 erscheinen zu den Bachblüten Agrimony und Water Violet Fantasiereisen von Erika Seidl, die Musik dazu von Ralf Eugen Barttenbach. Mit ihnen lassen sich die Probleme aus der Vergangenheit wie im Schlaf lösen, da durch die Seelenbilder zum Unterbewußtsein gesprochen wird.

Weitere Gedichte von Ralf E. Barttenbach können sie auf der Kassette/CD "Voices from the Sky" aus dem Windpferd Verlag beziehen. Barttenbach vertonte sie mit seinen bezaubernden Melodien, die kristallklare Stimme der Sängerin Angie kommt aus ihrem Herzen.

Bezugsquellen der Bach-Blütenmittel

In Deutschland waren die original englischen Bach-Blüten bis Juni 94 verschreibungspflichtig, da sie als ausländisches Fertigarzneimittel deklariert waren. Durch die Europäische Gemeinschaft mußte ein einheitliches Gesundheitswesen geschaffen werden. In der 5. Novelle des Arzneimittelgesetzes fielen nun die Bach-Blüten aus der Verschreibungspflicht heraus. Jedoch bleiben sie dennoch apothekenpflichtig. Somit können sie in jeder Apotheke bezogen werden, oder direkt unter folgenden Adresse:

Fa. Wild
Lupinenweg 18
91058 Erlangen

Unter der oben genannten Adresse können auch die Barnard-Blüten, welche als "Healing Herbs" bezeichnet werden, bezogen werden.

Die "Healing Herbs" sind Blütenessenzen, die an den Originalplätzen, an denen sie Edward Bach gefunden hat, hergestellt werden. Sie werden von dem ehemaligen Mitarbeiter des Bach-Centers Julian Barnard mit sehr viel Einfühlungsvermögen und Liebe hergestellt. Die Barnard-Blüten sind für viele Therapeuten ein wichtiger Bestandteil ihrer Blüten - Therapie geworden und geniessen bei den einschlägigen Therapeuten große Beliebtheit wegen ihrer therapeutischen Wirksamkeit.

Die Autoren

Helmut Wild:

Jahrgang 1958, Heilpraktiker und seit 1987 eigene Naturheilpraxis. 1988 wurde er Leiter des "Institut für Neue Therapien". Seit 1989 referierte er regelmäßig über die Bach-Blüten und hat bereits in den letzten Jahren Hunderte von Seminaren der "Neuen Therapien mit Bach-Blüten" abgehalten. Ferner wirkt er auch als Dozent an den verschiedenen Heilpraktikerschulen. Über seine Ausbildung klassischer Homöopathie, Akupunktur, Farbpunktur, Sauerstofftherapie und Neuraltherapie uam. hinaus, ist er Dozent bei den verschiedenen Heilpraktikerverbänden. Man kann wohl zurecht behaupten, daß sich Herr Wild besonders in den letzten Jahren als Kenner und Dozent der Bach-Blüten besondere Verdienste erworben hat.

Franz Seidl:

Jahrgang 1955, verheiratet, drei Kinder, 20 Jahre als Förderlehrer im Schuldienst, beschäftigt sich schon lange mit Bachblüten und anderen naturheilkundlichen Methoden wie, Shiatsu, Kinesiologie, Akupunktur und Homöopathie, ist NLP - Prakticioner und REIKI - Meister/Lehrer, seit 1992 leitet er das "Zentrum für positive Lebensweise" und hält dort ua. Seminare über Bachblüten, derzeit arbeitet er mit seiner Frau an Bachblüten-Fantasiereisen, die mit Musik von Ralf E. Barttenbach untermalt werden.

Seminarinformationen erhalten Sie bei:

Institut für Neue Therapien
Helmut Wild
Lupinenweg 18
91058 Erlangen

oder

Zentrum für positive Lebensweise
Erika und Franz Seidl
Friedhofstraße 12a
93342 Saal a.d. Donau

Anmerkungen

(1) Petersen: Heile Dich selbst mit Bach-Blüten, Knaur Verlag, S:255
(2) Edward Bach: Gesammelte Werke, Aquamarin Verlag, S:179
(3) Nora Weeks: Edward Bach, Hugendubel Verlag, S:115
(4) Ein Impfstoff aus den Bakterien des Stuhls der erkrankten Person
(5) über den Mund
(6) Howard/Ramsel: Die nachgelassenen Originalschriften, Hugendubel Verlag, S:205
(7) Nora Weeks: Edward Bach, Hugendubel Verlag, S:80
(8) Petersen: Heile Dich selbst mit Bach-Blüten, Knaur Verlag, S:228
(9) Ebd. S:228 - 231
(10) Angst in der Enge, Fahrstuhl, geschlossenen Räumen etc.
(11) Edward Bach: Gesammelte Werke, Aquamarin Verlag, S:23
(12) Petersen: Heile Dich selbst mit Bach-Blüten, Knaur Verlag, S:15
(13) Ebd. S:41
(14) Ebd. S:52
(15) Edward Bach: Gesammelte Werke, Aquamarin Verlag, S:173
(16) Petersen: Heile Dich selbst mit Bach-Blüten, Knaur Verlag, S:57
(17) Sherwood: Die Kunst des spirituellen Heilens, Bauer Verlag
(18) Petersen: Heile Dich selbst mit Bach-Blüten, Knaur Verlag, S:19,
(19) Ebd. S:55
(20) Psychrembel: Klinisches Wörterbuch, de Gruyter Verlag
(21) Ebd.
(22) Edward Bach: Gesammelte Werke, Aquamarin Verlag, S:178
(23) Howard/Ramsell: Die nachgelassenen Originalschriften, Hugendubel Verlag, S:128
(24) Laurence J. Bendit und Phoebe Bendit: Die Brücke des Bewußtseins, Adyar Verlag
(25) Edward Bach: Gesammelte Werke, Aquamarin Verlag, S:75
(26) Magersucht
(27) Petersen: Heile Dich selbst mit Bach-Blüten, Knaur Verlag, S:229
(28) Edward Bach: Gesammelte Werke, Aquamarin Verlag, S:145
(29) Ebd. S:63
(30) Ebd. S:72
(31) M. Scheffer: Bach-Blütentherapie, Hugendubel Verlag, S:112

(32) Edward Bach: Gesammelte Werke, Aquamarin Verlag, S:145

(33) Ebd. S:104

(34) Petersen: Befreie Dich selbst mit Bach-Blüten, Knaur Verlag, S:89

(35) Edward Bach: Gesammelte Werke, Aquamarin Verlag, S:86

(36) Ebd. S:69

(37) Petersen: Heile Dich selbst mit Bach-Blüten, Knaur Verlag, S:50

(38) Ebd. S:228

(39) Götz Blome: Das neue Bach-Blüten-Buch, Bauer-Verlag, S:107

(40) Edward Bach: Gesammelte Werke, Aquamarin Verlag, S:221,

(41) Ebd. S:86

(42) Ebd. S:105

(43) Gregor Wilz: Die vegetarische Rohkost, Verlag Ernährung u. Bewußtsein,

(44) Petersen: Heile Dich selbst mit Bach-Blüten, Knaur Verlag, S:52

(45) Ebd. S:252

(46) Ebd. S:254

(47) Krämer/Wild: Neue Therapien mit Bach-Blüten, Band 2, Ansata Verlag, S:214

(48) Mechthild Scheffer: Bach-Blütentherapie, Hugendubel Verlag, S:185

(49) mehr zum Thema »schnelles Abnabeln« im Kapitel 'Geburtsverlauf'

(50) Verny, Kelly: Das Seelenleben des Ungeborenen, Ullstein Verlag

(51) Ebd. S:87

(52) Edward Bach: Gesammelte Werke, Aquamarin Verlag, S:107,

(53) Ebd. S:144

(54) Eine Silbernitratlösung, wegen einer evt. Ansteckung mit Tripper-erregern

(55) Osho-Neo-Tarot, Osho-Verlag, S. 65,

(56) Edward Bach: Gesammelte Werke, Aquamarin Verlag, S:145

(57) Das moderne Lexikon - Bd. 4 - Bertelsmann Verlag

(58) Scheffer/Storl: Die Seelenpflanzen des Edward Bach, Hugendubel Verlag

(59) Wir möchten deutlich sagen, das Deutsche ausländerfreundlich sind. Dies beweist nicht nur unsere multikulturelle Gesellschaft in den Großstädten, sondern auch die Psychophysiognomik nach Huter

(60) Nora Weeks: Edward Bach, Hugendubel Verlag, S:118

(61) Scheffer/Storl: Die Seelenpflanzen des Edward Bach, Hugendubel Verlag, S:170

(62) Mechthild Scheffer: Bach-Blütentherapie, Hugendubel Verlag, S:227

(63) Eine von Herr Wild gefundene Diagnose- und Therapiemethode mit der traumatische Situationen im Leben eines Menschen aufgefunden und aufgelöst werden können.

(64) Begründer der Anthroposophie

(65) Scheffer/Storl: Die Seelenpflanzen des Edward Bach, Hugendubel Verlag, S:169

(66) Petersen: Heile Dich selbst mit Bach-Blüten, Knaur Verlag, S:45

(67) Ebd. S:250

(68) Edward Bach: Gesammelte Werke, Aquamarin Verlag, S:67

(69) Mechthild Scheffer: Bach Blütentherapie, Hugendubel Verlag, S:252,

(70) Petersen: Heile Dich selbst mit Bach-Blüten, Knaur Verlag, S:98

(71) Nora Weeks: Edward Bach, Hugendubel Verlag, S:57

(72) Ebd. S:58

(73) Edward Bach bezeichnete sieben Grundkrankheiten, Unwissenheit ist eine davon

(74) K.O. Schmidt: Vorgeburtliche Erziehung, Drei Eichen Verlag, S:72

(75) Frederick Leboyer: Geburt ohne Gewalt, Kösel Verlag, S:64

(76) Ebd. S:67

(77) K.O.Schmidt: Vorgeburtliche Erziehung, Drei Eichen Verlag, S:130

/78) Ebd. S:132

(79) Ebd. S:136

(80) Ebd. S:138

(81) Ebd. S:142

(82) Ebd. S:145

Literaturverzeichnis

Selbsthilfe durch Bach-Blüten - M. Scheffer   Hugendubel Verlag
Erfahrungen mit den Bach-Blüten - M. Scheffer   Hugendubel Verlag
Original Bach Blütentherapie - M. Scheffer   Jungjohann Verlag
Die Seelenpflanzen des E. Bach - Scheffer/Sporl   Hugendubel Verlag
Mit Blumen heilen - Götz Blome   Bauer Verlag
Das neuen Bach-Blüten Buch - Götz Blome   Bauer Verlag
Neue Therapien m. Bach-Blüten 1 - D. Krämer   Ansata Verlag
Neue Therapien m. Bach-Blüten 2 - Krämer/Wild   Ansata Verlag
Neue Therapien m. Bach-Blüten 3 - D. Krämer   Ansata Verlag
Heile dich selbst mit den Bach-Blüten - Petersen   Knaur Verlag
Astrologie und Bach-Blüten - P. Daiman   Aquamarin Verlag
Edward Bach - Nora Weeks   Hugendubel Verlag
Die nachgelassenen Originalschriften - E. Bach   Hugendubel Verlag
Blumen, die durch die Seele heilen - E. Bach   Hugendubel Verlag
Durch Bach - Blüten zu Wohlbefinden - S.Schmid   GU Verlag
Das Bach-Blüten Wunder - J. Barnard   Heyne Verlag
Blüten für die Seele - J. Barnard   Integral Verlag
Die heilende Natur - E. Bach   Heyne Verlag
Blüten, die heilen - E. Bach   Heyne Verlag
Blüten heilen Kinderseelen - H. Thelesklaf   Laredo Verlag
Bach-Blütentheraie - Salajan/Cornelissen   Aurum Verlag
Heilen mit Blütenenergie - Irmgard Wenzel   Falken Verlag

Ergänzende Literatur:

Das Universum schwingt I - Amarell   Amarell Verlag
Krankheit als Weg - Dethlefsen   Goldmann Verlag
Krankheit als Sprache der Seele - Dahlke   Bertlmann Verlag
Schicksal als Chance - Dethlefsen   Goldmann Verlag
Erlebnis einer Wiedergeburt - Dethlefsen   Goldmann Verlag
Eins sein - Richard Bach   Goldmann Verlag
Das Seelenleben des Ungeborenen - T. Verny   Ullstein Verlag
Der Prophet - Khalil Gibran   Walter Verlag
Geisthelfer - Garfield/Grant   Goldmann Verlag

Literaturverzeichnis

Gedankenformen - Leatbeater	Bauer Verlag
Die richtige Schwingung heilt - Kraaz	Goldmann Verlag
Ich kann sprechen - M.D. Coudris	Goldmann Verlag
Geburt ohne Gewalt - Frederick Leboyer	Kösel Verlag
Vorgeburtliche Erziehung - K.O. Schmidt	Drei Eichen Verlag
Kinder sind anders - Maria Montessori	dtv/Klett Verlag
Eltern und Kinder - Dreikurs/Blumenthal	dtv/Klett Verlag
Die Erziehung beginnt vor der Geburt - Aivanhov	Prosveta Verlag